Cahiers du Genre

56 / 2014

Biotechnologies et travail reproductif

Une perspective transnationale

Coordonné par Ilana Löwy,
Virginie Rozée Gomez et Laurence Tain

Revue soutenue par :

- l'Institut des sciences humaines et sociales du CNRS
- le Centre de recherches sociologiques et politiques de Paris (CRESPPA), équipe Genre, travail, mobilités (GTM, CNRS – universités Paris 8 et Paris 10)
- le Centre national du livre
- le Service des droits des femmes et de l'égalité
- l'Institut Émilie du Châtelet

Muséum National d'Histoire Naturelle

Abonnements et ventes
Voir conditions à la rubrique « Abonnements » en fin de volume

5, rue de l'École Polytechnique, 75005 Paris
ISBN : 978-2-343-03558-1
EAN : 9782343035581
ISSN : 1165-3558

http://cahiers_du_genre.pouchet.cnrs.fr/

http://www.cairn.info/revue-cahiers-du-genre.htm

Sommaire

Dossier Biotechnologies et travail reproductif
Une perspective transnationale

Nouvelles techniques reproductives, nouvelle production du genre

Introduction

'Symboles clés de notre époque', les nouvelles techniques reproductives (NTR) sont devenues emblématiques des transformations de la société globale (Inhorn, Birenbaum-Carmeli 2008, p. 186). Produit de la convergence de l'industrie de la reproduction et de la mondialisation des systèmes de santé, elles constituent le socle de la « *chaîne mondiale du travail reproductif* » (Tain 2013b [2009]) et c'est le fil conducteur que nous suivrons dans ce numéro. L'arène reproductive étant indissociable de l'ordre de genre, les débats autour de ces questions sont « *un des lieux décisifs de construction autant que de déstabilisation de la hiérarchie de genre* » (Löwy 2006, p. 28).

Les tensions sociales à l'œuvre sont déjà visibles dans les usages linguistiques qui sont faits de ces pratiques. Une première tension a trait à la désignation de ces nouvelles technologies biomédicales qui regroupent deux principales techniques médicales : l'insémination artificielle (le sperme du conjoint ou d'un donneur est déposé dans l'appareil reproductif de la femme et la fécondation se fait *in vivo*) et la fécondation *in vitro* (FIV) lorsque la fécondation a lieu en éprouvette. Dans ce cas, les embryons, issus des gamètes des parents ou de donneurs/donneuses, sont replacés dans l'utérus de la mère ou d'une autre femme appelée 'gestatrice' ou 'mère porteuse' [1]. Ils peuvent être au préalable

[1] En cas de gestation pour autrui (GPA), les femmes qui portent des enfants pour le compte d'autres personnes, ayant ou non fourni le matériel génétique,

sélectionnés : sélection d'embryons 'sains' (non porteurs d'anomalie ou de maladie génétique) ou d'embryons mâles ou femelles (on parle alors de 'sélection sexuée').

Deux termes se trouvent en concurrence, 'l'assistance médicale à la procréation (AMP)' et la 'procréation médicalement assistée (PMA)'. La préférence de l'une de ces deux expressions, qui coexistent toujours, se joue autour de l'accès à des techniques entre les principaux acteurs et actrices, l'État, l'hôpital et les bénéficiaires potentiels. D'un côté, la législation française a choisi de substituer en 2009 l'expression 'procréation médicalement assistée' (PMA) à celle d''assistance médicale à la procréation' (AMP) de façon à mieux expliciter le cadre normatif des nouvelles techniques médicales de reproduction destinées à une aide médicale pour pallier l'infertilité *diagnostiquée* d'un couple hétérosexuel et non pas la procréation en soi (voir encadré). De l'autre côté, le terme de 'PMA' évoquerait plutôt un élargissement des bénéficiaires. C'est ainsi que la possibilité d'ouvrir l'accès à ces techniques aux célibataires et aux couples de même sexe a fait polémique en France (en témoignent les différentes manifestations en 2013 autour du projet de loi relatif au 'mariage pour tous', interprété comme une porte ouverte à 'la PMA pour tous'), alors même que de plus en plus de pays autorisent ce recours aux personnes non en couple hétérosexuel. C'est le cas, entre autres, de l'Afrique du Sud, de la Belgique,

---

sont arbitrairement appelées 'gestatrice' ou 'mère porteuse' ou encore 'mère pour autrui', sans qu'aucun de ces termes ne fasse l'unanimité en France. Selon le terme choisi, il connote l'idée de maternité ou bien celle de l'instrumentalisation du corps des femmes (réduites à un état de gestation ou à leur fonction de reproductrice), représentations intrinsèques sur lesquelles les scientifiques, les féministes et l'opinion publique peinent encore à s'entendre en français. Ces querelles linguistiques ne sont pas nouvelles puisqu'en 1987, Louise Vandelac publiait déjà un article intitulé « Sexes et technologies de procréation : 'mères porteuses' ou la maternité déportée par la langue… ». Des différences dans l'utilisation de termes pour qualifier ces femmes qui portent des enfants pour autrui s'observent également entre pays et langues. En espagnol et en portugais, on parle plutôt de ventre/utérus à louer (respectivement *utero de alquiler* et *barriga de aluguel*) ; en Israël, le mot hébreu utilisé est *pundakit* qui signifie 'aubergiste', dans un sens d'« *accorder l'hospitalité* » au fœtus (Kahn 2000) ; en polonais et parfois également en espagnol, ces femmes sont appelées des 'mères à louer'. En anglais, on parle de *surrogates* (substitues ou gestatrices) ou de *surrogate mothers* (mères porteuses ou de substitution).

du Canada, de l'Espagne (depuis 1977), de certains états des États-Unis, de la Finlande, de la Grèce (pour les femmes célibataires), d'Israël, de la Lettonie, du Luxembourg, et, plus récemment en Europe, de la Suède (pour les couples de même sexe uniquement), de l'Islande, du Danemark et du Royaume-Uni (Rozée 2012b). Dans ce numéro, nous avons fait le choix de parler essentiellement de 'nouvelles techniques reproductives' afin de nous distancier des interprétations normatives des acteurs et actrices et de centrer le propos sur le vaste champ médical et sociétal des nouvelles possibilités de concevoir.

Assistance médicale à la procréation, que dit la loi ?

Code de la santé publique – Article L152-2 (1994)

L'assistance médicale à la procréation est destinée à répondre à la demande parentale d'un couple. Elle a pour objet de remédier à l'infertilité dont le caractère pathologique a été médicalement diagnostiqué. Elle peut aussi avoir pour objet d'éviter la transmission à l'enfant d'une maladie d'une particulière gravité. L'homme et la femme formant le couple doivent être vivants, en âge de procréer, mariés ou en mesure d'apporter la preuve d'une vie commune d'au moins deux ans et consentir préalablement au transfert des embryons ou à l'insémination.

Cet article a été modifié par la loi de juillet 2011 et devient :

Code de la santé publique – Article L2141-2 (2011)

L'assistance médicale à la procréation a pour objet de remédier à l'infertilité d'un couple ou d'éviter la transmission à l'enfant ou à un membre du couple d'une maladie d'une particulière gravité. Le caractère pathologique de l'infertilité doit être médicalement diagnostiqué. L'homme et la femme formant le couple doivent être vivants, en âge de procréer et consentir préalablement au transfert des embryons ou à l'insémination. Font obstacle à l'insémination ou au transfert des embryons le décès d'un des membres du couple, le dépôt d'une requête en divorce ou en séparation de corps ou la cessation de la communauté de vie, ainsi que la révocation par écrit du consentement par l'homme ou la femme auprès du médecin chargé de mettre en œuvre l'assistance médicale à la procréation.

Une autre tension a trait à l'usage de l'expression 'tourisme procréatif', qui concentre certains enjeux sous-jacents à la mondialisation des nouvelles techniques reproductives. En effet, les recours ne se limitent pas aux pays bénéficiaires mais sont devenus des recours transnationaux et transcontinentaux. Zeynep B. Gürtin et Marcia C. Inhorn (2011) font état de quatre principales raisons expliquant ces recours transnationaux : interdictions légales ou religieuses concernant l'accès ou la disponibilité des NTR ou de certaines d'entre elles ; aspects financiers (les NTR sont moins coûteuses dans certains pays) ; la qualité et la fiabilité des soins ; des préférences personnelles (par exemple concernant l'anonymat du don de gamètes). Ces recours sont inhérents à la mondialisation ou globalisation croissante. Inhorn Marcia C. et Shrivastav Pankaj (2010), s'appuyant sur les travaux d'Arjun Appadurai sur les mouvements globaux, définissent la globalisation par le mouvement de gens (*ethnoscapes*), de la technologie (*technoscapes*), d'argent (*financescapes*), des images (*mediascapes*), et des idées (*ideoscapes*).

Dans ce numéro, nous avons écarté cette appellation de 'tourisme procréatif' pour plusieurs raisons. D'une part, elle s'avère stigmatisante pour certain·e·s des acteurs et actrices en connotant un aspect de loisir et de plaisir en décalage avec la réalité (Pennings *et al.* 2008 ; Inhorn, Patrizio 2009 ; Rozée, Tain 2010) : les femmes, hommes et couples qui recourent à des traitements d'infertilité en dehors de leurs pays décrivent toutes et tous des démarches lourdes et coûteuses dans le seul but d'avoir un enfant. D'autre part, cette notion met l'accent sur les futurs potentiels parents alors que les recours transnationaux concernent également aujourd'hui ce qu'on appelle les 'tiers parties' (donneurs, donneuses, gestatrices), notamment les donneuses d'ovocytes (Pfeffer 2011 ; Nahman 2013). Or, nous nous intéressons ici à l'ensemble du processus, dont le contexte est la société globale. Les activités liées aux NTR impliquent des actrices et des acteurs, des corps humains, des techniques de différents pays pour parvenir à la naissance d'un enfant. C'est dans cette optique que nous avons privilégié le concept de « *chaîne mondiale du travail reproductif* » (Tain 2013b [2009]) permettant d'intégrer l'activité de l'ensemble des acteurs et actrices de ce processus mondialisé.

C'est donc sous l'angle du 'travail' que ce numéro se propose d'analyser le recours aux NTR dans la société globale. La désignation de l'activité de reproduction comme un travail, au même titre que le travail de production a constitué une étape conceptuelle fondamentale des études de genre, comme le rappellent Francine Descarries et Christine Corbeil (2002), lorsqu'elles revisitent les cheminements intellectuels autour de ces notions. En effet, l'affirmation de l'unité structurelle de la production et de la reproduction est le produit d'une confrontation collective de diverses recherches [2], qui ont mis en évidence l'existence d'une division sexuée du travail transversale aux univers professionnel et domestique.

Le travail lié à la fabrication biologique d'un enfant est au centre de ce numéro et sera désigné comme 'travail reproductif'. Cet usage du mot 'reproductif' se rapproche donc ici de l'usage qui en est fait en démographie ou en épidémiologie ('santé reproductive') plutôt que de l'usage métaphorique extensif qui inclut les activités domestiques et les activités de soin (*care*). Dans le droit fil de l'élaboration d'un concept de travail, incluant les activités longtemps invisibilisées réservées aux femmes, Debra Satz, professeure de philosophie à l'Université de Stanford, spécialiste des questions éthiques et sociales, argumente que le travail de gestation et d'accouchement représente un travail comme un autre. Elle réfute la thèse qu'elle nomme « *thèse de l'asymétrie* », qui impliquerait de traiter différemment cette forme de travail par rapport à d'autres formes de travail, en montrant que cette prétendue asymétrie n'est, en réalité, que le révélateur de l'asymétrie de genre (Satz 1992). Sans nier certaines spécificités du 'travail' que constitue la production des *enfants*, c'est donc la notion de travail reproductif qui sera mobilisée dans ce numéro pour analyser l'expérience des nouvelles techniques reproductives.

Les relations complexes entre travail reproductif et société globale ont déjà été soulignées et analysées dans d'autres travaux, à travers notamment le travail du *care*. Aujourd'hui, les

---

[2] Cette confrontation s'est notamment appuyée en France sur le colloque « Femmes, féminisme, recherches » de 1982 ; sur le séminaire de l'Atelier Production-Reproduction (APRE) avec la publication de l'ouvrage collectif *Le sexe du travail* (1984) ; sur l'ouvrage de Danielle Chabaud-Rychter, Dominique Fougeyrollas-Schwebel, et Françoise Sonthonnax (1985) ; sur les travaux, en 1978, d'Andrée Michel au précédent congrès de l'ISA ; et au niveau international, sur le colloque de l'International Sociological Association (ISA) à Mexico, en 1982.

soins aux personnes âgées, en situation de handicap et aux jeunes enfants sont la plupart du temps délégués aux femmes, le plus souvent venant des pays en voie de développement ou émergents. Ces femmes (asiatiques, latino-américaines, africaines, parfois d'Europe de l'Est) laissent fréquemment leurs propres enfants au soin d'autres personnes, immigrent pour gagner l'argent essentiel à la survie de leur famille. Il n'est pas rare qu'une nourrice 'de couleur' issue de l'immigration récente fasse un investissement affectif important dans le soin de l'enfant 'blanc' à sa charge (Ehrenreich, Hochschild 2002).

Les femmes qui donnent leurs ovocytes — et qui soumettent leur corps à la violence des traitements nécessaires pour ponctionner les ovocytes — conceptualisent parfois cet acte comme une variante du travail de *care*, destiné à aider une autre femme (Almeling 2011). De même, des recherches sur la gestation pour autrui ont mis en évidence des continuités entre le travail de *care* habituel des femmes et le travail reproductif. Certaines gestatrices en Israël (un des rares pays qui autorise légalement mais aussi encadre strictement la pratique) présentent leur rôle comme celui d'une nourrice. Elles considèrent que la différence entre elles et des nourrices 'classiques' est que ce travail de *care* se passe à l'intérieur de leur corps (Teman 2010). Ces gestatrices israéliennes estiment que la contribution de leur corps est peu essentielle au développement du fœtus. Cette posture leur permet de garder une distance envers la grossesse et le futur être, de mieux accepter l'écart social qui les sépare des parents commanditaires, et de valoriser ainsi leur action. Dans un tel arrangement, qui, toutefois, fait abstraction des avis de certains biologistes et psychiatres sur l'importance de la contribution de gestatrice à la formation du fœtus [3], les gestatrices peuvent en effet être comparées aux nourrices migrantes, qui investissent

[3] Certains experts soulignent en effet l'importance des effets épigénétiques et des acquis prénataux du fœtus pendant la grossesse, à travers notamment les échanges biologiques entre la femme enceinte et le fœtus (impact de la nutrition, du stress, etc. de la femme enceinte sur le fœtus) ; le phénomène du "microchimérisme" (migration des cellules de la femme enceinte vers le fœtus) ; et la sensorialité fœtale (le fœtus mémoriserait certains sens mobilisés par la femme enceinte). Pour plus d'information à ce sujet, voir Teman 2010 (chapitre 5) ; Nelson 2012 ; Keverne 2013.

leur capital émotionnel — et ici aussi corporel — dans le soin d'un enfant de classe sociale supérieure. Dans une optique analogue, les travaux sur la gestation pour autrui conduits en Inde définissent généralement cette pratique comme un travail, parfois qualifié comme un 'travail sale', voire comme une stratégie de survie (Pande 2009).

La modernité technique reproduit ainsi des rapports sociaux de sexe et de classe bien plus anciens. Les nouvelles techniques reproductives, utilisées au niveau local et international, auraient donc à leur tour des impacts de genre, mais aussi en fonction de la classe ou de l'origine, particulièrement complexes : elles protègent les femmes et les couples des stigmates de l'infertilité, créent de nouvelles parentalités indépendantes de l'hétéroparentalité normative tout en reconduisant des inégalités préexistantes et comportant d'importants risques d'exploitation (Tain 2003 ; Nachtigall 2006 ; Donchin 2010 ; Pfeffer 2011 ; Crozier, Martin 2012 ; Rozée 2013a).

Marcia C. Inhorn et Zeynep B. Gürtin (2011) proposent un agenda de recherche pour l'avenir sur les enjeux spécifiques des nouvelles techniques reproductives dans la société globale. Elles identifient notamment quelques champs d'investigation parmi lesquels : l'organisation des circuits transnationaux et leurs conséquences (éthiques, sanitaires, politiques, sociales, psychologiques, économiques) telles que la (non) reconnaissance légale de la parentalité issue de certaines NTR ; l'apparition de nouvelles familles ; la redéfinition des normes sociales dominantes de la famille ; l'expérience des donneurs/donneuses et celle des gestatrices pour autrui qui sont rarement explorées dans les études scientifiques, les nouveaux territoires, et notamment les pays en dehors de la zone euro-américaine, où les NTR se développent ou, au contraire, tardent parfois à se développer comme en Afrique subsaharienne (les problèmes d'infertilité n'étant pas considérés dans cette région, où le taux de fécondité reste élevé, comme une priorité sanitaire) et les conséquences pour les familles.

Ces différents terrains de recherche sont explorés dans les articles de ce numéro, charpentés par une problématique commune : la reconfiguration du système de genre. Ce dernier est entendu ici à la fois comme « *un dispositif social hiérar-*

chique qui produit une différentiation sexuelle binaire et par suite des attributs sexués spécifiques » et aussi comme « *une organisation sociale de la sexualité et de la reproduction* [dont] *le mode dominant est l'hétérosexualité reproductive* » (Tain 2004, p. 236). Les réglementations et les pratiques des nouvelles techniques reproductives ainsi que les parcours en infertilité sont imprégnés par le système de genre, essentiellement pour les femmes qui en sont les principales cibles sociales et médicales, considérées comme responsables de la (non) production d'enfants.

Le point de vue qui sous-tend cette approche est néanmoins que les rapports sociaux de sexe ne sont pas des invariants des sociétés, qu'ils prennent des formes distinctes et évolutives selon les pays et les époques. Il s'agit donc d'observer les 'décalages' (Tain 2013a [2009]), les sources de transformations et de pérennités du système de genre. Un premier enjeu concerne les ruptures et les continuités par rapport aux assignations des femmes, des hommes, des homosexuel·le·s et des hétérosexuel·le·s, des couples dans le domaine des nouvelles techniques reproductives. Certains aspects, qui induisent davantage d'égalité ou, au contraire, révèlent des inégalités de genre et de sexe, ont déjà été explorés comme la différenciation des limites d'âge (Löwy 2009), la spéciation des situations matrimoniales et conjugales ainsi que la spécificité des trajectoires mono et homoparentales (Jociles, Rivas 2007 ; Gross, Mehl 2011 ; Rozée 2012a, 2013b). Un autre enjeu concerne l'aggravation ou, au contraire, l'allègement des rapports de domination dans le domaine de la reproduction humaine, enjeu esquissé par Paola Tabet (1998 [1985]), pour qui la procréation est le principal outil de la domination masculine, et réactualisé dans le domaine de la reproduction médicalement assistée par Laurence Tain (2005). Enfin, l'imbrication des différents rapports sociaux s'avère un élément déterminant de l'analyse (Löwy 2006).

À toutes ces questions, les contributions de ce numéro apportent des éclairages complémentaires dans différents contextes, au sein de différentes populations d'étude, autour de différentes techniques médicales.

Une des contributions porte sur le Moyen-Orient et met en évidence la continuité du système de genre dans la pratique sociale des techniques reproductives. L'enquête de Sarah Memmi et Annabel Desgrées du Loû sur la société palestinienne apporte un éclairage précieux sur l'usage de la médecine pour que les femmes se conforment à l'enjeu social majeur que constitue la présence d'un enfant mâle dans la descendance. Dans un contexte où il n'existe pas de réglementation formelle de la sélection sexuée, l'article examine de façon détaillée comment les arrangements se nouent entre les femmes et les médecins pour mettre en œuvre cette possibilité inédite de choisir le sexe (masculin) de l'embryon. Se renforce ainsi la nécessité d'avoir un garçon pour 'faire famille' en Palestine.

D'autres articles portant sur les 'migrations procréatives' à partir de l'Afrique subsaharienne ou sur l'industrie de la reproduction en Inde, mettent plutôt l'accent sur les reconfigurations paradoxales du genre. Doris Bonnet et Véronique Duchesne analysent ainsi avec brio les trajectoires d'assistance médicale à la procréation de femmes et de couples d'Afrique subsaharienne, subissant une très forte pression familiale et sociale à la maternité. Cette quête d'enfant et de légitimité pour les femmes, se transformant souvent en un travail reproductif à temps plein assorti de migration entre plusieurs continents, leur permet de mettre en évidence des aspects originaux des transformations de genre. Cette expérience révèle, en effet, à la fois la permanence de la responsabilité des femmes dans le projet d'enfant qu'elles finissent souvent par porter seules et un vécu d'autonomie dans le parcours migratoire. L'article de Sharmila Rudrappa présente des apports majeurs pour appréhender de façon concrète et documentée le travail de gestation pour autrui en Inde [4]. Cette enquête pionnière au Bangalore rend visible les contrastes vécus dans cette nouvelle donne du genre où les femmes retirent davantage de bénéfices en termes de protection, de gain financier, de place sociale dans le travail reproductif que dans l'industrie du textile où les femmes travaillent majoritairement. Ces observations amènent à reconsidérer l'évolution d'un système de genre où, paradoxalement, l'industrie de la re-

---

[4] Dans le texte de Sharmila Rudrappa, initialement écrit en anglais, nous avons décidé de traduire *surrogate mothers* par 'mères porteuses' ; une autre traduction possible aurait été 'mères de substitution', sans pour autant adhérer ou non à l'utilisation d'un de ces termes.

production constitue une voie pour des femmes souhaitant s'émanciper d'une dégradation sociale.

L'étude d'Irène-Lucile Hertzog auprès de femmes actives françaises impliquées dans un parcours de fécondation *in vitro* s'insère avec pertinence dans cette perspective. La valeur indiscutable de son travail est de montrer, preuves à l'appui, le coût insoupçonné pour les femmes de cette 'servitude volontaire' au pouvoir biomédical, qui renforce l'inégalité professionnelle déjà existante. Tout l'enjeu de la domination de genre se trouve donc posé sous de nouvelles formes à l'articulation des sphères productive et reproductive. Charis Thompson, pour sa part, nous invite à une brillante analyse de l'imbrication complexe de différentes facettes du système de genre dans la construction de l'itinéraire de l'innovation technique. Apparaissent ainsi intimement entremêlés les votes des femmes citoyennes et leur volonté d'accès aux traitements, leur implication dans les dons de gamètes et l'attribut féminin de l'émotion du don, leur consommation de cosmétiques et leur peur du vieillissement et de la dégradation de l'apparence.

Ces approches plurielles apportent ainsi un regard stimulant pour mieux saisir les permanences ou les reconfigurations du système de genre. Elles mettent en évidence la complexité de l'analyse devant des situations paradoxales, voire 'perverses' (au sens social du terme). Ces différents travaux rendent ainsi compte de l'imbrication des rapports sociaux à l'œuvre dans ces processus de recours aux NTR. De façon plus fondamentale, la visibilité croissante de 'l'industrie' de la reproduction invite à de nouveaux questionnements. Une étape a été franchie avec la conceptualisation de l'unité structurelle du travail productif et du travail reproductif. Ces études récentes rendent visible que la reproduction est un travail comme un autre, avec ses composantes affectives et financières. Serait-ce une voie prometteuse d'utiliser une même grille d'analyse en englobant toutes les formes d'activité dans la notion de travail ?

* *
*

Le dossier est complété par deux artilces « hors-champ » et une « lecture d'une œuvre ».

Eva von Redecker développe une réflexion sur une stratégie féministe révolutionnaire. Elle cerne un dilemme dans toute conception de la révolution, qui tient à l'absence d'image de la transition. Soit les théories révolutionnaires portent une exigence radicale de *tabula rasa* ; soit, comme l'ont fait Hannah Arendt et Rosa Luxemburg, elles sauvent le nouveau en l'attribuant à l'épisode révolutionnaire lui-même.

Par contraste, Eva von Redecker propose un modèle de transformation radicale qui abandonne non seulement la dimension martiale, mais aussi le moment événementiel du concept de révolution, insistant sur la réalisation progressive de moments utopiques dans la vie quotidienne, sur la mise en œuvre du nouveau dans les interstices et les périphéries du système existant. Cela implique de concevoir la transformation dans un espace-temps plus long, ce qui ne signifie pas de manière réformiste, mais comme un processus.

Les pratiques sportives restent encore les lieux de fabrique différenciée entre garçons et filles (le foot, par exemple), mais l'étude, menée par Delphine Joannin et Christine Mennesson, des pratiques ludiques et des discours que tiennent enfants et parents sur ces pratiques révèle l'émergence de modèles de masculinité différents, dont la hiérarchie varie selon les contextes (cours de l'école, famille, activités extra-scolaires, activités scolaires) : à partir d'une observation et d'entretiens menés dans une classe de CM2, les auteures montrent que « la fabrique des garçons » s'avère être moins homogène qu'il n'y paraît.

Diane Lamoureux souligne, quant à elle, la richesse de l'œuvre de Françoise Collin, disparue en 2012. S'articulant autour de trois registres — philosophie, politique et symbolique — les écrits de cette philosophe belge étaient profondément imprégnés par la pensée de Hannah Arendt et de Maurice Blanchot. Ils ont aidé nombre de féministes à penser le politique. À partir de ses réflexions sur le corps, sur l'enfantement, sur l'articulation entre sphère publique et sphère privée, sur l'importance de la transmission, Collin insistait sur le caractère non seulement radical mais pluriel du féminisme, sur son aptitude, en tant que mouvement social, à œuvrer pour le progrès grâce à la transformation du monde patriarcal, et donc du monde en général.

Ilana Löwy, Virginie Rozée Gomez et Laurence Tain

Références

Almeling Rene (2011). *Sex Cells: The Medical Market for Eggs and Sperm*. Berkeley, University of California Press.

Chabaud-Rychter Danielle, Fougeyrollas-Schwebel Dominique, Sonthonnax Françoise (1985). *Espace et temps du travail domestique*. Paris, Librairie des Méridiens-Klincksieck.

Collectif (1984). *Le sexe du travail*. Grenoble, Presses universitaires de Grenoble.

Crozier G. K. D., Martin Dominique (2012). "How to Address the Ethics of Reproductive Travel to Developing Countries: A Comparison of National Self-Sufficiency and Regulated Market Approaches". *Developing World Bioethics*, vol. 12, n° 1.

Descarries Francine, Corbeil Christine (2002). « Articulation famille-travail : quelles réalités se cachent derrière la formule ? » In Descarries Francine, Corbeil Christine. *Espace et temps de la maternité*. Montréal, Remue-Ménage.

Donchin Anne (2010). "Reproductive Tourism and the Quest for Global Gender Justice". *Bioethics*, vol. 24, n° 7.

Ehrenreich Barbara, Hochschild Arlie Russell (eds) (2002). *Global Woman: Nannies, Maids, and Sex Workers in the New Economy*. New York, Metropolitan Books.

Gross Martine, Mehl Dominique (2011). « Homopaternités et gestation pour autrui ». *Enfances, familles, générations*, n° 14.

Gürtin Zeynep B., Inhorn Marcia C. (2011). "Introduction: Travelling for Conception and the Global Assisted Reproduction Market". *Reproductive Biomedicine Online*, vol. 23, n° 5.

Inhorn Marcia C., Birenbaum-Carmeli Daphna (2008). "Assisted Reproductive Technologies and Culture Change". *Annual Review of Anthropology*, vol. 37.

Inhorn Marcia C., Gürtin Zeynep B. (2011). "Cross-Border Reproductive Care: A Future Research Agenda". *Reproductive Biomedicine Online*, vol. 23, n° 5.

Inhorn Marcia C., Patrizio Pasquale (2009). "Rethinking Reproductive 'Tourism' as Reproductive 'Exile'". *Fertility and Sterility*, vol. 92, n° 3.

Inhorn Marcia C., Shrivastav Pankaj (2010). "Globalization and Reproductive Tourism in United Arab Emirates". *Asia-Pacific Journal of Public Health*, vol. 22, n° 3, Supplement.

Jociles Isabel, Rivas Ana (2007). "Entre el empoderamiento y la vulnerabilidad: la monoparentalidad como proyecto familiar de las MSPE por reproducción asistida y adopción internacional". *Revista de antropología social*, vol. 18.

Kahn Susan Martha (2000). *Reproducing Jews: A Cultural Account of Assisted Conception in Israel*. Durham, Duke University Press.

Keverne E. B. (2013). "Importance of the Matriline for Genomic Imprinting, Brain Development and Behaviour". *Philosophical Transactions of the Royal Society*, n° 368(1609). Disponible sur : www.ncbi.nlm.nih.gov/pmc/articles/PMC3539356/

Löwy Ilana (2006). « Le corps hormonal de la femme et la reproduction des inégalités » (Chapitre 5). In Löwy Ilana. *L'emprise du genre : masculinité, féminité, inégalité*. Paris, La Dispute « Le genre du monde ».

— (2009). « L'âge limite de la maternité : corps, biomédecine et politique ». *Mouvements*, n° 59.

Nachtigall Robert D. (2006). "International Disparities in Access to Infertility Services". *Fertility and sterility*, vol. 85, n° 4.

Nahman Michal (2013). *Extractions: An Ethnography of Reproductive Tourism*. Houndmills, Basingstoke & New York, Palgrave Macmillan.

Nelson J. Lee (2012). "The Otherness of Self: Microchimerism in Health and Disease". *Trends in Immunology*, vol. 33, n° 8.

Pande Amrita (2009). "Not an 'Angel', not a 'Whore': Surrogates as 'Dirty' Workers in India". *Indian Journal of Gender Studies*, vol. 16, n° 2.

Pennings Guido, de Wert Guido, Shenfield Françoise, Cohen Jean, Tarlatzis Basil, Devroey Paul (2008). "ESHRE Task Force on Ethics and Law 15: Cross-Border Reproductive Care". *Human Reproduction*, vol. 23, n° 10.

Pfeffer Naomi (2011). "Eggs-Ploiting Women: A Critical Feminist Analysis of the Different Principles in Transplant and Fertility Tourism". *Reproductive Biomedicine Online*, vol. 23, n° 5.

Rozée Virginie (2012a). « L'homomaternité issue de l'assistance médicale à la procréation en France, état des lieux d'un parcours transnational ». *Raison publique* « La bioéthique en débat : angles vifs et points morts » (Daniel Borrillo, Éric Fassin et Stéphanie Hennette-Vauchez, eds).

Disponible sur : www.raison-publique.fr/article531.html

— (2012b). « L'assistance médicale à la procréation au-delà de nos frontières : état des lieux et des pratiques ». *La lettre du gynécologue*, n° 371, avril.

— (2013a). « Les nouvelles techniques de reproduction en Méditerranée : vers un nouveau genre procréatif ? » In Chevallier Denis, Bozon Michel, Perrot Michelle, Rochefort Florence (eds). *Au bazar du genre. Féminin-masculin en Méditerranée.* Marseille, Mucem [Catalogue de l'exposition].

— (2013b). « Elles font des bébés toutes seules ». *Terrain*, n° 61.

Rozée Virginie, Tain Laurence (2010). « Le recours aux techniques procréatives : des disparités nationales aux circuits transnationaux ». In Chasles Virginie (ed). *Santé et mondialisation.* Lyon, Université Jean Moulin Lyon 3.

Satz Debra (1992). "Markets in Women's Reproductive Labor". *Philosophy and Public Affairs*, vol. 21, n° 2.

Tabet Paola (1998 [1985]). « Fertilité naturelle, reproduction forcée ». In Tabet Paola. *La construction sociale de l'inégalité des sexes : des outils et des corps*. Paris, L'Harmattan « Bibliothèque du féminisme ».

Tain Laurence (2003). « Corps reproducteur et techniques procréatives : images, brouillages, montages et remue-ménage ». *Cahiers du genre*, n° 34, « La distinction entre sexe et genre. Une histoire entre biologie et culture » (Ilana Löwy et Hélène Rouch, eds).

— (2004). « Genre et techniques de reproduction : évidences, alliances et turbulences ». *L'Homme et la société*, n° 152-153.

— (2005). « Refus des médecins, abandons des couples : quel contrôle pour la pratique de procréation assistée ? » *Sciences sociales et santé*, vol. 23, n° 3.

— (2013a [2009]). « Pour une sociologie des décalages » [Introduction]. In Tain Laurence. *Le corps reproducteur.* Rennes, Presses de l'EHESP.

— (2013b [2009]). « La chaine mondiale du travail reproductif » (chapitre 1). In Tain Laurence. *Le corps reproducteur.* Rennes, Presses de l'EHESP.

Teman Elly (2010). *Birthing a Mother: The Surrogate Body and the Pregnant Self.* Berkeley, University of California Press.

Vandelac Louise (1987). « Sexes et technologies de procréation : 'mères porteuses' ou la maternité déportée par la langue… ». *Sociologie et sociétés*, vol. 19, n° 1.

Cahiers du Genre, n° 56/2014

Choisir le sexe de son enfant ? Nouvelles techniques de procréation assistée en Palestine

Sarah Memmi et Annabel Desgrées du Loû

Résumé

Dans la société palestinienne, avoir un garçon dans sa descendance est un enjeu social majeur, qui dans un contexte de réduction de la fécondité, peut conduire à vouloir choisir le sexe de son enfant. Aujourd'hui, des techniques de sélection sexuelle prénatales performantes sont disponibles et ne font l'objet d'aucune couverture légale. Cet article propose d'analyser les attitudes des Palestinien·ne·s vis-à-vis de la sélection sexuelle, lieu d'une régulation informelle au croisement du religieux, de la pression sociale et des positions personnelles des médecins. Elle crée aussi de nouveaux enjeux dans l'espace israélo-palestinien ; la réglementation et l'accès à ces pratiques sont très différents entre Israël et la Palestine. [1]

TECHNIQUES DE REPRODUCTION — PALESTINE — ISRAËL — CHOIX DU SEXE DE L'ENFANT — RELIGION

Les inégalités de genre dans une société peuvent conduire les parents à valoriser davantage l'un des deux sexes dans leur descendance (Sauvain-Dugerdil, Thiriat 2009). On observe par exemple des carences nutritionnelles chez les fillettes en Inde (Marcoux 2002) ou une surmortalité des petites filles en Chine

[1] Les auteures expriment leur gratitude à Michèle Ferrand et Agnès Guillaume pour leurs commentaires sur les premières versions de ce document. Les vues exprimées ici n'engagent que les auteures.

(Attané 2008). En outre, Christophe Guilmoto a montré que la préférence pour les garçons conduit à des phénomènes de sélection sexuelle de grande ampleur si elle est confrontée, d'une part, à une baisse de la fécondité — et donc à un risque plus grand de ne pas avoir le sexe désiré — et, d'autre part, à l'existence de techniques modernes de sélection sexuée (Guilmoto 2009).

Au Proche-Orient en général et en Palestine en particulier, il existe également une préférence pour les descendances masculines (Abu Nahleh, Johnson 2002 ; Al-Akour *et al.* 2009). De plus, la fécondité palestinienne, longtemps demeurée parmi les plus élevées du monde, a baissé au cours des dernières années, passant de 6,2 à 4,12 enfants par femme entre 1990 et 2009 (PCBS 2010). Parallèlement, deux méthodes prénatales de sélection du sexe de l'embryon sont disponibles depuis 2009 en Palestine : l'une consiste en un tri des spermatozoïdes, l'autre en une fécondation *in vitro* (FIV) avec diagnostic préimplantatoire [2]. Ces méthodes, qui ne font l'objet d'aucune réglementation légale, sont proposées aux couples qui désirent un enfant, qu'ils aient ou non des problèmes de fertilité.

Préférence pour les garçons, baisse de la fécondité, techniques modernes de sélection sexuelle : les conditions sont réunies pour que se mette en place un phénomène de sélection des naissances de garçons en Palestine. Cette pratique ne conduit pas encore à un déséquilibre du rapport de masculinité à la naissance (103,2 naissances de garçons pour 100 filles en 2012 [3]) qui demeure très loin des données observées en Chine (118 en 2009), au Vietnam (111 en 2010) ou encore en Azerbaïdjan (116 en 2000) [4]. Pour autant, la sélection prénatale du sexe existe dans la société palestinienne et n'a fait l'objet d'aucune étude à ce jour. À partir d'entretiens menés auprès de professionnel·le·s de santé, de Palestinien·ne·s marié·e·s et de

[2] En Palestine, la première FIV a été réalisée en 1995 par le Razan Medical Center.

[3] D'après les données disponibles sur le site du Palestinian Central Bureau of Statistics (PCBS) – Institut statistique de l'autorité palestinienne : www.pcbs.gov.ps/site/881/default.aspx#Population

[4] Voir à ce sujet le compte rendu de la journée scientifique *Sex Selection: From Asia to Europe*. www.ceped.org/?Sex-Selection-from-Asia-to-Europe,1022

données de cadrage issues de l'enquête *Palestinian Family Health Survey* (2006), nous analysons l'offre de sélection sexuelle, les formes de régulation de cette pratique et les attitudes des Palestinien·ne·s face à cette offre. Ce faisant, nous souhaitons rendre compte de l'organisation de la sélection sexuelle dans la société palestinienne.

Méthode

Cet article repose sur deux principales sources d'information.

Des entretiens semi-directifs ont été menés par nos soins [5] entre janvier 2010 et décembre 2011 auprès de deux types d'acteurs et actrices. Nous avons interrogé vingt-deux femmes et vingt hommes marié·e·s, ayant des caractéristiques sociodémographiques diverses, recruté·e·s selon la méthode 'boule de neige'. Les entretiens portaient sur le parcours de vie des personnes avec un intérêt plus particulier pour le processus d'entrée en union, la répartition des rôles dans le couple, l'itinéraire procréatif et la préférence sexuée. Des entretiens ont également été menés auprès de travailleuses et travailleurs sociaux et de professionnel·le·s de la santé. Trois centres de procréation médicalement assistée (PMA) proposant la sélection prénatale ont été visités : un à Bethléem et deux à Ramallah. Nous y avons rencontré à plusieurs reprises cinq médecins gynécologues-obstétriciens dont les directrices, directeurs respectifs de ces centres. L'ensemble des entretiens a fait l'objet d'un enregistrement audio suivi d'une transcription écrite ; nous avons obtenu le consentement des enquêté·e·s et tous les entretiens ont été rendus anonymes. Lorsque cela était possible, les entretiens étaient menés en anglais ; dans le cas contraire, nous avons eu recours à une traductrice professionnelle [6]. Pour cet article, les entretiens ont donc été traduits de l'anglais au français. Nous avons effectué une analyse thématique permettant d'examiner les attitudes des Palestinien·ne·s face à la préférence pour les garçons, leur position vis-à-vis de la sélection sexuelle et les mécanismes qui mènent à cette pratique.

---

[5] Les entretiens ont été menés par Sarah Memmi.

[6] La traduction a été réalisée par une Palestinienne originaire du Nord d'Israël, titulaire d'une licence de travail social ainsi que d'une licence de traductrice anglais/arabe.

Par ailleurs, l'enquête *Palestinian Family Health Survey* [7] réalisée en 2006 par le Palestinian Central Bureau of Statistics (PCBS) a été mobilisée pour fournir des données de cadrage sur la préférence pour l'un ou l'autre sexe [8].

Offre technique, vide juridique et systèmes de régulations

Des méthodes traditionnelles aux nouvelles techniques de sélection sexuelle

Comme c'est le cas dans d'autres régions, les Palestinien·ne·s n'ont pas attendu les progrès de la médecine pour tenter de prédéterminer le sexe de l'enfant qu'ils/elles souhaitaient : ils et elles s'y essaient depuis longtemps, par des méthodes qualifiées par nos enquêté·e·s comme étant 'traditionnelles'. Certain·e·s ont, par exemple, eu recours à des régimes alimentaires particuliers, des rapports sexuels à des moments spécifiques de la menstruation ou les soirs de pleine lune, etc. D'autres encore pensent que certain·e·s obstétricien·ne·s mettent au monde « *plutôt des filles* » et d'autres parviennent à « *donner des garçons* ». Ainsi, le désir de sélection prénatale du sexe de l'enfant n'est pas récent. Ce qui change réside dans le fait qu'il peut aujourd'hui être satisfait grâce à des nouvelles technologies disponibles et performantes.

À ce jour, il existe huit centres de procréation médicalement assistée (*markaz al-iḫṣāb*) en Cisjordanie. Quatre proposent la sélection prénatale par deux méthodes différentes : deux à Ramallah, un à Naplouse et un à Bethléem. L'avortement est interdit en Palestine sauf pour raisons thérapeutiques (Sayej 2007). Même s'il est possible actuellement de connaître rapidement le

[7] 13 238 ménages ont répondu aux questionnaires, dont 8 781 en Cisjordanie et 4 457 dans la Bande de Gaza. Cette enquête comprend un volet sur la santé sexuelle et reproductive qui s'adresse aux femmes mariées de 15 à 54 ans (N=5 542).

[8] La préférence pour un sexe ou l'autre a été quantifiée à partir des réponses aux questions : « Si vous pouviez choisir exactement le nombre d'enfant souhaité, combien ce serait ? » et « Parmi ces enfants, combien souhaiteriez vous de garçons ou de filles ? »

sexe du fœtus, les centres ne proposent pas l'avortement sexo-sélectif. Par ailleurs, même les médecins qui pratiquent l'avortement illégal, nous ont confirmé que les femmes ne connaissaient en aucun cas le sexe de l'enfant avant d'y avoir recours.

La première méthode de sélection prénatale du sexe consiste en un tri, en laboratoire, des spermatozoïdes porteurs du chromosome responsable du sexe désiré, suivi d'une insémination. Elle coûte 400 US$ en moyenne [9] et est efficace dans 70 à 75 % des cas. La seconde méthode consiste en une FIV avec diagnostic préimplantatoire. À l'origine, cette méthode était destinée aux parents qui risquaient de transmettre une maladie génétique liée au sexe, la thalassémie étant, parmi celles-ci, la plus répandue dans la région. Aujourd'hui, ce service est également offert aux couples, même si leurs embryons sont sains. Cette méthode, plus efficace que la précédente, présente deux principales limites. D'une part, elle est plus coûteuse : environ 1 400 US$ par cycle, sachant qu'il faut trois ou quatre cycles en moyenne pour que la grossesse soit effective. D'autre part, elle a des conséquences pour la santé maternelle et infantile. Le principal problème vient d'une absence de réglementation en Palestine quant au nombre d'embryons à réimplanter lors d'un même cycle. Pour accroître les chances de réussite, les praticien·ne·s mettent quatre ou cinq embryons à la fois. Ce qui aboutit à un risque élevé de grossesse multiple, contribuant à un taux plus important d'accouchements prématurés, avec risque de complications chez les nouveaux-nés.

Attitudes des médecins face à la sélection sexuelle

La Palestine fait face à une carence en matière de régulation juridique autonome, en partie causée et accentuée par l'occupation israélienne. De nombreux domaines de la vie sociale sont en effet soumis à des textes de lois inadaptés ou inexistants. C'est le cas pour la sélection sexuelle, pratique récente qui ne fait, à ce jour, l'objet d'aucune réglementation formelle. Ainsi,

---

[9] Le prix est dix fois plus élevé aux États-Unis où la probabilité de succès est la même. Par ailleurs, le salaire moyen en Cisjordanie est de 630 US$ par mois en 2010.

l'attitude des médecins est centrale dans la régulation de cette pratique.

Pour légitimer la sélection sexuelle, les médecins expliquent tout d'abord que cette pratique permet de protéger les femmes et assure la stabilité de la cellule familiale. En s'appuyant sur le décès tragique d'une Palestinienne de 27 ans tuée par son mari alors qu'il venait d'apprendre qu'elle était enceinte d'une petite fille [10], un praticien de Ramallah explique que la sélection sexuelle permettrait d'éviter des pressions et violences envers les femmes :

> *Quelquefois, il y a un besoin important de protéger la famille d'un second mariage ou d'un divorce. Nous devons faire quelque chose pour les femmes, pour qu'elles puissent garder leur mari.* [...] *même les femmes pensent qu'elles sont responsables si elles ne mettent au monde que des petites filles. Et pour cette raison, elles ont vraiment besoin d'une solution pour rendre leur mari heureux et se protéger de leur mari ou de leur belle-famille qui peuvent les accuser de ne pas leur donner de garçons.* (Entretien praticien, Ramallah le 2/7/11)

C'est pourquoi les médecins prennent en considération les pressions subies par les couples ou les patientes pour décider ou non de sélectionner le sexe de l'enfant.

> *J'ai reçu cette patiente et son mari qui sont venus parce qu'ils ne comprenaient pas ce qui causait la naissance d'un garçon ou d'une fille : lui se demandait si c'était la faute de sa femme* [...]. *Et toute la famille exerçait une pression sur eux parce qu'ils avaient eu deux filles. Quand je les ai vus ici, le mari voulait quitter sa femme ; elle pleurait. Ça allait faire beaucoup de problèmes. Du coup, je leur ai proposé la sélection sexuelle* [...] *je pense que c'est important que l'on écoute nos patients et qu'on comprenne aussi leurs besoins. Pour certains, c'est un vrai besoin d'avoir un garçon.* (Entretien praticien, Ramallah le 7/5/11)

---

[10] Le quotidien palestinien *Maan News* a révélé ce fait divers en avril 2011 : cette palestinienne a été tuée par son mari alors qu'ils venaient d'apprendre que sa cinquième grossesse serait une petite fille.

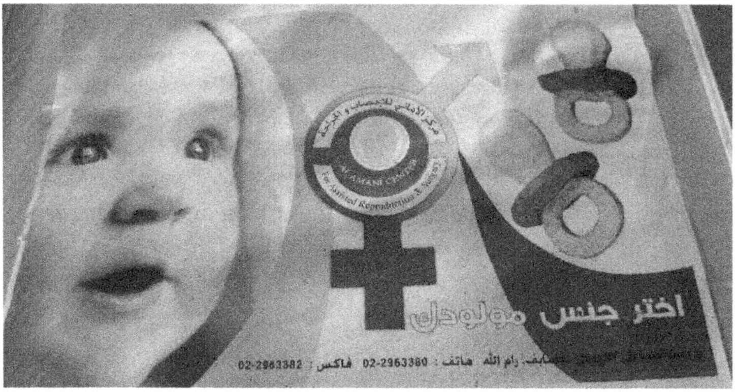

« Choisis le sexe de ton enfant ! »

Source : photo prise par nos soins, affiche publicitaire pour le Centre Al-Amani, Ramallah, juin 2011.

Troisièmement, d'après les praticien·ne·s, le recours à la sélection sexuelle permet d'éviter les grossesses non désirées, assurant un meilleur suivi.

> *Si la grossesse est désirée et surtout si le sexe de l'enfant est le sexe désiré, la période de grossesse sera mieux vécue. Si les femmes acceptent leur grossesse et si elles en sont heureuses, elles seront mieux suivies et prendront leurs vitamines ou traitement avec plus d'assiduité. Une grossesse désirée, c'est toujours mieux.* (Entretien praticien, Ramallah le 30/5/11)

En effet, comme c'est le cas dans d'autres régions du monde, il n'est pas rare que les couples continuent à procréer tant que le nombre de garçons désirés n'a pas été atteint. Certaines femmes mettent alors leur santé en danger avec des grossesses répétées et rapprochées. On arrive ici au paradoxe qu'il faudrait éviter des naissances de filles pour protéger les femmes, comme l'exprime une employée du Planning familial palestinien (PFPPA) :

> *Cette pratique, c'est une vraie forme de discrimination... une vraie forme de violence contre les filles et les femmes en général.* [...] *Mais, c'est compliqué* [de réguler] *parce que dans notre société, les femmes sont capables d'avoir dix, onze, douze enfants pour essayer d'avoir un garçon. Donc, on parle du droit des femmes, mais en même temps on pense aux grossesses répétées et aux problèmes de santé que ça peut créer. Donc c'est vraiment difficile de statuer là-dessus* [...]. *Mais en même temps, personne n'a le droit d'empêcher les filles de venir au*

monde, juste parce que ce sont des filles. Et si on ne régule pas et qu'on laisse faire cette pratique, plus personne dans la société n'aura de fille. (Entretien employée du PFPPA, Jérusalem-Est le 27/8/11)

L'importance de la perspective religieuse

La religion constitue un facteur supplémentaire influençant considérablement les choix des acteurs clés dans le domaine de la reproduction. En effet, en l'absence d'État, la religion exerce un rôle régulateur fondamental en Palestine [11].

La position sunnite de l'islam, largement majoritaire dans le pays, ne s'oppose pas à la PMA et à la sélection sexuelle dans ses fondements à condition qu'elle soit pratiquée dans certaines circonstances. En novembre 2000, un atelier organisé par l'un des principaux acteurs décisionnaires des questions de bio-éthiques dans le monde musulman, The International Islamic Center for Population Studies and Research [12] à l'Université Al-Azhar au Caire, regroupant les leaders musulmans de Dar-El Ifta, a discuté des implications des nouvelles technologies de procréation selon la tradition islamique. Au cours de cette rencontre, la FIV ainsi que le diagnostic préimplantatoire ont été acceptés, à condition que, d'une part, ils aient lieu entre un mari et une épouse unis religieusement et, d'autre part, lorsque les femmes ont eu trois ou quatre filles (Serour, Dickens 2001 ; Serour 2005). Tout en reconnaissant que la sélection sexuelle puisse conduire à des risques de discrimination envers les femmes, les autorités religieuses justifient le recours à cette pratique en expliquant qu'elle peut permettre aux femmes d'échapper à la pression de la société là où les naissances de garçons sont très valorisées. Notons que la possibilité d'avoir recours à la sélection sexuelle pour avoir une fille après trois ou quatre garçons n'apparaît pas dans les comptes rendus de cet

---

[11] La population palestinienne est largement musulmane sunnite avec des minorités chrétiennes (moins de 2 % recensés en 2008).

[12] Cette réunion était la troisième organisée par le Centre de recherche sur les questions de la reproduction et des juristes, praticiens, chercheurs, représentants de comités religieux y participaient. La première, réalisée en 1991, portait sur la reproduction et l'éthique ; la seconde, en 1997, évoquait les traitements de l'infertilité.

atelier. Pourtant, on aurait pu attendre d'un document institutionnel qu'il présente logiquement les cas relatifs aux deux sexes. Une telle posture révèle de manière aiguë la forte valorisation des naissances de garçons et l'absence de recours à une pratique médicale pour avoir une fille.

Depuis, une *fatwa* [13] sur la sélection sexuelle a été émise par les *leaders* musulmans de Dar-El Ifta [14]. Cette *fatwa* évoque tout d'abord le Coran :

> *À Allah appartient la royauté des cieux et de la terre. IL crée ce qu'Il veut et fait don de fille à qui Il veut et don de garçon à qui Il veut.*

Puis elle rappelle que l'homme est libre d'augmenter ses chances d'avoir l'un ou l'autre des sexes par des méthodes naturelles, ainsi que par le tri des spermatozoïdes et le diagnostic préimplantatoire :

> *Il n'y a rien dans la loi islamique qui empêche de pratiquer la sélection du sexe sur le plan individuel, à condition que la méthode utilisée ne nuise pas au fœtus avant ou après sa naissance.*

Aujourd'hui, les propos de l'atelier de 2000 et la *fatwa* qui en est issue servent de ligne de conduite à la plupart des praticien·ne·s palestinien·ne·s rencontré·e·s.

Les chrétien·ne·s, comme les musulman·e·s, considèrent que la fécondité ne peut être licite que si elle est le fruit d'un couple (homme et femme) marié religieusement. En revanche, les deux n'ont pas la même position vis-à-vis de la sélection sexuelle. En effet, pour l'Église catholique, la reproduction assistée ainsi que le diagnostic préimplantatoire sont interdits et la sélection sexuelle de l'embryon est considérée comme une intervention illégitime (Kissling *et al.* 1999). Ainsi, l'une des praticiennes

---

[13] Il s'agit d'un avis juridique donné par un spécialiste de la loi islamique (*mufti*) sur une question particulière, lorsque celle-ci ne figure pas dans le Coran. En règle générale, une *fatwa* est émise à la demande d'un individu ou d'un juge pour régler un problème auquel la jurisprudence islamique n'a pas encore répondu ou ne permet pas de trancher.

[14] Pour une version anglaise, voir la *fatwa* n° 3512 de Dar-El Ifta, consultée le 15/10/11 :
www.dar-alifta.org/ViewFatwa.aspx?ID=3512&text=children%20sex&Home=1&LangID=2

rencontrées, chrétienne, accepte de sélectionner le sexe de l'embryon pour des demandeurs musulmans, mais se montre très réticente à le faire pour des chrétiens. Confrontée à la demande d'un couple de chrétiens en 2010, elle a d'abord refusé, puis, au vu de leur insistance, a demandé conseil au représentant de la communauté chrétienne. Finalement, elle a accepté, en soulignant néanmoins au couple, tout au long du processus, les raisons pour lesquelles une telle pratique est interdite. Le deuxième problème concerne le préjudice causé aux embryons non-sélectionnés à la fin du processus (en général les embryons femelles ou non sains). S'ils ne sont pas congelés au vu d'une insémination future, ils sont détruits. Or, pour les chrétiens, un embryon doit être traité comme une personne, même au stade le plus précoce de son développement (Congrégation pour la doctrine de la foi 1987). C'est ainsi que la même praticienne a suggéré à ses confrères de réutiliser ces embryons non sélectionnés ; après avoir été congelés, les embryons pourraient être donnés aux couples ayant des difficultés à procréer. Pratique qui elle-même pose problème aux couples musulmans infertiles, car l'islam interdit la gestation pour autrui ainsi que le transfert d'embryon ou l'insémination avec des spermatozoïdes lorsque ovocytes ou spermatozoïdes sont extérieurs au couple : ces actes sont considérés comme équivalent à des relations sexuelles illégales (Fortier 2010).

Deux contextes juridiques différents de part et d'autre du mur

Nous avons vu que la sélection sexuelle de l'enfant ne fait l'objet d'aucune réglementation formelle en Palestine. C'est alors le médecin qui décide au cas par cas de la pratiquer ou non. Si les techniques de sélection prénatales sont également disponibles en Israël, elles font l'objet d'une réglementation beaucoup plus stricte, pouvant entraîner des 'déplacements reproductifs' dans l'espace israélo-palestinien.

La sélection sexuelle en Israël est beaucoup plus réglementée

Israël est le pays qui dispose du plus grand nombre de centres de PMA et du taux de FIV par habitant le plus élevé au monde

(Hashiloni-Dolev, Shkedi 2007). Les traitements inhérents à la fertilité sont pris en charge par l'assurance maladie israélienne — ce qui n'est pas le cas en Palestine — et sont disponibles pour tou·te·s les Israélien·ne·s, sans distinction de religion (Kahn 2000). En effet, même si les programmes de planification familiale en Israël sont spécifiquement orientés vers les minorités, notamment palestinienne, l'accès à la FIV est meilleur en Israël pour les Palestinien·ne·s qu'au Liban (Birenbaum-Carmeli, Inhorn 2009). Ce recours élevé à la FIV n'est pas le résultat de taux anormalement élevés d'infertilité en Israël, mais reflète, comme l'explique Susan M. Kahn, l'importance de la reproduction dans le judaïsme (Kahn 2000). Dans ces travaux, l'auteure met justement en évidence l'entrelacement entre la politique nataliste israélienne, d'une part, — liée à des conceptions religieuse [15] (Schenker 2000 ; Shalev, Gooldin 2006) et politique (Prainsack, Firestine 2006) — et, d'autre part, le développement de nouvelles techniques de reproduction, lié à l'injonction toujours très forte à la maternité (Kahn 2000). Ce faisant, elle constate la capacité de l'État israélien, partiellement régi par la loi religieuse juive, à concilier tradition et technique.

Les centres de PMA en Israël pratiquent les mêmes méthodes de sélection sexuelle qu'en Palestine, pour un coût de traitement quasi similaire (environ 5 000 US$ pour trois ou quatre cycles). Depuis 2005, le recours pour raisons non médicales est possible. Selon une circulaire émise par les autorités israéliennes, la sélection sexuelle n'est autorisée que dans des cas « *exceptionnels, inhabituels et rares* » [16] et elle est soumise à l'accord d'un

---

[15] Un désaccord existe chez les rabbins en ce qui concerne le nombre et le sexe des enfants à mettre au monde pour satisfaire le commandement divin. Pour l'école Beit Shamai, il faut avoir au moins deux fils comme Moïse, tandis que l'école Beit Hillel prône la naissance d'une fille et d'un garçon en référence à Adam et Ève.

[16] Sur ces questions, voir : Ministry of Health, Director General Circular [the procedure for selecting the embryo's sex through preimplantation genetic diagnosis] :
http://abush.health.gov.il/download/forms/a2692_ mk21_05.pdf,
Article disponible le 15 mai 2011.

comité d'experts [17] établi par le ministère de la Santé. La procédure médicale sera accordée si : 1) les demandeurs ont ensemble au moins quatre enfants du même sexe ; 2) il existe un risque réel pour le bien-être de l'enfant ou pour la santé mentale d'un des deux parents si la procédure n'a pas lieu ; 3) les parents ont été informés des risques médicaux ; 4) en cas d'échec, il n'y aura pas d'autres tentatives de FIV ; 5) le comité d'experts est convaincu de la nécessité de la procédure médicale pour cette famille. Ainsi, à la différence de ce qui se passe en Palestine, la sélection sexuelle prénatale pour raisons sociales est beaucoup plus encadrée en Israël.

La demande des Palestinien·ne·s d'Israël se tourne vers la Palestine

Durant la période de juin 2005 à août 2007, 197 demandes de sélection sexuelle pour raisons non médicales ont été soumises en Israël au comité [18] (Landau 2008). Parmi ces demandes, plus de 30 % provenaient de Palestinien·ne·s d'Israël qui ne représentent qu'environ 18 % de la population totale en Israël (y compris Jérusalem-Est).

Les Palestinien·ne·s d'Israël bénéficient d'un régime de mobilité leur permettant un accès relativement aisé à la Cisjordanie. Ainsi, les patient·e·s qui ne répondent pas aux critères nécessaires pour une demande de sélection sexuelle en Israël peuvent se rendre dans les services de PMA de Palestine connus pour être moins restrictifs. C'est le cas de Dana, musulmane de 39 ans, Palestinienne citoyenne d'Israël. Elle a déjà deux filles mais souhaite vivement accoucher d'un garçon et vu son âge, elle ne souhaite qu'un enfant supplémentaire. C'est pourquoi elle a commencé à s'intéresser de près à la sélection sexuelle, tout d'abord auprès de centres en Israël, réputés pour offrir un service de meilleure qualité et avoir des taux de réussite plus élevés. Elle s'est alors trouvée confrontée à la réglementation plus rigide présente en Israël.

---

[17] Ce comité comprend un psychologue, des biologistes et physiciens spécialisés dans la génétique, un travailleur social, un juriste, un gynéco-obstétricien et un représentant religieux.

[18] En 2008, 13 avaient été acceptées, 75 refusées et les autres toujours en cours de traitement.

> *Quand j'ai parlé de ça avec mon docteur arabe en Israël, il était choqué. Il m'a dit que ce n'était pas éthique de le faire, parce que ce serait dire que je préfère les garçons aux filles. Moi, je ne veux pas être jugée de cette façon. Et j'ai beaucoup discuté avec lui pour essayer de lui expliquer mon point de vue, mais il n'a pas compris. Il m'a dit que ce n'est pas éthique et que le gouvernement israélien n'autorise pas cela. C'est possible pour raisons médicales, mais pas dans mon cas ; j'ai deux filles et grâce à Dieu, elles sont en bonne santé.* (Entretien femme, 39 ans, deux filles, Jérusalem-Est le 16/3/2011)

Dana a alors parlé de son désir de sélection sexuelle à un ami praticien qui consulte à Ramallah. Il lui a directement proposé de l'aider et même, si elle le désirait, d'atteindre « *l'équilibre parfait* » avec une naissance de jumeaux. Les Palestiniennes d'Israël, comme Dana, qui ont la chance de pouvoir circuler dans l'espace israélo-palestinien, peuvent ainsi jouer sur l'ensemble des différentiels géographiques, juridiques, sociaux et moraux pour satisfaire leur désir de descendance masculine.

Ainsi l'offre existante en Palestine permet de contourner les règles en vigueur en Israël en matière de sélection sexuelle prénatale, mais cela présuppose d'être doté d'un régime de mobilité avantageux et d'un capital économique, social et culturel permettant de s'adresser aux centres en Palestine plus éloignés. Cette possibilité pour certain·e·s Palestinien·ne·s d'Israël de venir en Cisjordanie pour choisir le sexe de leur enfant montre que la dimension transfrontalière doit être prise en compte si l'on cherche à caractériser le système d'offre et de demande de sélection sexuelle chez les Palestinien·ne·s.

La demande : avoir un garçon pour satisfaire le 'contrat procréatif'

Ces techniques de sélection prénatales s'appuient sur une survalorisation des garçons par rapport aux filles dans la société palestinienne, qui renvoie à la nécessité sociale d'avoir au moins un garçon dans sa descendance pour satisfaire ce que nous proposons d'appeler le 'contrat procréatif'.

Préférence pour les garçons et baisse de la fécondité

Lorsque l'on pose la question aux Palestiniennes sur la répartition idéale par sexe qu'elles souhaitent pour leur descendance, l'absence de préférence pour les filles ressort très clairement : deux tiers préfèrent avoir autant de garçons que de filles et un tiers pensent que l'idéal est d'avoir plus de garçons (PCBS 2006). Ce phénomène découle du système patrilinéaire et patriarcal en vigueur. Il s'explique par un ensemble de motifs culturels (Manasra 1993 ; Abu Nahleh 2002 ; Azzouni 2010) et socioéconomiques où les garçons constituent une sorte « *d'assurance vieillesse* » (Abu Nahleh 2002). En outre, les discours natalistes ont investi les débats nationalistes dans les années 1980. Au sein de ce que certain·e·s appellent la « *guerre démographique* » (Courbage 1997 ; Courbage, Todd 2007 ; Khawaja *et al.* 2009), le « *travail reproductif* » consistait à faire des enfants et surtout des garçons « *dans le but de compenser la perte des martyrs* », selon une enquête menée auprès des Palestiniennes (PCBS 2000a).

Dès qu'ils ont un enfant de sexe masculin, les couples acquièrent un nouveau statut qui repose sur le prénom de leur premier fils : ils deviennent *Abu* (père de) et *Oum* (mère de). Les parents d'une famille sans garçon sont parfois raillés comme étant *Abu banaat* ou *Oum banaat* (respectivement le père et la mère de *la fille*) et sont mêmes déconsidérés, qualifiés de « *familles de seconde zone* », comme l'explique un gynécologue de Ramallah. En outre, le statut même des femmes change avec la maternité et surtout après la mise au monde d'un garçon, notamment concernant la relation belle-fille/beaux-parents, comme c'est le cas dans d'autres sociétés très actives en matière de sélection sexuée comme l'Inde et la Chine.

Le rapport à la descendance a évolué chez certains couples palestiniens qui maîtrisent et limitent leur fécondité (Courbage, Todd 2007) ; la diminution de la taille des familles semble exacerber la préférence pour les garçons, comme cela a déjà été souligné sur d'autres terrains (Attané 2008 ; Sauvain-Dugerdil, Thiriat 2009). D'après l'enquête PCBS 2006, les femmes qui préfèrent avoir une 'petite' famille sont plus nombreuses à souhaiter avoir plus de garçons que de filles (42 %) que celles qui préfèrent idéalement une 'grande' famille (26 %) (PCBS 2006). Ainsi, le désir de maîtriser les naissances, en réduisant les chances d'avoir un garçon dans sa descendance, exacerbe la préférence pour les garçons. Il s'accompagne d'un souci de garantir au moins une naissance de garçon comme l'exige ce que nous appelons le 'contrat procréatif'. Pour remplir ce contrat, les femmes — qui se voient traditionnellement attribuer le rôle reproductif — doivent avoir quatre enfants en moyenne et au moins un garçon.

Les Palestinien·ne·s face à la sélection sexuelle : des attitudes contrastées, une demande tournée vers l'équilibre familial

Si la nécessité d'avoir un garçon concerne l'ensemble de la population palestinienne, tous et toutes ne sont pas favorables à la sélection sexuelle ni disposé·e·s à recourir à cette pratique. Les attitudes sont contrastées selon les caractéristiques socio-démographiques et le sexe. En tant que responsables du 'travail reproductif', ce sont les femmes qui subissent les pressions si le couple n'a toujours pas eu de fils.

Certaines étaient plutôt favorables à cette méthode qui permet de limiter les grossesses multiples pour tenter d'avoir un garçon.

> *Je pense que c'est un peu comme faire de l'agriculture* (al-zirā'a). *C'est comme si tu prenais une graine d'un côté et une autre graine de l'autre et tu fais tes petites plantations et, en gros, tu choisis la fleur que tu préfères* [...]. *Si on peut choisir, c'est une bonne chose. Je ne vais pas faire sept filles pour essayer d'avoir un garçon ; je ne cautionne pas ça ! C'est mieux de choisir.* (Entretien femme, 24 ans, une fille, Al-Bireh le 21/2/2011)

Un parallèle peut être fait avec les travaux de Marie-Angèle Hermitte sur l'avortement lorsqu'elle remarque que :

> *Si l'enfant, une fois né, n'a pas de place suffisante dans son environnement social, alors l'avortement a toujours été considéré comme la moins mauvaise solution pour lui, pour la femme, pour le corps social.* (Hermitte 2007, p. 275)

L'auteure explique également que le pouvoir d'avorter est étroitement encadré socialement par des instances extérieures, malgré la légalisation. De façon similaire, même si la sélection prénatale n'est pas interdite en Palestine, ceux qui veulent y recourir ont parfois du mal à assumer leur volonté d'avoir un garçon, car cela peut être considéré comme contraire à certaines valeurs culturelles et religieuses.

> *Je me suis renseignée pour ça* [la sélection sexuelle], *mais je ne veux pas qu'après les gens disent que ce que j'ai fait c'est mal* [...] *que ce n'est pas à moi de décider le sexe de mon enfant* [...] *que ça veut dire que je préfère les garçons aux filles. J'ai déjà deux filles et je les adore, ce n'est pas que je préfère les garçons.* (Entretien femme, 32 ans, deux filles, Ramallah le 3/3/2011)

Pour autant, dans l'islam c'est l'ange envoyé par Dieu qui assigne à l'enfant son sexe ; celui-ci ne peut en aucun cas relever d'une décision humaine (Fortier 2007). Ainsi, certaines enquêtées expliquent que, quoi que l'on fasse, le sexe de l'enfant dépend de la volonté divine :

> *Tu auras toujours ce que Dieu a choisi ! Même s'il y a une technologie qui intervient, si Dieu ne veut pas, tu n'auras pas de garçon. Et si le garçon vient, peut-être qu'il mourra très vite, de maladie ou d'autre chose. Si Dieu ne veut pas que tu aies de garçon, tu n'en auras pas !* (Entretien femme, 38 ans, six filles et trois garçons, Jérusalem-Est le 24/10/2011)

Comme le souligne Isabelle Attané dans le cadre de la Chine (Attané 2008), ce ne sont pas nécessairement les personnes les moins éduquées et les plus attachées aux valeurs communautaires de type traditionnel qui ont recours à la sélection sexuelle. En effet, en Palestine, ce sont les femmes de statut socio-économique relativement élevé qui ont davantage recours à la sélection sexuelle ou qui se montrent les plus disposées à 'passer à l'acte'. Tout d'abord, le coût d'accès aux techniques prénatales de sélection sexuelle demeure important et si certain·e·s Palestinien·e·s bénéficient d'une sécurité sociale d'entreprise, ni la sélection prénatale ni même la PMA ne sont prises en charge par celle-ci. De ce fait, dans la majorité des cas, ce sont des couples issus de la classe moyenne qui en font la demande. Pour autant, certain·e·s praticien·ne·s rencontré·e·s ont évoqué le cas de couples pauvres qui ont vendu des parcelles de terre pour s'assurer une descendance masculine. Ensuite, ce sont les femmes dotées d'un capital social et culturel relativement élevé qui, pour le moment, sont les plus nombreuses à passer de la préférence genrée à la pratique discriminatoire.

De façon générale, lorsqu'il existe une demande de sélection sexuelle, elle émane de couples ayant déjà plusieurs enfants du même sexe et qui souhaitent un enfant supplémentaire, si tant est qu'il soit bien de l'autre sexe. Ce phénomène a été plus largement documenté dans d'autres contextes (Robertson 2003 ; Landau 2008 ; Al-Akour *et al.* 2009). En revanche, les Palestinien·ne·s préfèrent s'en remettre au « *choix de Dieu* » pour leur premier-né. Ainsi, la demande des couples se tournerait davantage vers « *l'équilibre familial* », c'est-à-dire avoir des garçons et des filles (Sauer 2004). Néanmoins, la notion « *d'équilibre familial* » peut être nuancée car ce désir s'exprime quasi exclusivement si le sexe « *manquant* » est masculin. Autrement dit, un couple se contente très bien d'une famille composée uniquement de garçons ; ce n'est que dans le cas contraire que l'intérêt pour la notion d'équilibre familial est manifesté.

Finalement, en Palestine, l'accessibilité et la performance de ces méthodes renforcent l'injonction à avoir un garçon pour « *faire famille* ». Puisque la société considère que sans garçon l'on ne peut devenir une famille complète et épanouie, il convient de tout faire pour en avoir un. Autrement dit, les avancées en matière économique et sociale sont des moteurs de la réduction de la taille de la famille, mais ne constituent pas une condition suffisante pour changer un système de préférence pour les garçons, exacerbé par la baisse de la fécondité et l'accès aux technologies du choix du sexe.

* *
*

En Palestine aujourd'hui, la possibilité de choisir le sexe de son enfant par des techniques de sélection prénatale disponibles et performantes rencontre une demande : celle de s'assurer une naissance de garçon, dans une société où le 'contrat procréatif' fixé aux femmes est d'avoir au moins un fils.

En dépit de l'absence de réglementation formelle en Palestine autour de ces pratiques de sélection sexuelle, nos résultats soulignent la présence d'une régulation informelle complexe et multiforme. Le rôle du médecin est essentiel puisqu'il décidera, selon un certain nombre de critères qu'il s'est lui-même fixé, si le couple a légitimité ou non de satisfaire son désir de choisir le sexe de l'enfant, brouillant ainsi la frontière entre jugement légal et moral. La décision finale relevant alors d'un arbitrage individuel ou du moins individualisé. Ce glissement est le reflet d'un des problèmes récurrents dans ce pays : celui du manque de législation lié à l'absence d'État.

Nos résultats invitent également à questionner l'existence, au sein de l'espace israélo-palestinien, de 'déplacements reproductifs' qui, sans avoir l'ampleur des 'exils reproductifs' décrits ailleurs pour la procréation médicalement assistée (Pulman 2010), doivent être mis en exergue dans un espace où la circulation est contrainte. La possibilité pour certain·e·s Palestinien·e·s d'Israël de venir en Cisjordanie pour choisir le sexe de leur enfant ajoute une autre dimension — transfrontalière — pour caractériser le système d'offre et de demande de sélection sexuelle palestinien.

Pour finir, il est nécessaire de s'interroger sur les conséquences et l'évolution de la sélection sexuelle dans la société palestinienne. On n'observe pas de déséquilibre du rapport de masculinité à la naissance comme cela a été observé dans certains pays d'Asie ou du Caucase (Allahbadia 2002 ; Dahl *et al.* 2003 ; Van Balen, Inhorn 2003 ; Guilmoto 2010). En effet, le nombre d'enfants par femme reste assez élevé en Palestine pour que la probabilité d'avoir au moins un garçon soit importante sans recours à la sélection prénatale. Par ailleurs, l'absence de recours à l'avortement sexo-sélectif pratiqué notamment en Asie (Sauvain-Dugerdil, Thiriat 2009), limite l'éventail des méthodes disponibles et, de ce fait, l'ampleur du phénomène. La sélection sexuelle ne se traduit donc pas à ce jour sous forme de déséquilibre sociodémographique. Pour autant, ce phénomène pourrait aller en s'amplifiant. En effet, une demande, potentiellement accrue par une baisse en cours de la fécondité, rencontre une offre qui s'étend sans être légalement régulée. Il apparaît donc essentiel pour les pouvoirs publics, malgré les difficultés qu'ils rencontrent, de statuer rapidement sur cette question en mettant en place un système de régulation faisant autorité auprès des médecins comme des patient·e·s.

Enfin, le recours à cette pratique est un phénomène inquiétant car il signe des attitudes discriminatoires à l'égard des femmes, comme cela a été souligné dans d'autres travaux (Fathalla 2000 ; Dahl *et al.* 2003 ; George 2006). La sélection du sexe confère un ordre de préséance à l'identité masculine au détriment de la valeur féminine. En rendant possible le choix du sexe de l'enfant, la sélection prénatale renforce l'injonction à avoir un garçon pour 'faire famille', confortant ainsi la domination de genre et la pression exercée sur les femmes dans la société palestinienne.

Références

Abu Nahleh Lamis (2002). "Preference for Male and Female Children in Marriage: Who should Girls and Boys Marry and why?" In *Inside Palestinian Households: Initial Analysis of a Community-based Household Survey.* 1. Birzeit, Palestinian Territories, Institute of Women's Studies in cooperation with the ICPH.

Abu Nahleh Lamis, Johnson Penny (2002). "Education: Choices, Preferences and Aspirations for Male and Female Children". In Giacaman Rita, Penny Johnson (eds). *Inside Palestinian Households: Initial Analysis of a Community-based Household Survey.* 1. Ramallah, Palestinian Territories, Institute of Women's Health.

Al-Akour Nemeh Ahmad, Khassawneh Mohammad, Khader Yousef, Dahl Edgar (2009). "Sex Preference and Interest in Preconception Sex Selection: A Survey among Pregnant Women in the North of Jordan". *Human Reproduction*, vol. 24, n° 7.

Allahbadia Gautam (2002). "The 50 Million Missing Women". *Journal of Assisted Reproduction Genetics*, vol. 19, n° 9.

Attané Isabelle (2008). « Préférence culturelle pour les fils et déficit de filles en Chine : un lien complexe ». *Démographie et Cultures* (Québec, Association internationale des démographes de langue française).

Azzouni Suheir (2010). "Palestinian Authority and Israeli-Occupied Territories". In Sanja Kelly, Breslin Julia (eds). *Women's Rights in the Middle East and North Africa.* New York, Freedom House.

Birenbaum-Carmeli Daphna, Inhorn Marcia C. (2009). "Masculinity and Marginality: Palestinian Men's Struggles with Infertility in

Israel and Lebanon". *Journal of Middle East Women's Studies*, vol. 5, n° 2.

Congrégation pour la doctrine de la foi (1987). « Instruction Donum vitae sur le respect de la vie humaine naissante et la dignité de la procréation ». AAS 80 (1988). La Documentation catholique 84.

Courbage Youssef (1997). « La fécondité palestinienne des lendemains d'Intifada ». *Population*, n° 1.

Courbage Youssef, Todd Emmanuel (2007). *Le rendez-vous des civilisations*. Paris, Seuil « La République des idées ».

Dahl Edgar, Beutel Manfred, Brosig Burkhard, Hinsch Klaus-Dieter (2003). "Preconception Sex Selection for Non-Medical Reasons, a Representative Survey from Germany". *Human Reproduction*, vol. 18, n° 10.

Fathalla Mahmoud Fahmy (2000). "The Girl Child". *International Journal of Gynecology & Obstetrics*, vol. 70, n° 1.

Fortier Corinne (2007). "Blood, Sperm and the Embryo in Sunni Islam and in Mauritania: Milk Kinship, Descent and Medically Assisted Procreation". *Body and Society*, vol. 13, n° 3 "Islam, Health and the Body" (Tober Diane, Budiani Debra, eds).

— (2010). « Le droit musulman en pratique : genre, filiation et bioéthique ». *Droit et cultures*, n° 59 : http://droitcultures.revues.org/1923, consulté le 20 janvier 2013.

George Sabu M. (2006). "Millions of Missing Girls: From Fetal Sexing to High Technology Sex Selection in India". *Prenatal Diagnosis*, vol. 26, n° 7.

Guilmoto Christophe Z. (2009). "The Sex Ratio Transition in Asia". *Population and Development Review*, vol. 35, n° 3.

— (2010). « La parenté, le marché et l'État face à l'aversion pour les filles en Asie ». *Hérodote*, n° 136.

Hashiloni-Dolev Yael, Shkedi Shiri (2007). "On New Reproductive Technologies and Family Ethics: Pre-Implantation Genetic Diagnosis for Sibling Donor in Israel and Germany". *Social Science & Medicine*, vol. 65, n° 10.

Hermitte Marie-Angèle (2007). « De l'avortement aux procréations artificielles, la toute-puissance du projet parental ». *Natures Sciences Sociétés*, vol. 15, n° 3.

Kahn Susan Martha (ed) (2000). *Reproducing Jews: A Cultural Account of Assisted Conception in Israel*. Durham & London, Duke University Press.

Khawaja Marwan, Assaf Shireen, Jarallah Yara (2009). "The Transition to Lower Fertility in the West Bank and Gaza Strip:

Evidence from Recent Surveys". *Journal of Population Research*, vol. 26, n° 2.

Kissling Christian, Arz de Falco Andrea, Wick Hugo, Windlinger Ueli, Zimmermann-Acklin Markus (1999). *Éthique chrétienne et médecine moderne : points de repères sur des problèmes actuels*. Fribourg, Labor & Fides.

Landau Ruth (2008). "Sex Selection for Social Purposes in Israel: Quest for the 'Perfect Child' of a Particular Gender or Centuries Old Prejudice against Women?" *Journal of Medicine Ethics*, vol. 34, n° 9.

Manasra Najah (1993). "Palestinian Women: Between Tradition and Revolution". In Augustin Ebba (ed). *Palestinian Women. Identity and Experience*. London & Atlantic Highlands, NJ, Zed Books.

Marcoux Alain (2002). "Sex Differentials in Undernutrition: A Look at Survey Evidence". *Population and Development Review*, vol. 28, n° 2.

PCBS (2000). "Palestinian Maternal and Child Health: A Qualitative National Study". In "Palestinian Family Health Survey". Ramallah, Palestinian Central Bureau of Statistics.

— (2006). "Palestinian Family Health Survey". Final report. Ramallah, Palestinian Central Bureau of Statistics.

— (2010). "Palestinian Family Survey". Preliminary report. Ramallah, Palestinian Central Bureau of Statistics.

Prainsack Barbara, Firestine Ofer (2006). "'Science for Survival': Biotechnology Regulation in Israel". *Science and Public Policy*, vol. 33, n° 1.

Pulman Bertrand (2010). *Mille et une façons de faire les enfants: la révolution des méthodes de procréation*. Paris, Calmann-Lévy.

Robertson John (2003). "Extending Preimplatation Genetic Diagnosis: The Ethical Debate". *Human Reproduction*, vol. 18, n° 3.

Sauer Mark (2004). "Gender Selection: Pressure from Patients and Industry should not Alter our Adherence to Ethical Guidelines". *American Journal of Obstetrics & Gynecology*, vol. 191, n° 5.

Sauvain-Dugerdil Claudine, Thiriat Marie-Paule (2009). « Le sexe de l'enfant : la préférence pour les garçons ». In Sauvain-Dugerdil Claudine, Thiriat Marie-Paule (eds). *Développer le genre en démographie de la naissance à l'âge adulte*. Paris, CEPED « Les collections du CEPED ».

Sayej Sumaya (2007). "Baseline Survey on Safe/Unsafe Abortion in Selected Refugee Camps in West Bank". Palestinian Territories, International Planned Parenthood Federation, n° 68.

Schenker John (2000). "Women's Reproductive Health: Monotheistic Religious Perspectives". *International Journal of Gynecology & Obstetrics*, vol. 70, n° 1.

Serour Gamal (2005). "Ethical Guidelines for Gender Selection: Are they Needed?" Proceeding in *International Conference on Reproductive Disruptions Childenese, Adoption and other Reproductive Complexities*, University of Michigan.

Serour Gamal, Dickens Bernard (2001). "Assisted Reproduction Developments in the Islamic World". *International Journal of Gynecology & Obstetrics*, vol. 74, n° 2.

Shalev Carmel, Gooldin Sigal (2006). "The Uses and Misuses of *In Vitro* Fertilization in Israel: Some Sociological and Ethical Considerations". *Nashim*, n° 12.

Van Balen Frank, Inhorn Marcia C. (2003). "Son Preference, Sex Selection, and the 'New' New Reproductive Technologies". *International Journal of Health Services*, vol. 33, n° 2.

Migrer pour procréer : histoires de couples africains

Doris Bonnet et Véronique Duchesne

Résumé

À partir de deux études de cas ethnographiques recueillies en France et au Cameroun, cet article analyse, au prisme du genre, la mobilité transnationale de deux couples d'Afrique subsaharienne confrontés à l'infertilité. Les deux cas révèlent un processus similaire de désengagement masculin articulé à une volonté acharnée de la femme à être enceinte. Le travail reproductif avec assistance médicale à la procréation (AMP) s'il peut révéler des pratiques d'émancipation par rapport à des normes socioculturelles (notamment en termes de relations conjugales avec un refus de la polygamie), continue néanmoins de reposer sur les femmes et ne remet pas en cause la dichotomie entre travail productif masculin et travail reproductif féminin.

TECHNIQUES DE REPRODUCTION — INFERTILITÉ — CONJUGALITÉ — MOBILITÉ TRANSNATIONALE — AFRIQUE SUBSAHARIENNE — TRAVAIL REPRODUCTIF

Depuis les années 1990, des couples africains ont recours à l'assistance médicale à la procréation, se déplaçant de gynécologues en centres de fertilité au sein du continent africain, voire en Europe. Dans le cadre d'une recherche financée par l'Agence nationale de la recherche (ANR « Les SUDS II ») sur « la stérilité et le recours à l'assistance médicale à la procréation (AMP) dans le contexte de la mondialisation (Douala, Paris, Pretoria) », des enquêtes ethnographiques ont été menées auprès de la 'patientèle' d'une clinique de la stérilité au Cameroun et de celle d'un réseau de spécialistes de l'AMP en Île-de-France (réseau constitué de biologistes d'un laboratoire privé, de gynécologues de ville et d'une équipe hospitalière du secteur privé non lucratif). Le but initial de ces enquêtes était d'explorer les motivations des couples à recourir à ces pratiques, en lieu et place des procédures des guérisseurs traditionnels ou néo-traditionnels, et les effets que ces techniques biomédicales ont notamment sur leurs représentations de la procréation, de la filiation et de la conjugalité. Dans le cadre de notre enquête multi-située (Île-de-France et Douala), nous avons rencontré des femmes dont les démarches étaient relativement similaires, n'hésitant pas à se déplacer d'un pays à l'autre, voire d'un continent à l'autre, afin de poursuivre un projet de grossesse par fécondation *in vitro* (FIV). Dans tous les cas, cette démarche était associée à une volonté de s'affranchir d'une stigmatisation familiale et sociale. Pourtant, progressivement, cette démarche transnationale s'est soldée, comme les données ethnographiques vont le montrer, par un grand isolement relationnel et une forte dépendance aux technologies de la reproduction. Ce constat nous a conduites à sélectionner deux études de cas illustrant cette situation. Ces cas ne sont pas représentatifs de l'ensemble des couples rencontrés, ils ont été choisis pour leur exemplarité en termes de 'cas extrêmes' : au niveau médical, les deux couples doivent avoir recours à une AMP avec tiers donneur [1] et ils ont tous deux décidé de se déplacer à l'étranger. Il ne s'agit pas d'idéaux-types sociologiques mais d'études de cas ethnographiques reposant non seulement sur des entretiens mais aussi sur une observation participante. Ces deux cas illustrent certaines modalités des effets sur le lien conjugal et sur l'« *arrangement des sexes* » (Goffman 2002) que peut produire la mobilité transnationale lorsqu'elle est associée à l'assistance médicale à la procréation.

En Afrique subsaharienne, le mariage, qui est une étape déterminante pour la construction identitaire féminine et masculine, est directement associé à une injonction sociale à la procréation. Aussi lorsque le mariage n'est pas rapidement suivi d'une

[1] Dans le premier cas, la femme présente une stérilité primaire et est conduite, par les médecins, vers un don d'ovocytes alors que dans la seconde situation, il s'agit d'une stérilité secondaire et d'un recours à un don de sperme.

naissance, différents recours sont envisagés par les époux et leur famille (guérisseurs, néo-guérisseurs, marabouts, prières, etc.). Dans les pays où les normes sociales pro-natalistes valorisent la maternité, les anthropologues ont montré combien l'infertilité avait des conséquences sociales profondément genrées : présomption de stérilité portant uniquement sur la femme, accusation de sorcellerie à l'adresse de l'épouse, incitation à la répudiation ou à la polygamie de la part de la famille du mari (Inhorn, van Balen 2002). Dans ces travaux, l'étude de l'expérience féminine de l'infertilité a été privilégiée, délaissant celle des hommes, pourtant confrontés, eux aussi, à l'épreuve de la stérilité (Journet 1981, 2008 ; Moussa 2012). Toutefois, des études récentes ont porté sur l'influence des hommes sur la santé reproductive des femmes, notamment à travers les effets directs de la transmission des infections sexuellement transmissibles (Dudgeon, Inhorn 2004), ainsi que sur l'émergence de nouvelles masculinités à l'ère des biotechnologies (Inhorn 2012).

Dans notre recherche, nous avons pris l'option de fonder nos entretiens sur des couples afin de ne pas exclure le discours masculin, nous permettant aussi d'observer les modes de participation des hommes aux consultations médicales (présence dans la consultation, en salle d'attente, dans la voiture au parking, ou en lien par téléphone portable, etc.). Au Cameroun, la méthode d'enquête reposait sur des entretiens d'une durée moyenne de quarante minutes, précédant ou suivant une consultation médicale pour prélèvement d'ovocytes ou transfert d'embryon, sans qu'il soit envisageable de les reconduire pour des raisons liées au contexte (couples résidant dans une autre ville ou un autre pays, impossibilité de se rendre au domicile du couple pour des raisons d'agenda ou de confidentialité, consultations très espacées par rapport au temps d'enquête de l'ethnologue sur le terrain, etc.) [2]. En Île-de-France, les entretiens ont été conduits en deux temps, d'une part par une présentation de l'enquête à l'entrée ou à la sortie d'une consultation médicale (cabinet privé ou hôpital), d'autre part par un entretien d'une durée moyenne de quatre-vingt-dix minutes dans un lieu déter-

---

[2] Au total soixante-quinze entretiens ont été réalisés sur deux séjours (2011, 2012).

miné en concertation avec les couples (salle mise à la disposition par l'hôpital ou le domicile) [3].

L'appartenance sociale des deux couples révèle qu'ils ne font pas partie des classes les plus élevées de leur société, contrairement à ce qui est fréquemment évoqué à propos des client·e·s de ces cliniques privées. Ils ressortissent aux classes moyennes africaines, groupe intermédiaire qu'on peut qualifier en Afrique de « *ni vraiment pauvre, ni vraiment riche* » (Darbon 2012, p. 33). Ils habitent la capitale et sont assez mobiles, souvent habitués aux voyages aériens, travaillant dans le secteur privé ou public. Les deux couples ont un niveau de scolarisation de Bac ou Bac + 2 et une activité professionnelle assurant à chacun (hommes et femmes) un revenu. Ils partagent le même statut matrimonial (mariés coutumièrement et civilement).

À travers les deux cas présentés, nous examinerons de quelle façon le recours aux biotechnologies de la reproduction par le biais de la mobilité entraîne une interrogation des assignations de rôles au sein de ces couples confrontés à l'infertilité. Notre approche, résolument ancrée dans une anthropologie de la santé et de la mondialisation, permet d'envisager, dans les rapports entre conjoints, les déterminismes normatifs qui produisent des effets sur le couple.

Deux cas de mobilité transnationale

La mobilité des couples ayant recours à l'AMP est le résultat d'une circulation des techniques de fécondation *in vitro* depuis une vingtaine d'années orientée des pays occidentaux vers l'Afrique subsaharienne et entre pays d'Afrique (transfert des connaissances Sud-Sud). Cette innovation technologique est donc au cœur d'une mondialisation des techniques et des savoirs dont l'Afrique n'est pas exempte. Si l'on observe, actuellement, des centres principaux de production de ces techniques (par exemple,

---

[3] Au total, trente trois entretiens, en majorité avec des femmes, ont été réalisés sur une durée continue de deux années (2011, 2012). L'étude de cas développée dans cet article est le fruit d'une relation de confiance établie sur le long terme avec l'une d'entre elles ; elle s'appuie sur des entretiens (seule et en couple) et sur plus d'une vingtaine de discussions informelles.

le Cameroun ou le Sénégal), d'autres pays sont en cours ou ne vont pas tarder à installer de telles cliniques de la fertilité. De nombreux couples se déplacent vers ces centres selon leur réputation ou leur capacité à les accueillir. D'autres couples s'orientent vers l'étranger (par exemple, la France ou la Belgique) lorsqu'ils présument que cette technique est mieux développée en Europe ou qu'elle sera donc assortie d'une meilleure réussite. Cette mobilité transnationale n'engage pas, dans les cas observés, une volonté d'immigration durable. Pour autant, elle ne correspond pas, dans notre perspective, à ce que d'aucuns nomment « *un tourisme reproductif* » (Inhorn, Pasquale 2009 ; Inhorn 2011), même si la définition qu'en donne Marcia C. Inhorn s'en approche : « *Le tourisme reproductif a été défini par la recherche de technologies de la reproduction et de gamètes humaines (œufs, sperme, embryons) au-delà de frontières nationales et internationales* » (traduit par nous) ; et même si nous nous accordons avec elle pour déclarer que ces déplacements doivent être appréhendés et analysés dans le contexte de « *repro-paysages globaux* » *(global reproscapes).*

Certes, le terme de tourisme est utilisé aujourd'hui dans le contexte de la santé, mais le fait qu'il soit associé à un déplacement, souvent assorti d'un parcours culturel, ne correspond pas au vécu des personnes qui nous ont fait part de leurs difficultés liées au déplacement (visa et avion, hôtel, frais de clinique, etc.). C'est la raison pour laquelle nous avons préféré le terme plus adapté de 'mobilité reproductive'.

Dans les deux cas que nous allons présenter, les couples sont confrontés à une infertilité conjugale. Dans le premier cas, il s'agit d'un couple résidant en Afrique centrale et se déplaçant vers le Cameroun. Dans le deuxième cas, le couple réside en Afrique de l'Ouest et vient consulter en France (après un premier déplacement dans un pays voisin). Après la présentation de ces deux études de cas, nous tenterons d'examiner ce que ces déplacements à l'étranger ont eu comme conséquences sur les liens conjugaux et, plus largement, sur les rapports sociaux de sexe.

Bénédicte et Vincent, d' un pays d'Afrique centrale vers le Cameroun [4]

Bénédicte et Vincent se rencontrent en 2007, aux âges respectifs de 38 et 40 ans. Ils se marient l'année suivante, en 2008, civilement, puis religieusement et selon la coutume. Divorcé, Vincent a déjà trois enfants d'un premier mariage (âgés de 16, 14 et 11 ans au moment de l'enquête). Bénédicte, orpheline de père et de mère, et benjamine d'une fratrie de quatre enfants (deux filles et deux garçons) a un fils de 16 ans, né en 1996 d'une union libre [5] lorsqu'elle avait 22 ans. Après cette union, elle a une relation autre relation, est enceinte mais décide d'avorter, faute de voir 'un avenir' avec cet homme. Elle poursuit néanmoins une relation avec cet homme marié, est à nouveau enceinte, et fait une fausse couche. Puis, elle décide de rompre, reste plusieurs années sans une relation suivie, et choisit d'avoir une relation 'sérieuse' « *pour avoir un enfant à elle* ».

Bénédicte et Vincent exercent tous les deux une activité professionnelle, respectivement entrepreneure et comptable. Bénédicte fait valoir qu'elle est la seule enfant de la fratrie à avoir fait des études et à avoir réussi une activité professionnelle, raison pour laquelle, dit-elle, elle ne reçoit aucune aide de ses frères et de sa sœur. Celle-ci lui dit d'ailleurs :

> *Tu n'es pas habillée comme nous, tu roules dans de belles voitures, tu as fait de grandes études, tu ne peux pas avoir tous les privilèges. Si tu ne peux pas avoir d'enfant, c'est ton problème.*

Dès l'année du mariage, le couple consulte un gynécologue qui leur prescrit des examens biologiques dont un spermogramme qui révèle une azoospermie. À la suite d'une stimulation hormonale de Bénédicte, le médecin pratique, mais sans succès, une insémination artificielle (en 2009). Le couple consulte un deuxième gynécologue qui confirme l'azoospermie de Vincent et leur recommande de s'orienter vers une clinique qui pratique des FIV, sans leur donner pour autant une adresse. Très en colère, Vincent retourne chez le gynécologue, se fâche, et

---

[4] Afin de préserver l'anonymat des personnes interviewées, les prénoms et le pays d'origine ont été modifiés.

[5] L'enfant ne réside pas au domicile conjugal et suit des études à l'étranger.

demande le dossier médical. Bénédicte ajoute « *qu'il a pris le dossier de force* ». Bénédicte souhaite se rendre en France où elle est suivie, dit-elle, par un gynécologue lorsqu'elle s'y rend pour des congés. Elle ne poursuit pas ce projet, et le couple consulte un troisième gynécologue qui les oriente vers deux cliniques, une au Maroc et une autre au Cameroun.

En 2010, durant un congé professionnel, ils se rendent au Cameroun, ont recours à une FIV avec les ovocytes de Bénédicte et le sperme de Vincent, mais sans succès (absence d'embryon). En 2011, Bénédicte demande un nouveau congé à son employeur qui le lui refuse. Elle attend douze mois et retourne à la clinique camerounaise pour une nouvelle FIV, mais cette fois en ayant recours à un donneur de sperme anonyme, sur proposition du médecin et avec l'accord écrit de son conjoint, et sa participation financière. Elle réside trente jours au Cameroun, avec l'intention d'attendre la première échographie de grossesse. Finalement, elle rentre plus tôt que prévu, par crainte d'avoir un retard sur son congé professionnel, mais est enceinte.

De retour au pays, elle constate un délabrement domestique. Son mari n'a payé aucune facture en son absence, n'a pas assuré régulièrement la prise en charge alimentaire de ses propres enfants. La voiture est détériorée sans qu'il n'ait engagé les réparations. Il n'a pas, non plus, renouvelé l'abonnement de la télévision, etc. Bénédicte se déclare désemparée. Elle attendait de son mari des témoignages de « *support et d'assistance* » alors qu'elle se sent « *vulnérable et exposée* », et finit par se demander s'il ne « *fait pas maintenant partie de ses soucis* ». Elle se plaint de n'avoir aucune aide domestique de la part des enfants de son mari. Dans ce contexte, Vincent part une semaine pour son travail en province. En son absence, à neuf semaines de grossesse, Bénédicte commence à saigner et ressent de violentes douleurs au ventre. Elle envoie un message au Cameroun où on lui recommande de consulter un gynécologue, mais elle s'y refuse de crainte d'un curetage. Au matin, elle constate qu'elle a fait une fausse couche. Elle téléphone à un gynécologue de son pays de résidence qui lui demande de venir. Elle refuse, toujours par crainte d'avoir un curetage qui la rende stérile. Bénédicte décide de ne plus parler de cette grossesse à son conjoint, car elle considère qu'il ne peut pas comprendre et qu'il cherche uniquement à se justifier par rapport à sa stérilité. Pourtant, quelques mois plus tard, elle décide de repartir au Cameroun tenter une nouvelle FIV (toujours avec donneur anonyme). Elle obtient une année sans solde à son travail et décide de vendre sa voiture pour payer son séjour au Cameroun (frais d'hôtel, d'examens, etc.). Vincent s'inquiète des dépenses de Bénédicte et les relations entre les époux deviennent très conflictuelles. Néanmoins, elle part au Cameroun et décide de ne revenir à son domicile qu'après l'échographie du troisième mois de grossesse. La fécondation *in vitro* est un échec, et à ce jour, elle a fait deux autres FIV (avec transferts d'embryons) mais sans succès.

Mariam et Moussa,
d'un pays d'Afrique de l'Ouest en France

Mariam (20 ans) et Moussa (40 ans) se marient en 2004. C'est un mariage religieux musulman et coutumier, entre cousins croisés (le père de Mariam et la mère de Moussa ont le même père). Moussa, après des études en Europe, avait demandé la main de Mariam deux ans auparavant alors qu'elle était élève dans un lycée de la capitale. Aussitôt après leur mariage, Mariam est envoyée, par sa belle-famille, dans le village où résident ses parents pour être excisée (elle a 21 ans). Elle doit également arrêter ses études, quelques mois avant le Baccalauréat. Moussa, qui est cadre supérieur, demande à Mariam de pardonner à sa famille et lui donne de l'argent pour l'achat d'un fonds de commerce. Chacun a alors un revenu. Ils sont propriétaires de leur maison et possèdent chacun une voiture. La grossesse attendue après le mariage tardant à venir, Mariam va consulter de nombreux tradipraticiens et marabouts locaux. Moussa, de formation scientifique, consulte, lui, un médecin qui lui fait réaliser un spermogramme et lui prescrit des antibiotiques.

Après deux ans de mariage, Mariam décide de se rendre à Dakar, dans une clinique privée, grâce à l'aide financière de son frère. Elle rentre au bout de six mois, le médecin ayant diagnostiqué une obstruction tubaire et une insuffisance ovarienne. La famille de Moussa accuse Mariam d'avoir « *envoûté* » son mari puisqu'il refuse de prendre une seconde épouse. Lorsque Moussa doit se rendre en France pour une formation professionnelle, il téléphone pour prendre rendez-vous avec un gynécologue qui exerce en cabinet en Île-de-France, contact donné par une parente résidant en France. Pour Moussa qui a une formation scientifique, cela va leur permettre « *de connaître la vérité sur le problème* ». En se rendant à l'aéroport, Mariam a déjà en tête de rester en France et de quitter son travail (elle dirige une petite entreprise de location de matériel), la pression de sa belle-famille au quotidien étant pour elle trop difficile à supporter. Après la mort de son père, elle a vendu sa part d'héritage pour pouvoir se faire soigner en France.

Le couple obtient un visa touristique et arrive à Paris en avril 2011. Lors de la consultation pour stérilité, le gynécologue diagnostique que Mariam a un kyste (suite à son excision) qu'il faut opérer et confirme le recours à une FIV. Des paillettes de « *monsieur* » (dixit Mariam) sont congelées et conservées dans un laboratoire biologique. Lorsque le séjour touche à sa fin, Mariam refuse de rentrer avec son mari et le laisse repartir seul. Dorénavant, il va gérer seul la maison familiale où logent la mère et la fratrie de Mariam depuis le décès de son père. Ces derniers finissent par quitter la maison familiale en raison de conflits avec la belle-famille qui accuse Mariam d'être une mauvaise épouse puisqu'elle refuse de rejoindre son mari. Le 22 décembre 2011, alors qu'elle vient d'obtenir sa carte d'AME (aide médicale d'État), le gynécologue qu'ils avaient consulté lui apprend que l'AMP n'est plus prise en charge par l'AME [6]. En juin 2012, celui-ci lui donne le nom de quatre hôpitaux qui pratiquent le don d'ovocytes, et en juillet, elle se rend à une consultation d'un de ces centres. Mariam téléphone peu souvent à son mari qui « *de toute façon ne la comprendrait pas* ». Moussa effectue des voyages aux États-Unis et en Europe, mais ne vient pas la voir.

La mère de Mariam meurt en novembre 2012. Très affectée, elle ne peut pas se rendre au pays et se sent très seule. D'abord accueillie temporairement chez une parente ('sœur') de Moussa dans la région parisienne, Mariam a fait appel à des associations

---

[6] Le décret d'application du 17 octobre 2011 a acté la restriction des droits à l'aide médicale d'État pour les personnes sans-papiers. L'AME ne prend plus en charge depuis cette date l'AMP.

d'aide [7] et, depuis octobre 2012, elle est logée dans un foyer parisien pour personnes sans ressources. Préférant ne rien demander à son mari pour payer ses consultations et examens médicaux, Mariam travaille en assurant des remplacements pour des travaux d'entretien.

En mars 2013, Moussa profite d'un voyage professionnel d'une semaine en France pour poursuivre le parcours AMP avec sa femme. Il loge dans un hôtel de la banlieue parisienne, sa 'sœur' qui avait d'abord accueilli Mariam ayant refusé de l'héberger le temps de son court séjour. Il doit refaire tous ses bilans et un spermogramme. Mariam qui maintenant connaît bien Paris, le guide dans ses démarches jusqu'à son départ. En mai 2013 dans le cadre d'un déplacement professionnel dans un pays du Maghreb, il fait une escale d'une journée à Paris pour se rendre au rendez-vous avec la gynécologue du service AMP hospitalier qui suit maintenant son épouse. Mariam tient à ce que la gynécologue explique à son mari le recours à un don d'ovocytes. Au cours de la consultation, la gynécologue annonce au couple qu'il n'est pas possible de recevoir un don d'ovocytes quand on est sans papiers. À ce jour, Moussa est reparti pour poursuivre ses activités professionnelles, avant son départ il a demandé à Mariam de le rejoindre pour le mois de ramadan (début juillet). De son côté, Mariam cherche à réunir toutes les conditions (contacts sur place et argent) pour un nouveau déplacement vers la Belgique et espère réussir à convaincre Moussa de la rejoindre pour le mois de ramadan.

Des couples représentatifs d'une classe moyenne africaine en construction

Les couples africains qui ont recours à l'AMP appartiennent aux nouvelles classes moyennes africaines. Celles-ci se définissent par une opposition aux classes économiquement très vulnérables (Darbon 2012, p. 44). Au sein de ces couples, les femmes

---

[7] Terre d'asile se charge de lui trouver un hébergement d'urgence. À partir de février 2012, elle est hébergée dans un hôtel, par le 115, et va pour les repas, la douche et la laverie à la Halte femmes (lieu d'accueil de jour pour les femmes en très grande exclusion sociale).

ont une activité économique[8], et ont acquis une autonomie financière, ce qui participe à une forme d'émancipation féminine par le travail (Attané 2009). La plupart de ces couples se réfèrent au modèle de reproduction du régime démographique de la transition (accès à une bonne hygiène, recours aux soins biomédicaux, à la nécessaire scolarisation des enfants, etc.). Ils adhèrent également à des valeurs fondées sur une volonté d'émancipation par rapport aux familles élargies (Jacquemot 2012) et d'aspiration aux technologies (usage des télécommunications, de l'accès à des moyens de locomotion). Ces couples sont mariés religieusement et coutumièrement — afin que cette union soit reconnue par leurs familles respectives — ainsi que civilement. Il ne s'agit en aucun cas de 'mariages forcés', parlons plutôt de « *mariages d'inclination* » (Attané 2009). Ils fondent leur union sur une communauté de valeurs, sur un sentiment amoureux, avec un lien de complicité, voire de fraternité. La notion de confidence entre époux est commune à de nombreux couples rencontrés lors des enquêtes. Elle s'explique aussi par le contexte 'secret' du recours à l'assistance médicale à la procréation où la prise de décision requiert de nombreuses discussions et négociations au sein du couple.

Ce modèle conjugal peut expliquer la solidarité dont font preuve les époux face à leur infertilité, avant leur mobilité procréative. Dans les deux cas présentés, leur solidarité se révèle dès la découverte de leur infécondité. Dans le cas de Bénédicte et Vincent, ils consultent ensemble le gynécologue (recours biomédical). Même la révélation de l'infécondité secondaire de Bénédicte et son recours à un donneur anonyme n'ont pas entaché, dans les premiers temps du projet d'AMP, le soutien du conjoint (participation financière au coût du traitement et du voyage). Dans le cas de Mariam et Moussa, ils décident ensemble d'aller à l'étranger pour trouver une solution à leur infertilité et consultent aussi ensemble le gynécologue français.

Devant l'épreuve mais aussi face à l'adversité et à la médisance de l'entourage, ils restent unis et solidaires, au point d'être isolés par rapport à certains membres de la famille. Au moment

[8] Exemples d'activités professionnelles : commerçante, fonctionnaire, comptable, etc.

où les époux sont géographiquement éloignés, le lien est assez fort pour braver la pression de la famille, au point que Moussa refuse totalement le fait de prendre une seconde épouse comme sa famille le lui propose. Ceci étant, on est en droit de penser que la norme de référence familiale (la polygamie) n'est pas celle de Moussa qui a construit son couple sur des relations de proximité et de soutien (par exemple, en faisant un apport financier pour la création de l'entreprise de Mariam). Ils continuent à partager, malgré la distance géographique qui les sépare, le projet d'avoir un enfant ensemble dans le cadre du mariage. Cela explique probablement le maintien d'un lien d'alliance de longue durée (accentué dans le cas de Mariam et Moussa par le fait qu'ils sont cousins, et dans le cas de Bénédicte et Vincent par la volonté de bénéficier de la naissance d'un enfant légitime).

Ces couples doivent faire face à une relative absence de solidarité familiale dans un contexte de violentes accusations et médisances de la part des belles-sœurs à l'adresse des femmes. Le resserrement de l'union conjugale sur le couple a pour effet secondaire le relâchement des relations de soutien entre les deux familles alliées. Le couple stérile, pour les familles, peut même être perçu comme étant égoïste, 'vivant à l'occidentale', et partageant peu avec le reste de la famille les ressources acquises. Cette situation fait valoir une pluralité de normes sociales et une tension entre différents modèles familiaux.

Dans ce contexte d'épreuves à surmonter, on peut s'étonner que les couples ne divorcent pas. Différents éléments peuvent être avancés pour expliquer le fait que le divorce ne soit jamais évoqué. Dans le premier cas, Bénédicte et Vincent, tous deux protestants, sont très attachés à leur religion, déclarant cette appartenance comme représentant un ciment conjugal. D'autre part, Bénédicte a besoin de l'autorisation de Vincent pour sa demande de donneur de sperme. En effet, le recours à un donneur anonyme ne peut être accordé au Cameroun à une personne célibataire. En cas de divorce, son parcours d'AMP ne pourrait se poursuivre. Dans le second cas, les deux familles ont des liens de parenté. En effet, Moussa est le fils de la sœur du père de Mariam (et inversement, Mariam est la fille du frère de la mère de Moussa). Dans ce cas, le divorce peut conduire à un grave conflit de famille. D'autre part, il s'agit d'un mariage religieux musulman qui interdit le divorce.

Pour faire face à des appartenances sociales et identitaires multiples (familiales et religieuses), nombre de couples africains des classes moyennes ayant recours à la mobilité transnationale s'accommodent d'une vie quotidienne où ils sont à la fois ensemble et séparés. Toutefois, ce mode de vie n'est pas sans incidences sur la mise en œuvre de leurs rôles sociaux respectifs (travail domestique, prises de décision, gestion de l'économie familiale, organisation des fêtes religieuses, etc.).

Des femmes, entre volonté d'émancipation et dépendance aux technologies de la reproduction

Des travaux relatifs au genre dans le contexte de la migration ont montré que de nombreuses femmes migrantes utilisent la mobilité à des fins stratégiques en lien avec les rapports sociaux de sexe (Morokvasic 2010). Les deux femmes de nos enquêtes trouvent dans la migration une opportunité d'échapper aux pressions familiales et sociales qui les emprisonnent dans leur rôle d'épouse stérile. Elles expriment, comme nombre de femmes africaines, un rejet de certaines contraintes familiales, matrimoniales ou statutaires (Adjamagbo, Calvès 2012). Dans ces deux cas, la mobilité s'avère être le seul moyen de se réaliser comme une possible future mère, et non plus seulement comme une épouse. En décidant de rester à l'étranger, Mariam et Bénédicte font preuve d'une certaine forme d'*empowerment*, mais au détriment de leurs activités professionnelles. Confrontées à une pluralité de normes, elles préfèrent rester à l'étranger, laissant leur travail et leur famille, au risque d'un isolement social. Il importe avant tout pour elles d'enfanter : le statut de mère semble ne pas avoir de prix et peu importe la chute sociale et le délitement des liens conjugaux qui accompagnent l'exil, du moins pour l'une d'entre elle. Finalement, Mariam et Bénédicte restent dépendantes des normes de procréation de leurs sociétés lorsqu'elles décident de se consacrer entièrement à la 'fabrication' d'un enfant, autrement dit à un travail 'reproductif'. Ainsi, leur identité et leur statut social dépendent de la maternité : le recours aux nouvelles technologies de la reproduction ne change rien à cela, voire même accentue cette dimension normative. Autonomes financièrement, elles pensent pouvoir, coûte que coûte, réussir à payer les technologies de la reproduction et avoir un enfant. Bénédicte semble signifier que seul son mari reste un 'souci' puisqu'elle n'a pas de problème d'argent.

Contrairement à des femmes migrantes qui ont accédé à un statut social supérieur à celui du pays d'origine dans le contexte d'une migration économique (Morokvasic 2010), les femmes de nos enquêtes ont subi une forme de déclassement social afin de mener à terme ce projet d'AMP [9]. Par exemple, avant de venir en France, Mariam vend les terres qu'elle a reçues en héritage à la mort de son père pour payer le coût des consultations et des examens. Bénédicte vide son compte en banque et vend sa voiture. De plus, elles introduisent toutes les deux une rupture dans leur activité professionnelle. Mariam abandonne son activité professionnelle lorsqu'elle vient consulter pour la première fois en France avec son mari et elle finit par faire appel à des associations françaises pour son alimentation et son hébergement, après avoir logé plusieurs mois chez une parente de son mari. De fait, elle connaît une véritable chute sociale, qui ne la fait pas faiblir pour autant dans sa trajectoire d'AMP. Bénédicte, quant à elle, prend un congé sans solde. Chaque épouse finit par ne plus solliciter financièrement son conjoint.

L'expérience de ces deux femmes révèle le paradoxe d'un parcours d'émancipation sociale mais de dépendance aux technologies de la reproduction. Partant d'une volonté de se libérer de normes de genre (refus du mariage contraint, de la polygamie, de l'emprise de la belle-famille), ces femmes en viennent à reproduire un ordre de genre très normatif en matière de procréation (volonté de faire un enfant 'à tout prix').

---

[9] Précisons que le coût de l'AMP en juillet 2012, s'élève à presque 2 millions de francs CFA (1 million de francs CFA pour les actes médicaux et 800 000 francs CFA pour les actes biologiques) à la clinique de Douala (soit presque 3 000 euros) et à 4 000 euros minimum (2 000 euros pour les actes médicaux et 2 000 euros pour les actes biologiques). Cette somme varie légèrement selon les techniques utilisées (IAD – insémination artificielle avec don de sperme, FIV, ICSI ou IMSI – deux techniques par injection intracytoplasmique de spermatozoïdes).

Désengagement des hommes et délitement de la relation conjugale

En Afrique subsaharienne, pour un homme, comme pour une femme, l'identité et le statut social dépendent de sa capacité à transmettre une descendance (condition essentielle, par exemple, à l'acquisition du statut de chef de lignage, et d'ancêtre). Ainsi, lorsque le mariage n'est pas suivi d'une naissance, la famille de l'époux se tourne vers des réponses sociales (recours à un guérisseur ou un marabout) ou matrimoniales (répudiation, polygamie). Dans les deux études de cas présentées ici, les maris refusent ces solutions et s'orientent, avec leur épouse, vers un recours biomédical, en cohérence avec les connaissances scientifiques acquises au cours de leurs études supérieures. Dans les deux cas, les récits font valoir une motivation et un investissement financier des maris dans le recours à l'AMP.

Lorsque Moussa vient pour la seconde fois en France, il paie son billet d'avion, son visa, l'assurance et l'hôtel, coût qu'il estime à 3 000 euros. Il parle d'un parcours du combattant pour arriver en France, car pour le visa, il lui faut présenter une autorisation d'absence. Pour le mari, la mobilité procréative que suppose le recours à l'AMP représente d'énormes dépenses. Malgré tout, Moussa veut avoir un enfant avec « *celle qu'il a choisie* ». Il reste donc solidaire, même à distance.

À la différence de leurs épouses, Moussa et Vincent réussissent à concilier leur activité professionnelle et le parcours d'AMP. Le départ des deux femmes vers l'étranger conduit les deux hommes à une gestion solitaire des tâches domestiques. Tous les deux prennent le relais pour l'intendance et l'éducation des enfants (enfants d'une précédente union pour Bénédicte et d'un confiage pour Mariam), assumant des rôles attribués aux femmes selon les normes sociales de genre de leur société. Ces normes de rôles domestiques créent des discordes entre conjoints. Moussa évoque les reproches répétés de ses parents à propos de l'absence de son épouse du foyer. Quant à Vincent, son attitude révèle un état dépressif que Bénédicte semble ne pas déceler (abandon de l'entretien de ses enfants, de la maison, de la voiture, etc.). Pour Bénédicte, le désengagement de son mari est au cœur des conflits matrimoniaux.

Dans les deux cas, on observe un délitement de la relation conjugale et une incompréhension des maris face à ce qu'ils vivent comme une obstination de leurs épouses qui prennent le risque de mettre en danger leur activité professionnelle pour être enceinte. Dans les deux cas, les femmes n'hésitent pas à poursuivre leur trajectoire d'AMP en faisant fi de l'avis de leur mari, abandonnant activités domestiques et professionnelles pour ce projet d'enfant. L'expérience de l'infertilité conjugale bouleverse ce que le psychanalyste Éric Smadja nomme « *le travail de couple* », qu'il définit comme étant « *une coopération consciente et volontaire de deux partenaires dans l'accomplissement de tâches communes et différentes, en rapport avec l'existence matérielle et sociale du couple* » (2011, p. 224). En effet, les deux cas présentés ci-dessus font valoir une rupture (momentanée ou durable ?) du « *travail de couple* ». Le projet d'enfant n'est plus porté véritablement ensemble. Les époux n'ont plus une communauté de vie, les femmes ne se sentent pas véritablement soutenues, les ressources financières du ménage sont largement consacrées à l'AMP, et la répartition des tâches domestiques est perturbée. En conséquence, les représentations et les normes relatives aux rôles masculin et féminin sont bouleversées et réorganisées. Hommes et femmes des deux couples ne sont plus dans la même temporalité.

* *
*

Dans cet article, nous avons voulu analyser, à partir de deux cas de mobilités transnationales, les effets que le recours aux technologies de la reproduction peut avoir sur les normes de genre. Ces couples urbains appartenant aux nouvelles classes moyennes apparaissent au cœur de multiples tensions sociales. D'un côté, ils veulent construire un couple émancipé des pressions familiales et maître de ses décisions, dans lequel l'homme et la femme refusent la polygamie (ou la répudiation) — notamment lorsque l'épouse est tenue médicalement responsable de l'infertilité du couple. De l'autre, ces couples restent dépendants des normes sociales de maternité et de paternité attachées au mariage (obligation à l'enfantement, refus d'une naissance illégitime). Si la mobilité procréative peut être vue, dans un premier temps, comme une forme d'émancipation féminine (évitement de la polygamie, choix du recours médical, affirmation d'une capacité économique, etc.), elle peut également être à l'origine d'un projet solitaire d'enfant, mettant ainsi à mal la construction initiale d'un couple fondé sur le partage de valeurs et la solidarité face aux épreuves. L'expérience de ces couples africains illustre la pluralité des normes sociales et des normes de genre en jeu dans le contexte de mobilités transnationales pour une assistance médicale à la procréation.

Références

Adjamagbo Agnès, Calvès Anne-Emmanuelle (2012). « L'émancipation féminine sous contrainte ». *Autrepart*, n° 61 « Les nouvelles figures de l'émancipation féminine ».

Attané Anne (2009). « Quand la circulation de l'argent façonne les relations conjugales. L'exemple de milieux urbains au Burkina Faso ». *Autrepart*, n° 49 « La fabrique des identités sexuelles ».

Darbon Dominique (2012). « Classes(s) moyenne(s) : une revue de la littérature. Un concept utile pour suivre les dynamiques de l'Afrique ». *Afrique contemporaine*, n° 244.

Dudgeon Matthew R., Inhorn Marcia C. (2004). "Men's Influences on Women's Reproductive Health: Medical Anthropological Perspectives". *Social Science & Medicine*, vol. 59, n° 7.

Goffman Erwin (2002). *L'arrangement des sexes*. Paris, La Dispute « Le genre du monde » [ed. originale (1977). "The Arrangement between the Sexes". *Theory and Society*, vol. 4, n° 3].

Inhorn Marcia C. (2011). "Globalization and Gametes: Reproductive 'Tourisme', Islamic Bioethics, and Middle Eastern Modernity". *Anthropology and Medicine*, vol. 18, n° 1.

— (2012). *The New Arab man. Emergent masculinities, Technologies and Islam in the Middle East*. Princeton, Princeton University Press.

Inhorn Marcia, van Balen Frank (eds) (2002). *Infertility around the Globe: New Thinking on Childlessness, Gender, and Reproductive Technologies*. Berkeley, University of California Press.

Inhorn Marcia C., Pasquale Patrizio (2009). "Rethinking Reproductive 'Tourism' as Reproductive 'Exile'". *Fertility and Sterility*, vol. 92, n° 3.

Jacquemot Pierre (2012). « Les classes moyennes changent-elles la donne en Afrique ? Réalités, enjeux et perspectives ». *Afrique contemporaine*, n° 244.

Journet Odile (1981). « La quête de l'enfant. Représentation de la maternité et rituels de stérilité dans la société diola de Basse-Casamance ». *Journal de la société des africanistes*, vol. 51, n° 1-2.

— (2008). « L'initiation mise en dérision ». *Systèmes de pensée en Afrique noire*, n° 18.

Morokvasic Mirjana (2010). « Le genre est au cœur des migrations ». In Falquet Jules *et al. Le sexe de la mondialisation. Genre, classe, race et nouvelle division du travail*. Paris, Presses de Sciences Po « Fait politique ».

Moussa Hadiza (2012). *Entre absence et refus d'enfant : socio-anthropologie de la gestion de la fécondité féminine à Niamey, Niger*. Paris, L'Harmattan « Études africaines ».

Smadja Éric (2011). *Le couple et son histoire*. Paris, Puf.

Des ateliers de confection aux lignes d'assemblage des bébés.

Stratégies d'emploi parmi des mères porteuses à Bangalore, Inde [1]

Sharmila Rudrappa

Résumé

Cet article analyse les trajectoires d'emploi de femmes à Bangalore, dans le Sud de l'Inde. Employées dans l'industrie de la confection, certaines en viennent à vendre leurs ovules et à se proposer comme mères porteuses, avant de revenir vers leur activité initiale. Notre propos est notamment de démontrer que si ces femmes sont bien exploitées par une industrie des corps, elles n'en tirent pas nécessairement un sentiment d'aliénation. De manière perverse, cette forme accentuée d'exploitation physique est vécue comme le moyen d'échapper au déclassement social. Ainsi, de nombreuses mères porteuses soulignent leur déclassement du fait du genre, qui explique leur position d'infériorisation dans la sphère privée, le fait qu'elles gagnent des salaires inférieurs à ceux de leurs époux, et le harcèlement sexuel qu'elles subissent dans l'industrie du vêtement. Dans ce contexte, leur accès à des revenus importants du fait de l'utilisation de leurs capacités reproductives constitue une forme de revanche, qui renforce leurs possibilités pour négocier des espaces d'autonomie au sein de leurs foyers au sens large, consolidant ainsi leurs positions sociales.

---

[1] Ce travail a été rendu possible grâce aux nombreuses heures que les mères porteuses ont consenti à passer avec moi, pour me renseigner sur *leur* Bangalore. Elles sont demeurées anonymes. En écrivant cet article, je songe aux ouvrières du textile mortes dans l'effondrement de l'édifice industriel Rana Plaza à Dacca, le 27 avril 2013. Walmart, dont cette usine était un sous-traitant, s'est refusé à signer un plan de sécurité pour les ouvriers et ouvrières du secteur au Bangladesh, proposé par ses homologues européens.

INDE — INDUSTRIE DE LA CONFECTION — MÈRES PORTEUSES — GESTATION POUR AUTRUI — PROCRÉATION MÉDICALEMENT ASSISTÉE

Mars 2011, au domicile de Sita, Bangalore.

« *Moi et ma sœur, nous sommes ouvrières dans la confection. Nos vies, c'est l'enfer, l'enfer. Notre univers est détruit, détruit* », déclare Lalitha sur un ton dramatique [2]. Ma première visite à Bangalore, surnommée la Silicon Valley indienne du fait des industries du *software* qui abondent dans la région, touche alors à sa fin. En ce soir de mars, je suis assise avec une quinzaine d'ouvrières de la confection, sur les marches de la maison de l'une d'entre elles, dans un quartier où les usines textiles sont nombreuses.

Je m'étais rendue à Bangalore pour étudier son positionnement de plus en plus important sur le marché transfrontalier du soin reproductif [3], en particulier celui de la gestation pour autrui (GPA). Deux semaines auparavant, j'avais passé deux semaines dans un foyer tenu par Creative Options for Women (COTW), menant des entretiens avec des mères porteuses [4]. J'y appris que, pour la plupart, les femmes vivant sur place étaient auparavant des ouvrières de la confection. Lancée sur la piste d'une activité postindustrielle et transfrontalière, la GPA, je me retrouvais de manière inattendue devant la sortie de secours d'une activité industrielle : la production textile. La ligne de production de vêtements s'avérait ainsi la voie royale vers la ligne

[2] J'utilise des pseudonymes pour toutes les organisations et les individu·e·s pour préserver l'anonymat. Tous les entretiens avec des femmes ont été menés à Bangalore, en kannada, qui est la langue la plus utilisée dans l'état indien du Karnataka, dont Bangalore est la capitale.

[3] Je privilégie l'usage du terme de 'soin reproductif transfrontalier' (Inhorn, Gurtin 2011 ; Inhorn, Patrizio 2012), plutôt que celui de 'tourisme reproductif'. Celles et ceux en quête de services reproductifs en Inde s'y rendent à des fins procréatives et non récréatives. Leurs voyages ne sont ni relaxants, ni régénérants. Au contraire, ils sont marqués par le stress des prélèvements d'ovules, des dons de sperme, du choix des donneuses et des mères porteuses.

[4] [Note des coordinatrices : L'auteure utilise le terme anglais de « *surrogate mothers* » qui est traduit ici par « mères porteuses ». Soulignons toutefois que l'utilisation de ce terme est controversée en français et qu'il existe d'autres traductions possibles (voir l'Introduction de ce numéro)].

d'assemblage reproductive, via la vente d'ovules et la GPA. Je développerai l'argument que l'histoire de ces femmes ayant décidé de devenir mères porteuses est indissolublement liée à leur statut antérieur de travailleuses salariées, en l'occurrence d'ouvrières de la confection.

Dans cet article, je propose dans un premier temps d'évoquer l'émergence d'un marché du travail reproductif dans cette région de l'Inde. Un lieu commun établit un lien entre pauvreté et GPA : des femmes souffrant d'une situation de précarité extrême se mettraient en quête d'offres sur le marché de la procréation assistée, en échange de rémunération. Mais cette interprétation conventionnelle pose au moins deux questions : pourquoi certaines femmes optent pour louer leur utérus ? En effet, toutes les femmes pauvres ne considèrent pas la GPA comme une activité envisageable. Ensuite, mes travaux montrent que de nombreuses femmes se livrant à cette activité sont issues de foyers à revenus multiples, au sein desquels leurs conjoints ou leurs beaux-parents touchent des salaires en contrepartie d'emplois formels ou informels, au même titre que les femmes elles-mêmes. Dans ces conditions, il est permis de se demander pourquoi des femmes issues de foyers en mesure de boucler les fins de mois, et qui ne sont pas parmi les plus démunis de Bangalore, en viennent à considérer la GPA comme une option.

La littérature sur la gestation pour autrui se focalise sur les émotions vécues par les femmes qui se livrent à cette activité, et le sens qu'elles attribuent à la grossesse, à la mise au monde et à l'abandon de bébés sur contrat, ainsi que sur l'économie morale qui sous-tend ces arbitrages relevant d'un marché spécifique (Ragoné 1994 ; Pande 2009, 2010 ; Teman 2010). Toutefois, la réponse à la question de savoir pourquoi ces femmes optent pour la gestation pour autrui, n'est même pas posée tant elle relèverait de l'évidence. Mon postulat est que l'existence d'une opportunité d'emploi ne suffit pas à expliquer un tel engagement. Faut-il encore que les individus souhaitent l'exercer. En l'occurrence, ces femmes ont non seulement besoin d'être informées de l'existence d'opportunités telles que la gestation pour autrui, mais aussi de considérer ces opportunités comme acceptables. Dans cet article, j'étudie donc les raisons qui conduisent des femmes de Bangalore à aliéner leurs grossesses comme source de revenus.

Cet article est fondé sur mon travail de terrain à Bangalore à partir de 2008 comme observatrice participante dans une clinique spécialisée dans les traitements de l'infertilité (étés 2008 et 2009). Cette première recherche fut à l'origine d'une étude ethnographique sur les mères porteuses que compte la ville. J'ai également séjourné dans un foyer de mères porteuses — le COTW — durant deux semaines en mars 2011, et rencontré les femmes qui s'y trouvaient. Au cours de l'été et de l'hiver 2011, j'ai à nouveau réalisé des entretiens avec ces femmes, qui entre temps avaient mis au monde leurs bébés et quitté le foyer. En outre, j'ai réalisé soixante entretiens avec d'autres femmes ayant déjà exercé le rôle de mères porteuses, enceintes au moment de l'interview ou se préparant pour ce rôle. J'ai enfin rencontré trente et une donneuses d'ovules et interviewé vingt-deux ouvrières de l'industrie de la confection.

Cet article est structuré de la manière suivante : dans un premier temps, je propose un bref état des lieux du secteur de la gestation pour autrui en Inde. Je décris ensuite le contexte de l'industrie textile à Bangalore, afin de retracer les trajectoires professionnelles des femmes et l'environnement social de leurs vies quotidiennes. Ensuite, j'aborde la manière dont de nombreuses mères porteuses envisagent la GPA comme une forme de travail acceptable. Enfin, j'explique comment un processus aussi aliénant que la gestation pour autrui — au cours duquel les femmes reçoivent des taux très élevés d'hormones synthétiques, vivent en foyer sous la surveillance de systèmes vidéos et finissent par accoucher par césarienne des enfants qu'elles ne reverront jamais —, est étonnamment vécu de manière inattendue comme une source d'*empowerment.*

En guise de préambule, il convient de souligner que l'industrie de la gestation pour autrui en Inde, les lois qui l'encadrent de même que l'organisation du travail, sont profondément attentatoires à la dignité des femmes et à leur autonomie. Pourtant, nombre de mères porteuses conçoivent ce travail comme une source d'affirmation. En tant que féministe, ma tâche est la suivante : comment expliquer que l'expérience de nombreuses mères porteuses à Bangalore, caractérisée par des doses massives d'hormones, des échographies intra vaginales régulières décrites par les mères porteuses elles-mêmes comme invasives et humiliantes, puis des césariennes systématiques — alors même que ces femmes sont en mesure d'accoucher par voie naturelle —, puisse être vécue comme une source d'affirmation et d'autonomisation ?

Comprendre comment cette marchandisation du corps peut également être appréhendée de la sorte, me conduit nécessairement à envisager le phénomène transnational de la GPA au travers des perceptions des mères porteuses, qui s'inscrivent dans leurs contextes de vie, desquels émergent des subjectivités morales et éthiques particulières. Cette approche me permet de souligner comment les choix et les arbitrages opérés par les mères porteuses interviennent dans un contexte déjà marqué par l'inégalité et soumis aux aléas d'un marché du travail globalisé.

L'offre transnationale de GPA en Inde

Les interventions en matière de reproduction sont loin de constituer un phénomène nouveau en Inde. Le pays fut parmi les premiers à initier une politique de contrôle des naissances avec le premier plan quinquennal adopté en 1952 qui intervenait déjà sur la croissance démographique, un élément central des politiques de développement (Agarwala 1960). Le gouvernement indien n'était du reste pas le seul à s'inquiéter de la croissance démographique indienne : tel était aussi le cas des agences internationales et des gouvernements occidentaux (Connelly 2006). À travers ces programmes de contrôle des naissances, la stérilisation des femmes s'est affirmée comme le principal moyen de contraception, en particulier dans les états du Sud tels que l'Andhra Pradesh, le Karnataka (où se situe Bangalore) et le Tamil Nadu. Dans ces états, entre 55 et 63 % des femmes mariées ont opté pour la stérilisation, contre 37 %

au niveau national. Plus de la moitié des femmes stérilisées ont subi une ligature des trompes avant l'âge de 26 ans [5].

Aujourd'hui, de nouvelles interventions en matière de reproduction sont apparues, notamment à Bangalore et dans sa région. Si les rapports sexuels sont devenus plus 'sûrs', avec l'utilisation par les femmes de moyens de contraception qui les protègent de toute grossesse, aujourd'hui, la conception peut intervenir sans rapports sexuels : c'est l'ère de la procréation médicalement assistée (PMA). La première naissance par fécondation *in vitro* (FIV) réalisée en Inde remonte à 1986, à Mumbai, grâce aux efforts conjugués des docteurs Anand Kumar et Indira Hinduja (Bharadwaj 2002, p. 323). En 1988, trois docteurs, dont la docteure Sulochana Gunasheela à Bangalore, avaient donné naissance à des bébés issus de FIV (entretiens, 2008 et 2009).

Aujourd'hui, la fécondation *in vitro* est devenue commune. Dans ce qui peut être décrit comme une ligne d'assemblage globale visant à produire des nouveau-nés, des ovocytes en provenance de Géorgie ou d'Afrique du Sud, du sperme originaire des États-Unis ou d'Australie et des mères porteuses indiennes sont associés pour produire des bébés à destination de parents commanditaires venant du monde entier. Pour les spécialistes indiens de l'infertilité, il est d'usage dans cette pratique industrielle d'engager deux mères porteuses pour un même client. Chacune d'entre elle se voit implanter quatre embryons, issus de cellules reproductives appartenant légalement aux clients. La mère porteuse n'a pas de relation génétique ni de droits légalement reconnus vis-à-vis de l'enfant ou des enfants qu'elle porte. Si l'implantation réussit pour les quatre embryons, les médecins sélectionnent et prélèvent les fœtus surnuméraires [réduction embryonnaire, NdT], afin de n'en laisser qu'un ou deux dans l'utérus de la mère porteuse. Certains parents-clients obtiennent ainsi un seul enfant ou des jumeaux d'une même mère porteuse. De nombreux couples homosexuels obtiennent des « *twiblings* », lorsque deux ou trois embryons, issus de la même donneuse d'ovocytes, sont fécondés respectivement avec les spermes des

---

[5] International Institute for Population Sciences (IIPS) and Macro International, 2007. *National Family Health Survey* (NFHS-3), 2005-06, India: Key Findings. Mumbai: IIPS : www.measuredhs.com/pubs/pdf/SR128/SR128.pdf

deux pères : dans ce cas, deux mères porteuses donnent naissance à des enfants à quelques jours ou semaines d'intervalle. Ainsi émergent de nouvelles familles nucléaires, à partir d'une multiplicité de partages et d'achats de cellules reproductives. Les naissances résultent alors de mouvements de matériau génétique et d'êtres humains par-delà les frontières nationales et raciales.

En règle générale, les mères porteuses accouchent par césarienne, bien que leurs propres enfants soient tous nés par voie naturelle. Les césariennes sont programmées entre la 36e et la 37e semaine de gestation, de sorte à conférer aux médecins un contrôle total sur le processus, et de programmer les naissances en fonction des contraintes des clients, qui doivent souvent arriver de l'étranger.

Grâce à l'expertise médicale à disposition, à l'Accord général sur le commerce et les services (GATT) qui facilite le commerce international en matière de soins reproductifs, à l'accès à une main-d'œuvre, à des traitements et des médicaments bon marché, ainsi qu'à son faible arsenal législatif et à la commercialisation de la GPA en 2002, l'Inde est devenue une véritable « *mother destination* » (Rudrappa 2010). Le pays s'impose progressivement sur les États-Unis, jusqu'alors principal pourvoyeur de mères porteuses au niveau mondial. Ceci s'explique par des coûts compris entre 35 000 et 45 000 $ pour un enfant unique en Inde, contre 80 000 à 100 000 $ aux États-Unis. Les projections pour 2012 faisaient état d'un bénéfice de 2,3 milliards de dollars pour les entreprises de la GPA en Inde (Pande 2010). À l'heure actuelle, cette industrie traite les demandes de couples/individus hétérosexuels et homosexuels, Indiens ou venant de pays tels que la Grande-Bretagne, les États-Unis, l'Australie ou l'Allemagne.

En 2011, à Bangalore, une mère porteuse recevait 4 000 $ pour chaque enfant, le solde étant réglé après l'accouchement par césarienne. Si en théorie, les mères porteuses sont censées recevoir davantage pour des naissances multiples, cela semble rarement le cas dans la pratique.

Le succès de l'Inde sur le marché de la gestation pour autrui repose sur la disponibilité de femmes indiennes prêtes à travailler comme mères porteuses pour des salaires de misère. Le vivier est si important, qu'il permet aux spécialistes indiens d'employer deux femmes pour chaque couple/individu commanditaire, maximisant ainsi les chances de ces derniers d'obtenir un enfant qui leur soit génétiquement lié. Lorsqu'on les accuse d'exploitation, les agents de la GPA arguent du fait que les volontaires ne manquent pas parmi les classes populaires. La question reste de savoir pourquoi tant de femmes décident de devenir mère porteuse. Dans la continuité des théoriciens des marchés du travail qui les appréhendent comme des constructions sociopolitiques impliquant les représentations culturelles d'un travail acceptable, je montre ici comment les femmes de la ville méridionale de Bangalore choisissent la GPA comme une activité salariée possible — *a labor option* (Polanyi 1944 ; Peck 1996 ; Collins 2003).

Creative Options Trust for Women (COTW), qui constituait la seule agence spécialisée en GPA de Bangalore lorsque j'ai réalisé la première partie de mon enquête en 2011, se situe au cœur de l'un des quartiers dédiés à l'industrie textile. Les agents recruteurs entretiennent de vastes réseaux parmi les femmes en plein âge de procréer qui travaillent en tant que domestiques ou sont sans emploi, mais ces femmes choisissent rarement de vendre leurs ovocytes ou de devenir mères porteuses. En réalité, ces recruteurs rencontrent davantage de succès auprès des ouvrières de la confection. Bien évidemment, il ne s'agit pas ici d'établir un lien causal direct entre les industries de confection et de la reproduction : toutes les employées dans la confection ne choisissent pas de vendre leurs ovules ni de devenir mères porteuses. Par exemple, Lalitha, citée en exergue de cet article n'a opté ni pour l'un ni pour l'autre, mais son raisonnement illustre celui de bien des mères porteuses qui furent autrefois des employées du secteur textile. Invariablement, celles-ci évoquent les conditions de travail dans les deux industries, la comparaison s'avérant en faveur du travail reproductif salarié. Si l'amélioration de leurs revenus fait partie des déterminants d'une telle décision, l'argent n'est cependant pas la seule motivation.

Des anecdotes et des informations collectées lors de conversations informelles avec d'autres chercheur·e·s suggèrent que ce lien entre l'industrie textile et l'industrie de la reproduction est propre à Bangalore. Ce lien s'explique pour partie par la prépondérance des femmes dans la main-d'œuvre de la confection, qui dépasse 60 % en Inde, mais atteint 85 % à Bangalore. Afin d'éclairer les trajectoires d'emploi des mères porteuses issues de ce secteur, j'en décris brièvement les caractéristiques dans la section suivante.

La confection à Bangalore

Comme c'est le cas dans plusieurs pays émergents, l'industrie textile et de la confection constitue l'un des principaux secteurs économiques en Inde où elle représente 4 % du PIB et 26 % de la production manufacturière (Gereffi, Guler 2010). Ce secteur était pratiquement absent du pays jusqu'à la Seconde Guerre mondiale, quand la demande en uniformes a conduit à la création d'entreprises spécialisées [6]. Cette industrie n'a cessé de se développer depuis lors. En 1960-61, les exportations de vêtements ne représentaient que 2 millions de dollars. Au début du troisième millénaire, elles s'élevaient à 4,7 milliards de dollars (Chowdhury 2005). Les États-Unis et l'Europe comptent parmi les principaux clients, qui à eux seuls représentent 50 % de la production indienne destinée à l'exportation (Hirway 2010). La croissance du secteur d'exportation a entraîné une hausse progressive des salaires, mais les ouvriers et ouvrières de la confection demeurent les plus mal payé·e·s du secteur industriel en Inde (Barrientos, Mathur, Sood 2010). Près de 93 % des ouvriers et ouvrières de la confection travaillent dans la partie non organisée de ce secteur, et ne bénéficient ni des conditions de travail légales, ni d'une protection sociale.

À la différence de la situation prévalant dans d'autres pays, les hommes représentent 40 % de la main-d'œuvre du secteur [7].

---

[6] Au contraire de l'industrie textile proprement dite, l'industrie de la confection avait reçu peu de subventions du gouvernement, n'ayant jamais atteint une masse critique dans un pays où les femmes portent des saris et des blouses traditionnelles. En conséquence, elle n'emploie pas autant de monde que l'industrie textile proprement dite.

[7] Teri Caraway (2007) indique que dans leur phase de démarrage, les industries orientées à l'export tendent à faire un usage intensif de main-d'œuvre et à employer des femmes. À mesure qu'elles deviennent davantage centrées sur l'utilisation de capitaux, des hommes remplacent les femmes. Il n'existe cependant

Les états du Sud tels que le Tamil Nadu et le Karnataka reflètent cependant davantage les taux de féminisation très élevés observables ailleurs dans le monde (Gereffi, Guler 2010). Bangalore, la capitale du Karnataka, constitue le principal pôle de confection textile de l'état, et rassemble la main-d'œuvre la plus féminisée du pays, à hauteur de 84 %. Plus de 80 % de cette main-d'œuvre ont moins de 30 ans (Tiwari 2010). Dans leur majorité, ces salariées ont terminé leurs études secondaires (niveau collège, NdT), et 60 % d'entre elles appartiennent à des castes dominantes (Pani, Singh 2009, p. 19-35). Les femmes que j'ai interviewées gagnaient entre 50 et 100 $ mensuel, à l'exception de quelques-unes rémunérées 150 $, du fait de leur ancienneté supérieure à quinze ans.

Quinze des salariées de la confection que j'ai rencontrées ont commencé l'entretien en se plaignant de la ventilation très faible et de la chaleur : « *bhari heat akka. Yeesh. Bhari heat-u.* » « *N'avez-vous pas de bouteilles d'eau à disposition ?* », ai-je demandé. Certaines ont acquiescé, mais d'autres ont indiqué qu'elles ne buvaient pas d'eau au travail, pour éviter de se rendre aux toilettes. Sita, qui avait hébergé le *focus group* constitué de quinze femmes ce soir-là, m'indiqua que « *heat-u* » faisait référence à la tendance du corps à monter en température, ce qui se traduisait par des infections urinaires. Cette même femme m'expliqua qu'il fallait atteindre les quotas de production, par exemple quarante cols de chemise à coudre en une heure. Dans le cas contraire, elles s'exposaient à des violences verbales. Ces femmes m'ont ainsi confié qu'elles s'efforçaient de ne pas attirer l'attention des contremaîtres, pratiquement tous des hommes, afin d'éviter de subir des remarques d'ordre sexuel, voire, dans certains cas, des attouchements physiques destinés à les humilier devant leurs collègues. C'est la raison pour laquelle la plupart travaillait sans interruption ni pause aux toilettes, n'utilisant ces dernières qu'à l'occasion de la pause

---

aucune indication de ce que l'industrie de l'habillement en Inde devienne plus '*capital-intensive*'. Traditionnellement, tant les hommes que les femmes ont travaillé comme tailleurs sur mesure, et les habitudes de recrutement dans les ateliers de confection reflètent cette tendance ancienne. Aucune recherche ne précise, à ma connaissance, la raison pour laquelle les états du Sud emploient davantage de femmes dans ce secteur.

déjeuner de 45 minutes ou lors de la fin de leur journée de travail, vers 18 heures.

Pour éviter le harcèlement sexuel, Roopa, une ancienne mère porteuse, actuellement recruteuse de donneuses d'ovocytes et de mères porteuses pour COTW, réalisait son travail à domicile, en sous-traitance pour de petites fabriques. Se fondant sur sa propre expérience, elle m'a affirmé que le risque d'humiliation sexuelle était la raison pour laquelle les ouvrières travaillaient toute une journée sans interruption, et optimisaient ainsi la productivité. D'après elle, seul le remplacement de l'ensemble des contremaîtres par des femmes permettrait de mettre un terme au harcèlement sexuel.

Bien que je ne dispose pas de données sur la santé des ouvrières de la confection à Bangalore, les travaux réalisés à Dacca (Bangladesh), indiquent qu'elles souffrent de maux de tête, de douleurs à la poitrine, aux oreilles et aux yeux, d'anémie, de gastrite, de nausées, de toux et d'angine, ainsi que d'autres difficultés respiratoires, d'infections urinaires mais aussi de problèmes de santé reproductive. Ainsi, près de 18 % des femmes de l'étude menée à Dacca avaient souffert d'infection urinaire le mois précédent l'enquête, 40 % d'entre elles déclarant qu'elles souffraient de cette infection depuis plus d'un mois. De manière frappante, ce sont les contremaîtres, pratiquement tous des hommes, qui se révélaient les moins affectés par ces différentes pathologies (Majumdar 2003). Par ailleurs, les ouvriers du secteur étaient exposés aux accidents tels que les doigts écrasés ou perforés, et les électrocutions dues aux faux contacts ou aux câblages défectueux. Toujours selon la recherche menée à Dacca, le salaire moyen des femmes était inférieur de 41 % à celui des hommes, pour des journées de 12 h, le tout sans congés payés. Eu égard à ces conditions de travail, l'étude indiquait que la durée moyenne d'emploi dans le secteur était de quatre ans. Moins de 14 % des ouvriers avaient plus de sept ans d'ancienneté, et 26 % envisageaient de quitter le secteur à court terme (Majumdar 2003). Une autre étude souligne que les femmes employées dans le textile à Bangalore totalisaient 16 h de travail quotidien, entre l'atelier et leur domicile. Les tâches qui prenaient le plus de temps étant la lessive, la cuisine, le soin apporté aux enfants et les trajets travail-domicile (Tewari 2010).

De la même manière, pour les femmes que j'ai rencontrées, ce double fardeau de travail à l'usine et à la maison était épuisant.

Plusieurs salariées de la confection de Bangalore m'ont indiqué que les quotas de production étaient fixés à des niveaux tels qu'il était impossible de les atteindre, même en éliminant les pauses, nécessitant de ce fait des heures supplémentaires non rémunérées. Du point de vue des contremaîtres, ces heures supplémentaires n'étaient que la conséquence d'un défaut de productivité au cours de la journée et pour cette raison, elles ne méritaient pas d'être payées. En outre, les femmes interrogées ont fait part qu'elles étaient blâmées par leurs époux et leurs belles-familles lorsqu'elles effectuaient des heures extra, celles-ci entravant la réalisation des tâches domestiques sans apporter de revenu supplémentaire. De plus, leurs époux et leurs beaux-parents mettaient en doute le fait qu'elles se soient véritablement trouvées sur leur lieu de travail, soupçonnant une relation extra-conjugale. Ainsi, nombre de femmes soulignèrent qu'elles se sentaient humiliées au travail et à la maison.

La gestation pour autrui comme travail salarié

La docteure Sulochana Gunasheela, une spécialiste reconnue de l'infertilité à Bangalore, qui faisait partie du Conseil indien pour la recherche médicale (ICMR) au moment de la rédaction du premier projet de loi sur la reproduction médicalement assistée en Inde (2008), affirmait que la GPA altruiste conduisait inévitablement en Inde à l'exploitation des mères. Elle explique également que les familles issues des classes moyennes supérieures et des classes aisées étaient en mesure d'exercer une forme de contrainte ou de pression plus subtile sur leurs parentes pauvres ou leurs domestiques afin qu'elles portent un enfant pour elles, arguant des liens de parenté ou de leurs obligations familiales ou sociales. La docteure Gunasheela considérait ainsi que nombre de couples commanditaires estimaient avoir déjà assisté leurs parentes pauvres ou leurs employées en payant la scolarité de leurs enfants ou en leur donnant du travail (ainsi qu'à leurs époux). Par conséquent, ces couples s'estimaient en droit d'utiliser le corps de ces femmes, et les futures mères porteuses disposaient de peu de moyens pour rejeter de telles demandes, surtout lorsque leurs familles entretenaient depuis longtemps des liens de dépendance avec leurs parents plus riches ou leurs employeurs. Aussi, pour la docteure Gunasheela, la légalisation de la GPA comme activité commerciale aurait contribué à lutter contre ces rapports d'exploitation en permettant aux mères porteuses de percevoir un salaire en retour. Libérées de ces rapports de contrainte, celles-ci peuvent alors utiliser l'argent gagné pour négocier une position plus avantageuse au sein de leur famille nucléaire ou étendue.

De nombreuses mères porteuses ont ainsi déclaré qu'elles n'avaient de valeur sur le plan social que si elles étaient en mesure de contrôler les revenus du foyer. Un matin, j'ai rendu visite à Roopa avec Vijaya et Nagu, toutes âgées de 25 à 30 ans et ayant été mères porteuses au cours des trois dernières années. Roopa s'était la première portée volontaire, avant de recruter ses voisines, l'une et l'autre mariées et mères respectivement d'un et deux enfants. Elle-même mère célibataire d'un enfant, Roopa souligna :

> *Contrairement à nous, un homme a une valeur au regard de la société. Il sort de la maison et va gagner de l'argent... et même s'il reste dehors jusqu'à pas d'heure, personne ne dit rien... Au contraire, sa valeur n'en est que plus grande, parce que les gens diront alors qu'il a sacrifié son sommeil pour nourrir sa famille. Mais si une femme fait la même chose, les gens commencent à cancaner : où est-ce qu'elle est à cette heure ? Est-ce que c'est une prostituée ? Il y a peu de choses qu'une femme puisse faire pour gagner de l'argent.*

Vijaya ajouta qu'il était difficile pour une femme d'être salariée parce que le fait de quitter la maison éveillait la suspicion. On remettait en cause leur caractère, leurs mœurs, parce qu'elles se retrouvaient en interaction à l'extérieur avec des hommes inconnus.

Mais dans le même temps, il est difficile de rester à la maison sans gagner d'argent. Les hommes, qui travaillent comme charpentiers, peintres, chauffeurs ou conducteurs de rickshaws, reviennent le soir épuisés et irritables. Ne reconnaissant pas le travail domestique comme un véritable travail, ils s'en prennent alors à celles qu'ils perçoivent comme des femmes oisives ne faisant rien d'autre que cuisiner, manger et passer du temps avec les enfants. « *Ça fait mal, mais qu'est-ce que vous voulez répondre à ça* ? », déclara Vijaya. Ce à quoi Nagu répliqua : « *aucun homme n'est capable de gagner 4000 $ en neuf mois et de le remettre entre les mains de sa femme. Aucun* ». À ses yeux, la GPA lui donne davantage de pouvoir et d'autonomie précisément parce qu'elle est une femme. Elle lui permet de mettre à contribution son corps pour gagner une somme qu'aucun homme ne pourrait gagner en seulement neuf mois. C'est donc son sexe qui lui a permis de gagner une somme importante, une chose jusque-là inimaginable dans son univers social.

Salma est la fille d'une ouvrière du textile, âgée de 22 ans et elle-même mère d'un fils de deux ans. Musulmane pratiquante, elle est mariée à un hindou dont elle est tombée amoureuse alors que tous les deux travaillaient dans un atelier de confection. Jusqu'à la naissance de son fils, tant ses propres parents que ceux de son époux désapprouvaient cette union. La première fois que nous nous sommes rencontrées à CTOW en mars 2011, elle était enceinte dans le cadre d'une GPA, et devait accoucher par césarienne le 26 août. La somme de 4000 $ serait dédiée à aider ses beaux-parents, vivant dans un village à 200 km de Bangalore. Afin d'accroître leurs récoltes, ceux-ci avaient fait forer deux puits, financés par un prêt contracté par Salma et son mari, que cet argent allait permettre de rembourser. Mécontent qu'elle fût devenue mère porteuse, le mari de Salma souhaitait rejoindre ses parents, y voyant le plus sûr moyen de leur venir en aide, et en même temps un moyen d'économiser le coût du maintien de leur foyer à Bangalore. Mais Salma s'y refusait, préférant vivre dans la ville où elle avait grandi, loin du regard inquisiteur de ses beaux-parents. Épouse musulmane du cadet d'une famille hindoue, elle s'était mariée sans pouvoir de négociation au sein du foyer marital. De plus, le fait qu'elle se soit mariée sans l'accord de sa famille affaiblissait un peu plus sa position. Mais à présent qu'elle aidait ses beaux-parents financièrement, elle en tirait davantage d'autorité. En investissant ses gains dans la propriété familiale, si modeste soit-elle, elle était parvenue à consolider son statut matrimonial au sein de sa belle-famille hindoue, en s'érigeant en membre contributeur — et par conséquent doté d'une certaine valeur, en dépit de son statut de musulmane pratiquante.

Des lignes d'assemblage à celles de la reproduction (et inversement)

Des récits restitués ci-dessus, il apparaît que les mères porteuses nécessitaient des revenus impossibles à obtenir par d'autres types d'emploi. S'ils permettent d'accéder à des revenus relativement stables, les emplois par ailleurs disponibles à Bangalore, tels que ceux de femmes de ménage, cuisinière ou garde d'enfants pour des familles de la classe moyenne, sont loin de rapporter autant que ces 4 000 $ versés en une seule fois et susceptibles d'être réinvestis. Ainsi que l'avait explicitement souligné Nagu, aucun homme n'était en mesure de gagner pareille somme. Et c'est au moyen de leurs capacités biologiques propres que les femmes parvenaient à gagner 4000 $, garantissant de nouvelles opportunités aux membres de leur famille étendue et accroissant dans le même temps leur autonomie et leur poids dans les prises de décision familiales.

À ce stade, je souhaiterais souligner deux éléments : tout d'abord, j'attire l'attention sur le fait que ces femmes de Bangalore sont passées de l'industrie de la confection au travail reproductif puis sont revenues à la production de vêtements.

Ensuite, il convient de noter que l'argent n'a pas constitué le seul moteur ayant poussé ces femmes vers les lignes d'assemblage de la reproduction, en vendant leurs ovocytes et en devenant mères porteuses. Tandis que certain·e·s auteur·e·s appréhendent ce travail intime comme une forme particulièrement aliénante de marchandisation des corps, ces femmes ont, au contraire, trouvé dans la GPA un moyen d'affirmation de soi.

Les analyses à propos du capitalisme contemporain décrivent un glissement depuis des modes de production fordistes aux mains de cols bleus, vers une société postfordiste marquée par le développement des emplois de service et des technologies de l'information. Jadis immergés dans la production de biens, tels que des chemises, des pièces automobiles ou autres, les salariés participent désormais d'un travail immatériel producteur de services. Mon travail démontre que les productions relevant de l'ère industrielle comme de l'ère postindustrielle ne sont pas seulement localisées aux mêmes endroits, mais emploient les mêmes personnes. C'est ainsi que les femmes de Bangalore transitent entre l'industrie de la confection et celle de la reproduction.

Les éléments d'insécurité et d'incertitude dans un secteur productif créent et alimentent les marchés de l'emploi dans d'autres secteurs. Les aléas du marché et les risques économiques propres au secteur de l'habillement sont ainsi systématiquement répercutés des gros fournisseurs sur leurs sous-traitants du Tiers Monde. Ces risques sont ensuite répercutés sur les travailleurs et travailleuses, soumis·e·s à l'insécurité de l'emploi, aux horaires prolongés, aux conditions de travail précaires afin de produire des vêtements à bon marché qui viennent saturer les stocks. L'instabilité du travail dans le secteur de la confection à Bangalore est ainsi directement corrélée aux cycles de la demande globale, et les conditions de travail des plus mauvaises résultent des délais de production fixés par les contrats des firmes locales avec des groupes tels que H&M ou Gap. La vie est par conséquent précaire pour les employé·e·s du secteur à Bangalore. Et cette précarité n'affecte pas seulement la manière dont les gens travaillent, mais aussi celle dont ils et elles organisent leur existence (Hewison, Kalleberg 2013, p. 396).

Dans son étude consacrée aux *maquiladoras* [les usines de sous-traitance industrielle situées au Nord du Mexique et employant principalement des femmes, NdT], Melissa Wright (2006) décrit le mythe de la femme du Tiers Monde jetable. Elle pose la question de savoir comment les femmes de la classe ouvrière ont fini par être considérées comme des biens jetables, des déchets, alors même qu'elles apportent une valeur ajoutée considérable au processus de production. La réponse réside dans le fait qu'en créant de la valeur, le travailleur voit la sienne propre se réduire [8]. Les horaires interminables et les tâches répétitives ont un impact sur la santé de ces femmes, qui voient leur productivité baisser et finissent par être licenciées. Elles deviennent par conséquent des biens jetables, remplacés par de nouvelles travailleuses. Lorsqu'elles tombent malades ou rem-

[8] L'analyse de Wright (2006) est faite à partir de l'analyse marxiste selon laquelle la valeur même des ouvriers décroît à mesure qu'augmente leur production de valeur ajoutée.

plissent les tâches domestiques qui leur incombent, c'est leur intérêt pour faire carrière qui est mis en cause. Comme l'affirment leurs contremaîtres, leur destin biologique de mères et leur dévotion à leurs familles les conduiraient à un manque de loyauté envers la firme qui les emploie. Aussi le taux de *turnover* particulièrement élevé des *maquiladoras* est-il perçu comme le choix de ces femmes, plutôt que le résultat des conditions de travail.

Dans les usines textiles de Bangalore, les femmes oscillent sans cesse entre le statut de travailleuses méritantes et de déchet. En bonne santé, elles produisent de la valeur ajoutée. Malades ou enceintes, ou bien lorsqu'elles doivent s'occuper de leurs enfants ou de parents âgés, elles perdent leur valeur. Elles sont alors 'évacuées', et remplacées. Mais lorsqu'elles recouvrent la santé, ou parviennent à gérer efficacement les tâches domestiques, elles refluent alors vers les ateliers, regagnant miraculeusement leur valeur dans le cycle industriel. Les femmes que j'ai interviewées n'ont de cesse de lutter contre les conditions de travail à l'usine et les conditions de vie chez elles, qui les épuisent physiquement et psychologiquement. À de rares exceptions près, leurs trajectoires à l'usine s'achèvent avant 35 ans.

Mon travail suggère en outre que les stratégies de subsistance des familles de la classe ouvrière dans les villes du Tiers Monde telles que Bangalore, nécessitent que les hommes et les femmes optimisent leur potentiel de travail. Les stratégies d'optimisation des femmes les conduisent des entreprises de confection, représentatives de l'ère industrielle, vers une production post-industrielle telle que celle consistant à fabriquer des enfants pour celles et ceux qui ne peuvent en avoir et cela, pour lutter contre la précarité inhérente à la vie urbaine (Hewison, Kalleberg 2013). Roopa, Salma, Nagu et les autres cessent de travailler à l'usine lorsqu'elles sont victimes de *burn out*. Elles y retournent néanmoins une fois remises, afin d'assurer un salaire. Au bout d'un certain temps, ainsi que l'exprime Lalitha dans la citation en exergue de cet article, elles ont fini par éprouver le sentiment d'avoir été épuisées par leur employeur, leur santé physique et psychologique mise en danger et leurs vies réduites peu à peu à néant. Elles n'en devaient pas moins payer leur loyer, assurer le couvert et éduquer leurs enfants afin de leur offrir un espoir d'échapper à la précarité, tout en cherchant à se rapprocher de leur idéal d'une vie meilleure. Dans ces conditions, l'industrie de la GPA à Bangalore constituait un motif d'espérance. Lorsque j'ai rencontré pour la première fois Suba, elle était mère porteuse chez COTW, avant d'officier comme recruteuse de donneuses d'ovocytes et de mères porteuses. Ainsi, elle avait échappé aux usines de vêtements, à la différence de sa mère, ses tantes maternelles et sa sœur et restait chez elle pour prendre soin de ses trois fils âgés de moins de 8 ans. Elle me dit avoir besoin d'argent. « *Pour nous, la GPA, c'est une bénédiction* ». Elle décrivit M. Shetty, à l'origine de COTW, comme « *un Dieu pour nous* ». La seconde fois que je l'ai rencontrée, en décembre 2011, elle recevait un traitement hormonal afin d'être mère porteuse pour une seconde fois. Bien qu'elle sache que le taux d'échec des FIV était élevé, elle espérait un résultat positif[9].

À plusieurs reprises, les femmes avec qui j'ai eu des entretiens ont souligné que tandis que les usines de confection les convertissaient en rebut, l'émergence du commerce de la reproduction leur permettait de vendre leurs ovules et leur capacité à être enceintes. Ces femmes sont ainsi passées des lignes d'assemblage de production à celles de la reproduction, optant pour le 'don' d'ovules et, consécutivement, la gestation pour autrui. Ces nouvelles formes de marchandisation leur ont permis de percevoir un salaire pour des aspects de l'existence dont elles n'auraient jamais cru qu'ils puissent constituer une source de revenus. Indirani, une ouvrière dans la confection et mère porteuse de 30 ans, a confié :

> *Si vous m'aviez demandé il y a deux ans si je pourrais avoir un enfant et le donner pour de l'argent, je ne me serais pas seulement moquée, mais je me serais sentie si insultée que j'aurais pu vous gifler* [...]. *Et pourtant, voyez où j'en suis aujourd'hui. J'ai porté ces jumeaux en moi neuf mois durant, et je les ai donnés.*

---

[9] Les données concernant les taux d'échec des fécondations sont éparses en Inde. Les spécialistes de l'infertilité sont peu enclins à fournir des données précises, susceptibles de remettre en cause leurs affaires et leur capacité à attirer la clientèle. D'expérience, les mères porteuses savent cependant qu'elles devront sans doute connaître plusieurs cycles de fécondation avant d'être enceintes.

Mariée à 18 ans à un chauffeur de rickshaw indépendant, avec deux jeunes enfants à charge, elle a accouché en juin 2011 de jumeaux destinés à un couple des États-Unis.

J'ai demandé à Indirani si les injections d'hormones subies pour la préparer à la ponction de ses ovules la faisaient souffrir. Elle ne me répondit pas directement « *Aiyo akka* », me dit-elle : « *Quand vous êtes pauvre, vous ne pouvez pas vous permettre le luxe de songer à l'inconfort* ». Et lorsque je lui fis part des risques à long terme de l'hyper-ovulation, elle haussa les épaules comme tant d'autres avant elle, lorsqu'elles entendirent mes mises en garde. J'en déduisis alors que ces femmes prenaient là des risques calculés : aucune d'entre elles n'avait connu autour d'elle de cas de complication imputables à ces procédures médicales invasives. Elles expliquaient que leur priorité était d'échapper à leur précarité économique. Les éventuelles complications médicales leur apparaissaient comme secondaires, et elles y feraient face si jamais elles se manifestaient.

L'*empowerment* via la GPA

Pour nombre d'auteur·e·s tel·le·s que C. Wright Mills (*White Collar*, 1951), Arlie R. Hochschild (*The Managed Heart*, 1983) ou les travaux plus récents sur le travail intime d'Eileen Boris et Rachel S. Parreñas (2010), la marchandisation du *care* suscite chez les travailleuses du *care* un sentiment d'aliénation. Mes travaux suggèrent cependant que l'expérience des femmes dans l'industrie de la reproduction est marquée au sceau de la contradiction. Bien qu'elles reconnaissent l'exploitation dont elles font l'objet, ces femmes tirent davantage de sens de la vente de leurs ovules et de la gestation pour autrui, que de la discipline de travail très stricte subie dans les usines de vêtements.

Les dortoirs de la GPA

La première fois que je suis arrivée au dortoir des mères porteuses de COTW, j'ai été consternée par le fait que ces femmes soient séquestrées dans des dortoirs exclusivement féminins, loin de leurs familles. Bien que des membres de leurs familles leur rendent visites et que, dans certains cas, elles vivent là avec leurs jeunes enfants, elles n'en restent pas moins isolées de leurs propres foyers et quartiers. De plus, ces dortoirs sont suivis par un système de surveillance vidéo qui contrôle tous les mouvements des pensionnaires.

M. Shetty, le directeur de COTW, affirma que cette séquestration était la garantie de leur intimité. Soustraites au regard désapprobateur de leurs voisins ou parents, elle leur permettait de retourner auprès de leurs familles après l'accouchement sans que nul ne sache qu'elles avaient été mères porteuses. Cela facilite également le suivi de leur santé et de leur grossesse. En rassemblant toutes ces femmes enceintes sous un même toit, on rend aussi plus aisés leurs déplacements au cabinet médical pour les visites prénatales régulières, aux laboratoires pour les tests sanguins et les échographies. De plus, les parents commanditaires sont rassurés de savoir que les mères porteuses qu'ils ont engagées sont hébergées dans des conditions d'hygiène et de sécurité satisfaisantes.

Amrita Pande (2010) affirme cependant que ce qui se fabrique dans ces dortoirs, ce sont des mères-travailleuses idéales. Semblables à des ouvrières, elles réalisent en même temps un travail de *care* et se voient inculquer des vertus spécifiques au moyen de conseils, de contrats, en les regroupant des mois durant sous un même toit, à l'écart de leur environnement social et de leur entourage.

Cependant, les mères que j'ai interviewées à Bangalore voyaient ces foyers sous un angle différent. Indirani, que j'ai évoquée plus haut, a ainsi fait part du fait qu'elle se sentait épuisée physiquement et émotionnellement lorsqu'elle enchaînait son travail en tant que tailleuse à l'usine et les tâches de ménage, cuisine et de soins qui lui revenaient à la maison. Dès qu'elle est tombée enceinte, Indirani a séjourné au COTW, à l'écart de sa famille. Au début, elle vivait mal cet éloignement, se demandant fréquemment comment allaient ses enfants et si sa belle-mère s'en chargeait convenablement. « *J'étais entourée d'étrangères* », dit-elle. Après quelque temps, elle a cependant commencé à apprécier la vie du dortoir où elle n'avait plus ni à se lever à 5 heures, ni à préparer les repas pour sa famille et à accompagner ses enfants à l'arrêt du bus scolaire avant de prendre elle-même le bus pour se rendre à l'usine. Au lieu de cela, elle pouvait dormir et son petit déjeuner lui était servi lorsqu'elle le désirait. Affranchie de toute obligation domestique, son temps lui appartenait et nulle demande ne venait lui causer le moindre stress émotionnel. La GPA lui offrait ce luxe d'être servie par d'autres. Indirani confia n'avoir pas souvenir d'un quelconque moment de son existence où elle fut à ce point allégée, libérée de toute responsabilité.

De nombreuses femmes m'ont en outre affirmé qu'à travers la GPA, elles avaient certes perdu un enfant, mais aussi gagné des sœurs « pour la vie ». Au fil de leurs échanges avec les autres pensionnaires, elles découvrirent qu'elles avaient davantage de choses en commun qu'avec les femmes de leur entourage — parentes ou amies. Tandis que la GPA est en premier lieu interprétée comme une perte pour les mères porteuses, c'est d'abord à ce phénomène paradoxal leur ayant permis de construire des amitiés solides, que les femmes de Bangalore ont fait référence.

« *Mais est-ce que le fait d'être sous surveillance vidéo ne vous dérange pas ?* », ai-je demandé. En effet, lorsque j'avais visité pour la première fois le foyer de COTW, j'avais eu le sentiment que ces caméras produisaient l'atmosphère invasive d'une institution 'totale', au sein de laquelle les femmes étaient constamment épiées pour déceler toute infraction. La plupart des femmes interrogées ont répondu que les caméras ne les gênaient pas et, parfois, elles n'avaient même pas noté leur présence. Je me rendis alors compte que la surveillance faisait partie de leur expérience quotidienne. Que pouvait bien signifier la notion d'intimité pour des femmes habituées à vivre sous l'œil inquisiteur de leurs parents et voisins et résidant dans des logements d'une ou deux pièces où il n'était pas rare que six ou huit familles se partagent une salle de bain ? De plus, la surveillance au sein du dortoir pouvait sembler bénigne en comparaison de celle — qui pis est doublée de brimades — exercée dans les ateliers de confection, où il n'était possible ni de se reposer, ni de prendre une pause ou de discuter avec ses collègues. De ce point de vue, les caméras disposées dans le dortoir, dont la vocation était de prévenir tout rapport sexuel entre les pensionnaires et leurs partenaires lorsque ceux-ci leur rendaient visite, leur apparaissaient moins intrusives.

Renoncer aux nouveau-nés

Des discussions avec Indirani, il ressortait que la grossesse avait été convertie avec succès en un classique processus d'aliénation contre rémunération. Son *leitmotiv* était qu'elle n'éprouvait pas le moindre attachement vis-à-vis des jumeaux qu'elle portait. Sa sœur cadette, Asha, présente lors de nos entretiens et qui voulait aussi devenir mère porteuse, était séparée de son mari et travaillait dans une fabrique de bâtonnets d'encens. Pour elle :

> *Les couples qui passent par les mères porteuses se battent pour avoir un enfant. Ils s'en remettent à Dieu. Nous, nous prions aussi, pour avoir la force d'abandonner le bébé. J'ai eu trois annulations* [échecs de la FIV] *et je ne sais pas ce que ça fait de devoir se séparer du bébé. Mais je sais que je vais pleurer. J'aime les bébés. Je pense que s'ils s'habituent à nous, ils n'accepteront jamais ceux à qui on va les confier comme leurs parents, ils nous préféreront toujours. Mais comme j'ai deux enfants que j'élève toute seule, j'ai besoin d'argent... c'est eux que j'aime et c'est envers eux que j'ai des devoirs, c'est pourquoi je fais ça.*
>
> J'insistais *: Ne vas-tu pas te sentir mal lorsque tu laisseras le bébé ? Il bouge en toi, te réveille le matin, et donne des coups de pieds après que tu aies bu ta tasse de...*
>
> *Non*, me coupa Indirani avec force.
>
> *Dès le début, tu dois te convaincre que ce bébé n'est pas le tien, et toujours en parler comme si c'était celui de quelqu'un d'autre... Ne t'avise pas de le désirer... Je n'éprouve aucun sentiment, madame. Je me bats déjà suffisamment pour mes propres enfants. Pourquoi devrais-je en vouloir davantage ? Aimer un enfant, c'est un fardeau... il ne faut pas avoir de sentiments. Lorsque Shuba a fondu en larmes à la fin de sa grossesse parce qu'elle devait abandonner le bébé, je l'ai réprimandée : je lui ai dit qu'elle avait trois fils et je lui ai demandé pourquoi elle était venue là. Pour pouvoir faire face à ses difficultés, ou pour s'en rajouter de nouvelles ? Que ferais-tu s'il n'y avait pas le don d'ovules ou la GPA pour gagner autant d'argent ?*

Elle ajouta que jamais ses revenus comme ouvrière ne lui avaient permis de rembourser ses emprunts. Elle travaillait dur toute la journée, et ses gages allaient directement dans la poche de l'usurier.

Indirani, après avoir affirmé avec véhémence qu'elle n'éprouvait rien pour les jumeaux qu'elle avait portés, explicita la manière dont elle s'y était prise. Elle dit qu'aimer des enfants est un fardeau pour des travailleurs pauvres. Pourquoi désirerait-elle davantage d'enfants qui auraient besoin de ses bons soins et de son affection ? Elle aimait ses deux enfants si profondément qu'elle avait choisi la GPA comme moyen d'améliorer leur destin. C'est pourquoi au lieu de se laisser submerger par des sentiments pour les jumeaux qu'elle avait portés, elle avait au contraire travaillé à établir une distance avec eux, afin de n'avoir aucune peine à les confier à leur naissance.

La GPA comme travail moral

Certaines mères utilisaient le mot « *punya* » pour décrire leur engagement dans la GPA : c'est la chance d'accomplir quelque chose d'important via un simple travail salarié. Pour une autre femme, en cours de traitement hormonal en vue d'être mère porteuse, ce type de travail procurerait « *atma trupti* », la satisfaction de l'âme. De son point de vue, porter l'enfant d'une autre lui apporterait une forme de satisfaction intérieure. Dans nos conversations ultérieures, elle indiqua que rien de ce qu'elle avait fait auparavant comme salariée n'avait produit autant de valeur, d'un point de vue social, que cet enfant porté dans le cadre d'une GPA.

Alors que la GPA est souvent considérée comme immorale et les mères porteuses comme des femmes peu éthiques qui vendent des enfants (Pande 2009), les mères elles-mêmes considèrent leur action comme éthiquement irréprochable. Le processus de la GPA est décrit comme différent de celui de la production de vêtements et comme un travail plus moral que le précédent. À l'usine, elles se sentent dépréciées car elles sont sexuellement harcelées et humiliées par leurs supérieurs. Et lorsqu'elles rentrent à la maison, surtout les jours où elles font des heures supplémentaires qui n'ont pas été payées, leur conjoint et leur belle famille mettent en doute leurs mœurs en se demandant si elles n'ont pas une aventure extraconjugale. Travailler dans la production du textile a ainsi été décrit comme particulièrement déprimant.

D'autre part, ces femmes soulignent que l'industrie de la reproduction développée à Bangalore leur a permis de devenir des ouvrières 'morales'. Au sein du dortoir strictement féminin, elles ont été conduites à mener des vies pures et vertueuses, marquées par l'abstinence sexuelle, y compris vis-à-vis de leurs conjoints. De plus, elles y conçoivent sans relations sexuelles, contribuant à perpétuer des lignages familiaux (patriarcaux). Indirani a déclaré à ce sujet qu'à travers la GPA, elle avait bâti (construit) une famille nucléaire et comblé le désir d'enfant d'une femme infertile — et ajoutant que le même processus lui avait permis d'assurer le futur de sa propre famille et son propre bonheur. Elle poursuivit en comparant la valeur sociale de la production d'enfant à celle de la production de vêtements :

> *Les vêtements ? Vous portez une chemise quelques mois, puis vous la jetez. Mais un bébé ? Vous le gardez toute la vie. J'ai fait quelque chose de tellement plus important que tout ce que j'ai pu faire à l'usine.*

Indirani et d'autres mères que j'ai rencontrées n'ont pas nécessairement vécu la vente de leurs ovules ou la GPA comme un processus bénin, pas plus que leur exploitation ne leur a échappée. Néanmoins, au regard de leurs conditions de vie précaires, elles considéraient que l'industrie de la reproduction qui s'est développée à Bangalore leur a offert davantage de pouvoir sur leurs vies d'un point de vue financier, sexuel et émotionnel. De manière plus cruciale encore, faire des bébés leur apparaît comme une source d'affirmation de soi infiniment plus grande que de produire des vêtements, et la GPA, comme particulièrement créative d'emploi, à même de renforcer leur force morale.

En guise de conclusion

Les organisations féministes axées sur la santé, telles que SAMA, basée à New Dehli, critiquent à bon droit la marchandisation de la GPA (Sama 2008). Suivant en cela le point de vue de spécialistes en bioéthique (Shah 2009 ; Qadeer 2010), elles mettent l'accent sur l'orientation de cette industrie vers le profit, aux dépens de la santé des mères porteuses. Dans *Outsourced Self* (2012), Arlie R. Hochschild déplore la logique mercantile qui existe désormais dans tous les domaines de la vie, y compris dans le fait d'avoir des enfants [10]. Dans les chapitres consacrés à la GPA, les mères porteuses sont décrites comme des « *femmes indigentes qui louent leur ventre à des cliniques bas-de-gamme qui ressemblent davantage à des lignes d'assemblage de bébés* » (Schulevitz 2012). Pourquoi présumer ainsi de l'indigence des mères porteuses ? Et si la GPA s'avère une expérience aussi dramatique, pourquoi tant de femmes issues de la classe ouvrière se tournent-elles vers cette activité dans des villes telles que Bangalore, Anand, Mumbai, New Dehli ou Hyderabad ? Quel sens ces femmes donnent-elles à la GPA ?

À nouveau, je souligne qu'il n'entre nullement dans mon propos de suggérer que l'organisation commerciale de la GPA en Inde rend justice aux mères porteuses. Mon objectif était d'écouter ce qu'elles-mêmes avaient à dire non sur leur indigence, mais sur la précarité de leurs trajectoires d'emploi. De nombreuses femmes, en dépit du deuil entraîné par la perte des bébés qu'elles ont portés en elle, appréhendent la GPA comme un processus d'*empowerment.* Comment saisir le fait que des injections massives d'hormones, de longues périodes de séquestration et des césariennes systématiques pour permettre des accouchements avant terme, puissent être envisagés comme des actes d'affirmation de soi ? La conversion de l'aliénation et de la douleur associées à la marchandisation des grossesses en actes d'autonomisation, ne peut s'entendre que dans le contexte constitué par les trajectoires d'emploi et l'environnement social des mères porteuses.

L'existence d'unités de production textiles tournées vers les marchés internationaux, et la précarité croissante de la vie urbaine pour les employées du secteur de l'habillement à Bangalore, les ont tournées vers les lignes de reproduction. Après avoir vendu leurs ovules et travaillé comme mères porteuses, de nombreuses femmes sont retournées vers les ateliers de confection, avec l'espoir que les revenus engrangés

---

[10] [NDLR : nous renvoyons au texte d'Arlie Russell Hochschild (2013). « Éthique du *care* et capitalisme émotionnel ». In Gilligan Carol, Hochschild Arlie R., Tronto Joan (édité et présenté par Patricia Paperman et Pascale Molinier). *Contre l'indifférence des privilégiés : à quoi sert le* care. Paris, Payot].

grâce au commerce de la reproduction affermiraient leurs positions dans un monde infiniment précaire. La GPA et le don d'ovules ne sont pas envisagés comme des options de travail stable à long terme. Elles représentent une, voire deux ou trois tentatives isolées pour s'extraire de la précarité et négocier une meilleure situation au sein de leurs familles respectives. Les femmes reconnaissent leur exploitation sur les lignes d'assemblage reproductif, mais considèrent ce travail à la fois plus créatif et doté de davantage de sens que celui dans les ateliers de confection. Les mères porteuses apparaissent ainsi engagées dans une chorégraphie complexe, qui les conduit à se conformer strictement à la discipline de genre et même aux risques physiques imposés par les acteurs du marché de la reproduction (médecins, clients, avocats, agences spécialisées, pour ne citer que ceux-là), pour mieux négocier, au sein de la sphère familiale, davantage de pouvoir pour elles-mêmes. Elles consentent ainsi aux manipulations imposées par un marché structuré de manière patriarcale, pour mieux remettre en cause ces mêmes structures dans leurs propres familles. Ainsi que le soulignait Lalitha, en tant qu'ouvrières, leur vie est un enfer et cette vie ruine leur univers. La GPA, quant à elle, est devenue un moyen d'essayer de créer de nouveaux mondes.

Traduit de l'anglais par Maxime Forest

Références

Agarwala S. N. (1960). "Population Control in India: Progress and Prospects". *Law and Contemporary Problems*, vol. 25, n° 3, Summer.

Barrientos Stephanie, Mathur Kanchan, Sood Atul (2010). "Decent Work in Global Production Networks". In Posthuma Anne, Nathan Dev (eds). *Labour in Global Production Networks in India.* New Delhi & New York, Oxford University Press.

Bharadwaj Aditya (2002). "Conception Politics: Medical Egos, Media Spotlights, and the Context of Test-Tube and Firsts in India". In Inhorn Marcia C., van Balen Frank (eds). *Infertility Around the Globe: New Thinking on Childlessness, Gender, and Reproductive Technologies.* Berkeley, University of California Press.

Boris Eileen, Parreñas Rachel Salazar (eds) (2010). *Intimate Labors: Cultures, Technologies, and the Politics of Care*. Stanford, Stanford University Press.

Caraway Teri L. (2007). *Assembling Women: The Feminization of Global Manufacturing*. Ithaca, Cornell University Press.

Chowdhury Supriya R. (2005). "Labour Activism and Women in the Unorganized Sector: Garment Export Industry in Bangalore". *Economic and Political Weekly*, vol. 40, n° 22, May 28-June 4.

Collins Jane L. (2003). *Threads: Gender, Labor, and Power in the Global Apparel Industry*. Chicago, The University of Chicago Press.

Connelly Matthew (2006). "Population Control in India: Prologue to the Emergency Period". *Population and Development Review*, vol. 32, n° 4.

Gereffi Gary, Guler Esra (2010). "Global Production Networks and Decent Work in India and China: Evidence from the Apparel, Automotive and Information Technology Industries". In Posthuma Anne, Nathan Dev (eds). *Labour in Global Production Networks in India*. New Delhi & New York, Oxford University Press.

Hewison Kevin, Kalleberg Arne L. (2013). "Precarious Work and Flexibilization in South and Southeast Asia". *American Behavioral Scientist*, vol. 57, n° 4.

Hirway Indira (2010). "Labour Market Adjustment and Female Workers: Global Production and Expiry of Quotas in India's Textile and Garment Industry". In Posthuma Anne, Nathan Dev (eds). *Labour in Global Production Networks in India*. New Delhi & New York, Oxford University Press.

Hochschild Arlie Russell (1983). *The Managed Heart: Commercialization of Human Feeling*. Berkeley, University of California Press.

— (2012). *Outsourced Self: Intimate Life in Market Times*. New York, Metropolitan Books.

Inhorn Marcia C., Gürtin Zeynep B. (2011). "Cross-Border Reproductive Care: A Future Research Agenda". *Reproductive BioMedicine Online*, vol. 23, n° 5.

Inhorn Marcia C., Patrizio Pasquale (2012). "The Global Landscape of Cross-Border Reproductive Care: Twenty Key Findings for the New Millennium". *Current Opinion in Obstetrics & Gynecology*, vol. 24, n° 3.

Majumdar Pratima Paul (2003). *Health Status of the Garment Workers in Bangladesh*. Project Report. Dhaka, Bangladesh Institute of Development Studies.

Mills C. Wright (1951). *White Collar: The American Middle Classes*. New York, Oxford University Press.

Pande Amrita (2009). "It May be Her Eggs but it's My Blood: Surrogates and Everyday Forms of Kinship in India". *Qualitative Sociology*, vol. 32, n° 4.

— (2010). "Commercial Surrogacy in India: Manufacturing a Perfect Mother-Worker". *Signs*, vol. 35, n° 4.

Pani Narendar, Singh Nikky (2009). *The Borders Within: Women, Work, and the Family at the Far End of Globalization*. Bangalore, The National Institute for Advanced Studies.

Peck Jamie (1996). *Workplace: The Social Regulation of Labor Markets*. New York, Guilford Press.

Polanyi Karl (1944). *The Great Transformation: The Political and Economic Origins of Our Time*. Boston, Beacon Press.

Qadeer Imrana (2010). "The ART of Marketing Babies". *The Indian Journal of Medical Ethics*, vol. 7, n° 4.

Ragoné Helena (1994). *Surrogate Motherhood: Conception in the Heart*. Boulder, Westview Press.

Rudrappa Sharmila (2010). "Making India the 'Mother Destination': Outsourcing Labor to Indian Surrogates". In Williams Christine, Dellinger Kirsten (eds). *Gender and Sexuality in the Workplace. Research in the Sociology of Work*, vol. 20.

SAMA – Resource Group for Women and Health (2008). "Comments on the Proposed ART Bill": www.samawomenshealth.org/downloads/ART%20Bill%20Critique_Sama.pdf

Schulevitz Judith (2012). "Paying for Labors of Love. *The Outsourced Self* by Arlie Hochschild". Sunday Book Review. *New York Times*, May 15.

Shah Chaynika (2009). "Regulate Technology, not Lives: A Critique of the Draft ART (Regulation) Bill". *The Indian Journal of Medical Ethics*, vol. 6, n° 1.

Teman Elly (2010). *Birthing a Mother: The Surrogate Body and the Pregnant Self*. Berkeley, University of California Press.

Tewari Meenu (2010). "Footloose Capital, Intermediation, and the Search for the 'High Road' in Low Wage Industries". In Posthuma Anne, Nathan Dev (eds). *Labour in Global Production Networks in India*. New Delhi & New York, Oxford University Press.

Wright Melissa (2006). *Disposable Women and Other Myths of Global Capitalism*. New York, Routledge.

Les coûts de l'assistance médicale à la procréation pour les femmes salariées

Irène-Lucile Hertzog

Résumé

L'assistance médicale à la procréation (AMP), en arraisonnant le corps des femmes à un contrôle biomédical auquel tout le reste doit être suspendu, permet de réinterroger les divisions genrées entre sphère productive et reproductive. Les femmes qui mènent de front parcours d'AMP et activité professionnelle montrent en effet que leur 'choix' est traversé par des injonctions contradictoires, normé par un imaginaire socio-historique genré. Mises en danger par la collusion entre deux univers où elles ne sont pas en position de force, les femmes cherchent à s'en sortir en utilisant elles-mêmes un 'script' qui, le plus souvent, nourrit paradoxalement leur domination.

TECHNIQUES DE REPRODUCTION — ASSISTANCE MÉDICALE À LA PROCRÉATION — INFERTILITÉ — CORPS — ACTIVITÉ PROFESSIONNELLE

Dans un contexte de médicalisation de la vie reproductive (Tain 2004 ; La Rochebrochard, Léridon 2008), le recours à l'assistance médicale à la procréation (AMP) est perçu, par les couples ayant des difficultés à avoir des enfants, comme une évidence. Née avec les nouvelles techniques de reproduction, l'infertilité est pourtant davantage une création discursive qu'une entité clairement définie dans le champ des pathologies. État liminal entre capacité et incapacité totale à procréer (Sandelowski, de Lacey 2002), elle désigne une multiplicité de situations dont le traitement passe nécessairement par une prise en charge médicalisée du corps reproducteur des femmes.

C'est dans les situations les plus courantes [1] du recours à l'AMP que nous inscrivons ici notre réflexion socio-anthropologique, la loi française « *n'autorisant l'accès aux techniques procréatives qu'aux situations d'infertilité relevant d'un dysfonctionnement biologique au sein d'un couple hétérosexuel* » (Rozée, Mazuy 2012, p. 6). Cet article a pour objectif d'interroger, dans ce cadre hétéronormatif, le coût, pour les femmes engagées dans la vie professionnelle, de l'arraisonnement de leur corps à un contrôle biomédical auquel tout le reste doit être suspendu.

Si « *toute production nécessite un investissement en travail, en temps et en savoir-faire* » (Praz, Modak, Messant 2011, p. 4), celle des enfants par AMP s'avère particulièrement exigeante, et ce, d'autant plus que les femmes salariées se retrouvent seules au cœur d'une imbrication de rapports de pouvoir, face au corps médical et face à leur employeur. Nous voudrions ainsi montrer que la prise en charge médicale de l'infertilité de leur couple rend, paradoxalement, ces femmes doublement productives tout en accroissant leur vulnérabilité sur le marché du travail. À cet effet, nous montrerons d'abord à quel point la norme du corps féminin disponible s'impose dans la médecine procréative, pour ensuite mettre en évidence que les efforts pour maintenir leur activité professionnelle représentent en soi, pour les salariées, une charge de travail relevant d'un 'bricolage' sans mode d'emploi prédéfini.

Méthodologie

Notre propos s'appuie sur les premiers résultats d'une enquête sociologique en cours [2] concernant l'articulation, pour les femmes, entre vie professionnelle et engagement dans des parcours d'AMP. Nous avons sollicité différents centres d'AMP (Polyclinique du

[1] Le choix de restreindre la recherche aux cas de fécondation *in vitro* (FIV) sans don de gamètes évite en effet d'avoir à aborder la question de la pluri-parentalité.

[2] « Travail et AMP, une articulation stratégique pour les femmes ? » (titre provisoire), recherche doctorale menée sous la direction de Didier Le Gall, Cerrev, Université de Caen Basse-Normandie.

Cotentin, CHU de Caen, CHU d'Angers et Hôpital Béclère à Clamart) pour mener à bien, dans une démarche qualitative, des entretiens semi-directifs approfondis. Faisant varier ainsi les régions et bassins d'emploi, trente et un entretiens ont pu être réalisés auprès de femmes âgées de 24 à 40 ans, aux professions variées de caissière, femme de ménage, agent administratif, secrétaire de mairie, professeure, ingénieure, cadre supérieure… Presque toutes les femmes vues en entretien exerçaient, au moment de notre rencontre, une activité professionnelle concomitamment à leur traitement en cours, ce qui a permis de faire affleurer au mieux les tensions liées à cette imbrication d'obligations professionnelles, biomédicales et familiales.

La fabrique des enfants par AMP : une temporalité contrainte qui incombe aux femmes

Salariat et AMP : deux temporalités antagoniques

S'intéresser à « *la construction temporelle du système de genre* » (Bessin, Gaudart 2009) s'avère déterminant pour saisir à quel point sphère productive et sphère reproductive sont imbriquées dans la fabrique des enfants par AMP. De fait :

> *Leur inscription simultanée dans des espaces-temps différents, aux contraintes souvent contradictoires, fait peser sur les femmes la responsabilité de la synchronisation et de la gestion quotidienne (matérielle et idéale) des rythmes temporels de l'ensemble des proches* (*ibid.*, p. 5).

Dans un protocole d'AMP, les femmes « *pistent la montre* » (Marie, 29 ans, animatrice dans un centre de soins) bien davantage que leur conjoint, courant après le temps afin de se rendre totalement disponibles pour satisfaire la réalisation du projet d'enfant du couple tout en préservant leur engagement au travail. Qui plus est, cette disponibilité du corps des femmes requise par les protocoles d'AMP conforte l'idée communément admise selon laquelle les femmes sont vouées à devenir mères et à être disponibles aux autres (Delphy 2002 ; Löwy 2006). Elles doivent se plier à la naturalisation de qualités dites féminines s'appuyant « *sur une temporalité basée sur le rapport à l'autre et* […] *l'engagement dans la durée* » (Bessin, Gaudart 2009, p. 6) : responsabilité, dévouement, patience, souci de l'autre sont précisément des qualités garantissant la bonne tenue d'un parcours d'AMP.

Le protocole de FIV implique en effet de multiples consultations dans les services d'AMP, tous les deux jours, voire tous les jours, durant la période de stimulation ovarienne. Durant un mois environ, piqûres, prises de sang, échographies jalonnent ainsi le quotidien des salariées suspendues aux réactions hormonales d'un corps 'monitoré' par les gynécologues.

> *Déjà, avoir des rendez-vous tous les deux jours à l'hôpital à 7 heures du matin, ça fait se lever très tôt. Même si je n'ai pas d'horaires figés, il se peut que ce soit une journée où j'ai plein de choses à faire. Expliquer aux gens : « désolée, je vais arriver tard », « désolée, j'en ai pour une minute, je reviens », c'est dur.* [...] *Pour eux, je ne m'implique pas, ça veut dire que j'en ai rien à faire* (Mathilde, 32 ans, cadre supérieure dans une banque d'investissement).

Les femmes sont en effet convoquées dans les centres d'AMP, souvent à distance de leur domicile ou de leur lieu de travail à partir de 7 heures du matin, sans qu'un rendez-vous précis ne leur soit fixé. Elles y sont prises en charge dans l'ordre de leur arrivée, chacune cherchant à être la première examinée pour éviter le stress d'une arrivée tardive au travail. Outre le fait que ces rendez-vous ne peuvent être choisis pour composer avec l'emploi du temps professionnel, ils soumettent les salariées à un périlleux exercice consistant à entrer dans une logique programmatrice sans pour autant être en capacité de contrôler les réactions de leur corps aux traitements. Consultations gynécologiques, hospitalisations et éventuels arrêts maladie ne peuvent être anticipés, situation fort embarrassante pour les salariées devant rendre des comptes à leur employeur.

Ainsi, une véritable collusion d'intérêts et d'injonctions contradictoires apparaît. Les salariées doivent à leur employeur temps de travail, respect de la ponctualité, engagement et performance dans la bonne tenue des objectifs qui sont régulièrement évalués. La logique managériale dominant le monde contemporain du travail pousse en effet les salarié·e·s à se donner toujours plus à leur entreprise, à se dépasser en permanence, à se rendre parfaitement disponibles et lisibles pour témoigner de leur implication (Linhart 2010). Dans cette perspective, chercher à se montrer performant·e et dynamique, c'est œuvrer à défendre son 'employabilité'. Tout ce qui relève de la maladie, de la souffrance physique ou psychique, de la fragilité d'un état du corps devient donc anomalie suspecte.

La division sexuée du travail reproductif médicalement assisté

Dans leur volonté de maîtrise biomédicale du corps reproducteur, les centres d'AMP ne se préoccupent pourtant guère de cette contrainte spécifique. Les patientes qui leur sont adressées sont censées avoir fait le choix de privilégier leur « *désir d'enfant* » (Delphy 2002) sur tout le reste, et être 'combatives' dans leur approche du parcours médical qui les attend. Ce qui est vécu comme éprouvant est implicitement dédié aux psychologues des services (Memmi 2004 ; Chateauneuf 2011) ou à l'enceinte intime de la vie de couple, de famille. Aussi sont-elles le plus souvent discrètes sur leurs difficultés en tout genre, se disant heureuses d'être prises en charge par des centres d'AMP surchargés par la demande. L'une d'entre elles avoue même ne pas oser dévoiler au corps médical sa dépression de peur de ne pas se voir accorder « *le droit à une FIV* ».

De leur côté, les médecins n'évoquent la vie professionnelle de ces femmes que pour évaluer les facteurs aggravants la baisse de fertilité qui pourraient être liés aux conditions de travail. Le reste dépasse le cadre de l'AMP centrée sur sa propre logique de gestion des corps qui dysfonctionnent et qu'il faut 'aider' à procréer. L'organisation des services ne prend donc absolument pas en compte le rythme professionnel des patientes, les éventuels déplacements, la difficile confidentialité à préserver lorsque les salariées reçoivent les coups de fil médicaux sur leur lieu de travail [3], ou se retrouvent à fournir des certificats médicaux affichant le tampon des services d'AMP ou la signature de gynécologues réputés œuvrer dans le cadre de la médecine

[3] Les coups de fil des centres d'AMP pour ajuster au jour le jour les dosages des injections hormonales, ou pour donner les résultats des FIV, sont donnés sur le lieu même du travail. « Ce qui est très difficile pour moi à gérer, c'est que je travaille en *open space*. Et quand on a [l'hôpital] qui appelle, ce n'est pas facile, il faut trouver une salle libre. Et on ne dit jamais 'dosage', 'médicament', 'échographie'. Du coup, on jongle, c'est super difficile à gérer » (Delphine, 40 ans, ingénieure).

reproductive. Les femmes disent alors souvent éprouver un sentiment d'aliénation, d'instrumentalisation de leur corps au nom d'un désir d'enfant qu'elles sont pourtant les premières à invoquer.

> *Nous devenons une sorte de marionnette animée par le seul désir de transmettre la vie, agitée par les tiraillements des contraintes du boulot, des hormones et des médecins. Difficile... mais c'est le prix à payer* (Marie, 29 ans, animatrice dans un centre de soins).

Cette servitude ressentie est en outre mâtinée d'un fort sentiment d'injustice lorsque l'infertilité du couple est d'origine masculine. De fait, il s'agit là du seul cas répertorié où l'on « *remédie à la défaillance physiologique d'une personne par la manipulation médicale intensive du corps sain d'un autre* » (Löwy 2006, p. 156). Comme le dit à demi-mots Coralie (24 ans, caissière) :

> *C'est mon conjoint qui a un problème, mais c'est moi qui subis tout... Je ne lui en veux pas, mais quand même, je me dis... c'est dur.*

Les hommes, loin d'être absents de cette nouvelle scène reproductive, n'ont pas à fréquenter les services d'AMP avec la même assiduité que leur conjointe : seules deux demi-journées de présence sont nécessaires sur la totalité d'un protocole de FIV, la première pour le recueil de sperme, la seconde pour le transfert d'embryons [4]. La composition des salles d'attente des services d'AMP fait d'ailleurs apparaître cet inégal traitement des partenaires par la biomédecine.

> *On a consulté tous les deux ensemble, c'était une erreur parce que cette dame-là était très gentille avec moi, mais elle ne s'intéressait absolument pas à monsieur. Elle me disait, sans le regarder : « Il faudrait que monsieur fasse cet examen »* (Delphine, 40 ans, ingénieure).

La charge corporelle et mentale liée à la production d'enfant médicalement assistée semble donc réservée aux femmes (Rozée,

[4] Le second moment renvoie d'ailleurs davantage à une présence juridique et symbolique car c'est la signature du conjoint qui est requise. Lorsque les couples sont bien connus des services d'AMP, il n'est pas rare que des arrangements soient trouvés pour contrer l'impossibilité des partenaires à se libérer professionnellement.

Mazuy 2012), reflétant par là « *l'asymétrie institutionnelle qui entoure la prise en charge du sexué féminin et du sexué masculin dans le champ médical — c'est-à-dire l'ancrage social de la gynécologie médicale face à la faiblesse de la discipline d'andrologie —* [qui] *conforte et produit ces inégalités de manipulations des corps des deux classes de sexe* » (Ruault 2011, p. 286).

Ainsi les conjoints ne sont-ils pas gênés professionnellement dans leur carrière, ni menacés dans leur emploi par cette prise en charge médicale de l'infertilité du couple. Dans notre corpus, seuls deux hommes ont accompagné leur conjointe à une majorité des rendez-vous, leur position élevée dans la hiérarchie professionnelle leur offrant cette possibilité : le premier, Klaus (45 ans, responsable export) pour veiller à ne pas accroître la fatigue physique et morale de Virginie (38 ans, coiffeuse) en la conduisant sur le lieu de traitement (à 80 km du domicile), et le second, Hervé (ingénieur, 41 ans), « *impliqué à 100 %* » tant ils se présentent, avec Delphine (40 ans, ingénieure), comme un couple assumant de manière égalitaire les charges domestiques et tout ce qui affère à la vie de famille. Le caractère exceptionnel de cet engagement des conjoints dans le suivi des protocoles de FIV fait dire à Delphine que son mari est un véritable « *héros* », alors que la majorité des femmes rencontrées considèrent comme normal de venir seules réaliser leurs prises de sang, échographies ou autres examens.

> *Des fois, je lui disais : « Tu viens avec moi ? », et il répondait qu'il ne pouvait pas à cause de son travail. Mais, voilà... C'est normal, du moment qu'on n'est pas concerné. Il faut aussi le comprendre. C'est plus moi qui dois me rendre dans le centre d'AMP* (Suzanne, 28 ans, gestionnaire d'approvisionnement en supermarché).

Si les hommes ne sont pas ou peu gênés professionnellement et peuvent choisir de s'impliquer ou non activement dans ces parcours médicalisés, les tensions inhérentes à la difficile articulation de l'activité professionnelle et de la production d'enfants par AMP exigent des femmes une réflexion sur les stratégies d'adaptation qui pourraient, éventuellement, les protéger dans l'exercice de leur travail.

Tensions et risques professionnels inhérents aux parcours d'AMP

Corps infertiles, corps malades ?

Dans ce qui est donné à voir de la maladie sur le lieu de travail, il est bien question de l'image que les salarié·e·s veulent exposer d'eux/elles-mêmes et de leur travail.

> *Le travail n'étant plus soumis à des prescriptions rigides, on identifie sa qualité à l'investissement personnel du salarié dans la réussite de ses projets. Or, puisque cet engagement n'est pas matérialisable, il faut que le salarié œuvre lui-même à le faire reconnaître : il lui faut mettre en scène son identité au travail* (Renault 2007, p. 131).

Et ce, en exposant ses capacités, sa créativité, ses efforts et, surtout, sa disponibilité. Tous les signes de maladie ou de faiblesse de l'état corporel sur le lieu de travail doivent en effet être finement contrôlés par les salariés pour ne pas risquer d'être disqualifiés dans un contexte éminemment concurrentiel.

> *Sur le lieu de travail, l'individu met en scène sa maladie au sens où il la cache ou la révèle, la diminue ou l'accentue aux yeux des autres, la nie ou la nomme, et de façon générale gère les signes nécessaires, de son propre point de vue, pour que les autres personnes du lieu de travail élaborent une interprétation de sa propre maladie qui soit conforme à ses souhaits* (Dodier 1983, p. 256).

Mais dans le cas d'une infertilité conjugale, de quel 'mal' s'agit-il ?

> *Ni une maladie de l'homme, ni une maladie de la femme au sens proprement dit,* [l'infertilité] *ne se révèle que lorsque deux personnes veulent faire un enfant. Ce n'est d'ailleurs pas une maladie tout court, parce que, en dehors de ce désir, cela ne s'exprimerait jamais* (Epelboin 2003, p. 12).

Les couples infertiles sont cependant portés par tout un imaginaire collectif (Gavarini 2002) qui légitime, dans nos sociétés, la prise en charge médicale du dysfonctionnement qui les empêche de procréer, dysfonctionnement qui mime étrangement, dans le langage utilisé, tout ce qui affère à la 'maladie'. Une fois faite la demande de prise en charge à 100 % (avec exonération du ticket modérateur), examens médicaux, traitements à mettre en œuvre, protocoles médicaux à respecter, échographies, opérations et arrêts maladie se succèdent.

Malgré « *l'évidence de la médicalisation technologique du corps reproducteur* » (Tain 2004) et une certaine familiarité féminine — socialement et politiquement construite — à l'égard de la biomédecine (Ruault 2011), les femmes engagées dans des parcours d'AMP peinent à étiqueter leur corps de 'malade' pour désigner le vécu de l'infertilité de leur couple.

> *C'est qu'avoir un enfant, c'est un choix personnel, c'est l'intimité du couple. Une maladie, ça vous arrive, vous ne décidez rien, vous faites face. Là, effectivement, c'est un choix de faire un enfant via tous ces examens* (Sonia, 38 ans, comptable).

Pour autant, les femmes que nous avons rencontrées ne remettent jamais en cause la légitimité de la prise en charge sociale de leur infertilité conjugale ; les parcours d'AMP ne relèvent en rien pour elles d'une médecine de confort. Mais toutes soulignent qu'il est plus délicat d'évoquer avec sa hiérarchie l'engagement 'choisi' dans un parcours d'AMP que des protocoles médicaux plus lourds, comme dans le cas d'un cancer par exemple, où l'arrêt maladie ne peut décemment être remis en cause. Comme le dit Justine (34 ans, cadre supérieure), concernant le cancer, « *ce n'est pas pour le fun entre guillemets, ce n'est pas pour construire une famille* ».

La simple nomination de l'épreuve traversée, sur le lieu de travail, à sa hiérarchie et à ses collègues devient problématique. C'est que l'infertilité est une pure création de la biomédecine (Sandelowski, de Lacey 2002) aux contours si flous (tant elle renvoie à une multiplicité de dysfonctionnements qui peuvent affecter l'un ou l'autre des membres du couple) que les salariées sont souvent désarmées pour justifier les conséquences de leur parcours de soin sur leur travail. Qui plus est, elles ne peuvent s'appuyer sur le cadre juridique protégeant les salariées enceintes dans le droit du travail.

Ceci dit, depuis l'arrêt du 26 février 2008 de la Cour de justice des Communautés européennes (CJCE) faisant jurisprudence pour l'ensemble des États membres, une travailleuse subissant un traitement de FIV peut se prévaloir, en cas de licenciement abusif, de la protection contre la discrimination fondée sur le sexe selon la directive 76-207 du 9 février 1976 relative à l'égalité de traitement entre les sexes portant sur l'accès à l'emploi, la formation professionnelle et les conditions de travail. L'article 5, paragraphe 1, est ici essentiel en ce qu'il prévoit « *l'application du principe de l'égalité de traitement en ce qui concerne les conditions de travail, y compris les conditions de licenciement, implique que soient assurées aux hommes et aux femmes les mêmes conditions, sans discrimination fondée sur le sexe* ». La CJCE limite cependant la portée de son arrêt en prévoyant deux conditions : la directive 76-207 s'oppose au licenciement d'une travailleuse qui se trouve à un stade avancé d'un traitement de fécondation *in vitro*, à savoir entre la ponction folliculaire et le transfert des embryons, et si la salariée réussit à démontrer que le licenciement est fondé essentiellement sur le fait que l'intéressée a subi un tel traitement. Ce récent cadre juridique, fixé par l'arrêt de 2008, offre, à tout le moins, une protection possible.

Mais encore faut-il avoir l'énergie de défendre ses droits quand la fatigue des traitements, l'épuisement inhérent aux efforts pour articuler calendrier productif et calendrier reproductif, et la vulnérabilité résultant d'une réalisation de soi doublement fragilisée dissuadent la plupart des femmes qui choisissent de mettre tous leurs efforts dans leur parcours d'AMP.

Ce cadre juridique, que les salariées ignorent d'ailleurs le plus souvent, n'est donc pas suffisant.

> *« Ça se passe mal au boulot, eh bien tant pis », « et si je me fais virer, eh bien tant pis, je ne me battrais même pas ». Voilà ce que j'ai entendu dans la salle d'attente du centre d'AMP. C'est le « tant pis » qui est terrible. Il faudrait que ce soit reconnu en licenciement abusif mais on n'a même pas l'énergie de se défendre* (Justine, 34 ans, cadre supérieure).

Aucune des femmes interviewées, parmi celles qui ont été mises en difficulté, n'a d'ailleurs cherché l'appui de syndicats, arguant du fait qu'elles ne voulaient pas surexposer leur douloureuse expérience et qu'elles préféraient sacrifier leur vie professionnelle. Après arbitrage avec leur conjoint doté, dans ces cas de figure, d'une position sociale, culturelle et financière favorable, elles décident de se consacrer exclusivement, à condition que ce soit temporaire, à leur projet procréatif.

Par conséquent, la négociation du licenciement avec l'employeur fait parfois office de piètre arrangement. Virginie (38 ans, coiffeuse), sachant très bien qu'elle n'aurait pas la force physique et morale de le faire, a ainsi menacé sa patronne d'aller aux Prud'hommes pour licenciement abusif. Accusée par courrier de négligence auprès de clients, elle réussit à négocier une 'rupture conventionnelle' préférant quitter son travail plutôt que subir des conditions de stress et de harcèlement destructrices.

> *Je suis contente d'être partie. Maintenant... mais, sur le coup, je me suis dit : « On ne traite pas les gens comme ça ». Quand je suis retournée au salon pour donner mon arrêt de travail, elle m'a quand même répondu : « De toute façon, bientôt on va donner des arrêts maladie pour baiser ! » Je pourrais porter plainte, mais ça ne m'intéresse pas, j'ai mon énergie à mettre dans mon projet.*

En marge de ces cas les plus conflictuels se trouvent tous les arbitrages auxquels sont soumises les salariées. Certaines, en raison d'horaires incompatibles avec la réalisation d'une FIV, font le choix contraint de démissionner et de mettre entre parenthèses leur activité professionnelle au risque de ne pas retrouver d'emploi, ou de travail avec les mêmes responsabilités. D'autres, en permanence suspectées d'être absentes pour 'convenances personnelles', renoncent à travailler tant elles souffrent d'un climat professionnel délétère nuisible à leur équilibre et au bon déroulement de leur traitement. D'autres encore doivent ingénieusement contrer les reproches de démotivation, de manque d'investissement ou, *a contrario*, accepter l'étiquette d'employée désinvolte que des supérieurs ou des collègues ne manquent pas de leur assigner.

Dissimuler son parcours d'AMP au travail

Lorsque les salariées disposent dans leur travail d'une souplesse organisationnelle ou d'une grande autonomie, la négociation de l'articulation entre vie professionnelle et parcours d'AMP se fait sans heurt. Le poids des contraintes propres aux différents milieux professionnels est donc ici déterminant.

Cependant, les salariées de notre corpus occupant des postes de 'cadre à responsabilité' se sont toutes montrées préoccupées par l'irruption de la médicalisation de l'infertilité de leur couple sur leur lieu de travail. Œuvrer à invisibiliser retards et absences (en jouant sur la souplesse organisationnelle accordée aux cadres supérieurs), à éviter le recours à l'arrêt maladie (en posant des congés pendant les périodes de traitement, en cumulant stratégiquement leur RTT, voire en programmant leur tentative de FIV lors d'une période ne contrariant pas leurs projets professionnels) devient dès lors pour elles un travail en soi. Absences et arrêts maladie exposent en effet la 'perturbation' que représente la médicalisation du désir d'enfant en l'institutionnalisant, ce qui s'avère problématique pour celles qui valorisent leur engagement professionnel et leur carrière. Dans le monde professionnel, il est vrai qu'« *un nombre élevé d'arrêts maladie constaté pour un individu tend à renforcer le soupçon qui pèse sur la réalité de ses maladies et donc sur son intérêt au travail ou son zèle* » (Dodier 1986, p. 615).

Plus encore, afficher son désir de grossesse serait prendre le risque de passer pour une salariée moins disponible (Devetter 2009) dans un univers où le parcours d'excellence se construit toujours « *au masculin-neutre* » (Guillaume, Pochic 2007, p. 81) avec une forte étanchéité entre vie privée et vie professionnelle. Ainsi Justine (34 ans, cadre supérieure) a-t-elle en vain conseillé à une jeune collègue de dissimuler son parcours d'AMP à leur hiérarchie.

> *Elle a voulu le dire par souci d'intégrité envers l'employeur parce qu'elle avait à peine fini sa période d'essai. Et ça a été épouvantable* […]. *En termes de confidentialité, tout le monde a été au courant : « Comment, elle se permet d'arriver, à peine dans la boîte, elle fait déjà un gamin et en plus en FIV. Et le boulot dans tout ça ? »*

Forte de cette expérience, Justine veille alors à invisibiliser totalement son parcours médical auprès de sa hiérarchie, s'appuyant sur la complicité de ses subalternes.

> *Mes collègues, je le leur ai dit pour qu'ils ne soient pas pris au dépourvu et pour qu'ils me couvrent... parce que, quand j'ai été hospitalisée, ils ont appelé mon assistante pour savoir dans quel hôpital j'étais, dans quel service. Ça ne les regarde pas ; il y a cette volonté de contrôle, de domination de la situation, mais c'est MA vie.*

Rien d'étonnant, en fait, à ce que ces salariées privatisent stratégiquement tout ce qui affère à leur désir de maternité ainsi qu'à sa médicalisation. L'activité professionnelle est centrale dans leur existence, elles cherchent à la préserver coûte que coûte. Comme en témoigne Gwénaëlle (40 ans, cadre de direction dans un hôpital) :

> *J'aime mon travail, j'ai besoin de lui et je n'ai pas envie que me soit renvoyée au travail cette difficulté à avoir des enfants.*

À l'inverse, les femmes de notre enquête, issues des milieux populaires, insistent davantage sur la nécessité de masquer leur parcours d'AMP pour ne pas risquer de perdre leur travail dans un contexte de crise économique. Ce n'est donc pas nécessairement la volonté d'asseoir leur carrière qui place les salariées en porte-à-faux lorsqu'elles doivent concilier logique d'efficacité professionnelle et planification d'une FIV, mais la représentation de la vie professionnelle comme lieu de compétition où l'intime dévoilé peut valoir un emploi.

Les stratégies d'évitement déployées par les femmes — les moins bien dotées socialement de notre corpus — sont toujours individuelles, impliquant des sacrifices et, parfois, une grande souffrance. Caroline (40 ans, intérimaire dans le commerce) préfère ainsi renoncer à quelques missions aux moments clés du calendrier médical et Stéphanie (39 ans, agent administratif dans un hôpital) 'bifurque', invente toutes sortes d'excuses pour justifier des absences impromptues tant auprès de sa hiérarchie que de ses collègues. Mais si la précarité d'une présence intermittente offre, paradoxalement, une certaine tranquillité en invisibilisant totalement les bouleversements impliqués par un parcours d'AMP, les louvoiements en tout genre plongent les salariées dans l'embarras permanent car à l'épuisante ingéniosité dont il faut savoir faire preuve pour trouver des excuses à ses absences s'ajoute la crainte constante d'être démasquée et de perdre définitivement la confiance de son employeur.

Faire bonne figure

Lorsque les femmes salariées décident d'aborder de front la question de leur parcours d'AMP avec leur hiérarchie, c'est toujours pour montrer que ce parcours médicalisé est sous contrôle. Intégrant parfaitement la rhétorique de la rationalité instrumentale et gestionnaire, le script de l'annonce est donc toujours le même (Hertzog 2012). Tout y est formulé de façon à nourrir la confiance de l'employeur, à donner des gages de lisibilité, à se prémunir d'éventuels reproches.

> *Quand on est obligée de dire à son employeur : « Là, je dois commencer à 9 heures au lieu de 8 heures », on ne peut pas n'évoquer que « la chose médicale » parce qu'ils vont se demander : « Mais qu'est-ce qu'elle a de grave ? » À un moment donné, ça me semble évident de le dire, ce n'est pas une maladie. C'est important, ce n'est pas grave.* [...] *Et si on ne le dit pas, les gens vont spéculer sur des choses qui ne sont pas vraies : « Si tu arrives en retard, c'est que tu n'as pas de conscience professionnelle »* (Sonia, 38 ans, comptable).

La motivation et le sérieux des salariées pour contrer retards et absences s'affiche alors dans leur volonté de rattraper leur travail à domicile ou en effectuant des heures supplémentaires (avant ou après la période de traitement). Les protocoles médicaux peuvent même être présentés à la hiérarchie comme programmables sur des périodes de vacances ou en fonction d'objectifs professionnels à remplir. Nadia (42 ans, employée de maison) souligne ainsi qu'il « *faut être quasiment rassurant pour les gens avec qui on travaille alors qu'on n'est pas forcément la mieux placée* ». L'information donnée obéit alors à une norme doublement instrumentale : le corps est une mécanique à réparer, ce qui implique un calendrier médical qu'il faut savoir articuler, par une gestion concertée avec l'employeur, avec les objectifs professionnels.

> *J'ai expliqué que je rentrais dans un protocole d'AMP, qu'il allait y avoir des fois où je devrais être absente mais que je ne choisissais pas. Et quand c'est arrivé, je suis systématiquement venue avec un certificat médical. Alors, oui, dans le milieu professionnel, c'est une petite violation de ton intimité, mais de toute façon, ton intimité, elle est violée par ce protocole-là* (Anne, 37 ans, professeure).

Il faut dire que le paradigme du corps-objet mobilisé par la médecine procréative (Chateauneuf 2011) aide ces femmes à rationaliser leur présentation qui reste protocolaire, technique, 'objectivante'. Familières des consultations gynécologiques consacrant une vision mécaniste de la reproduction, elles intériorisent un vocabulaire médical permettant de faire entrer « *la structure interne du corps* [...] *dans la nosologie de la pensée classificatrice* » (Laufer 2010, p. 408). Habituées à ce « *gouvernement des corps* » (Fassin, Memmi 2004), tant physique que symbolique, par les services d'AMP, les patientes finissent même parfois par se dire « *programmées en FIV* » pour telle période donnée. « *Ce réquisit d'administration rationalisée de son 'soi corporel'* » (Memmi 2004, p. 143) cultivé par l'institution médicale favorise d'ailleurs parfaitement l'exposition de la prise en charge médicalisée de l'infertilité dans le monde du travail. La maîtrise affichée de son corps et de ses performances, de son sang-froid, de ses pulsions correspond tout autant à ce qui est requis du patient que du salarié 'idéal'. Les plus à l'aise avec cet exercice de présentation conventionnelle de soi sont incontestablement, dans notre corpus, les femmes employées ou exerçant une profession intermédiaire, témoignant par là de la prégnance de l'imaginaire technoscientifique et de l'idéal de contrôle communs à la biomédecine et à la gestion managériale.

Faire bonne figure au travail s'avère malgré tout épuisant pour ces salariées qui, au fil des échecs des protocoles médicaux, ne voient plus que les contraintes et les empêchements professionnels, auxquels s'ajoutent les éventuelles pressions familiales.

> *Mon mari m'a dit que si ça ne marchait pas, il allait me redemander une FIV, mais moi, en fait, j'en ai marre de me pourrir la vie au boulot pour rien.* [...] *Il y a des moments où mettre mes collègues ou mes élèves dans des situations ingérables alors qu'on pourrait faire autrement sans que ce soit délirant, ça m'embête* (Sabine, 37 ans, professeure des écoles).

* *
*

Les mieux armées dans ce parcours du combattant de la gestion de l'AMP au travail sont donc celles qui admettent l'idée qu'une certaine forme de transparence à l'égard de leur employeur peut stratégiquement créer des relations de confiance. La logique qui pousse les employées à parler de leur parcours d'AMP à leur hiérarchie relève, dès lors, d'un choix mûrement réfléchi, jaugeant le bénéfice escompté : obtenir des aménagements ponctuels d'horaires, se protéger de tout reproche, entretenir un idéal de performance par la proposition de solutions pour afficher son investissement professionnel. Ces femmes, majoritairement, dans notre corpus, employées ou exerçant une profession intermédiaire, ont suffisamment intériorisé les normes gestionnaires pour développer des stratégies d'adaptation consistant à donner le change à leur employeur, qu'elles légitiment ou qu'elles singent la figure de la 'salariée modèle'. Elles sont toutefois soumises à l'arbitraire d'une relation hiérarchique reposant sur la bienveillance, notamment dans les très petites entreprises familiales où trois des femmes interviewées ont été acculées à négocier un licenciement à l'amiable.

C'est précisément parce que certaines salariées se représentent le travail comme un espace non seulement de performance, mais de compétition, qu'elles décident de mettre hors champ leur parcours de procréation médicalement assistée afin de ne pas risquer de nuire à leur vie professionnelle.

Parmi les femmes rencontrées, celles qui ont fait ce choix sont soit les plus diplômées et celles occupant une position élevée dans la hiérarchie professionnelle (cadres supérieures), soit les moins diplômées qui se sentent menacées sur le marché du travail (intérimaire, assimilée-fonctionnaire de catégorie C non encore titularisée…). Les premières refusent tout regard compassionnel de la part de leur entourage professionnel, désirent ne voir reconnu que le produit de leur activité, ce qui exige un réel effort d'invisibilisation de l'épreuve médicale et humaine qui est la leur ; les secondes souffrent d'un climat conflictuel avec leur employeur ou leurs collègues, les contraignant à œuvrer pour que leur travail procréatif médicalement assisté ne s'immisce pas dans leurs relations professionnelles et ne les mette pas économiquement en danger. Ne disposant pourtant pas de la même assise sur le marché du travail, de la même souplesse organisationnelle, des mêmes ressources pour se défendre, ces deux catégories de salariées ont déclaré s'être senties fragilisées professionnellement, s'être vues accusées de désinvolture : les premières parce qu'elles se mettaient à compter leur temps au sein de l'entreprise où il est d'usage de se donner au travail sans compter, les secondes risquant d'être licenciées pour faute professionnelle, n'arrivant plus, momentanément, à garantir leur charge de travail.

Or ni l'institution médicale, ni le droit du travail n'offrent clairement aux femmes confrontées à l'infertilité de leur couple l'aide nécessaire pour articuler sereinement projet procréatif et activité salariale. Dans ce contexte, se mettre en conformité avec la double injonction contemporaine à se réaliser dans la maternité et dans la vie professionnelle génère immanquablement des tensions et une nouvelle forme de travail invisible et non reconnu, incombant essentiellement aux femmes.

Références

Bessin Marc, Gaudart Corinne (2009). « Les temps sexués de l'activité : la temporalité au principe du genre ? » *Temporalités*, [en ligne], n° 9, mis en ligne le 30 septembre 2009, consulté le 2 février 2013.

Chateauneuf Doris (2011). « Projet familial, infertilité et désir d'enfant : usages et expériences de la procréation médicalement assistée en contexte québécois ». *Enfances, familles, générations*, n° 15.

Delphy Christine (2002). « La maternité occidentale contemporaine : le cadre du désir d'enfant ». In Descarries Francine, Corbeil Christine (eds). *Espaces et temps de la maternité*. Montréal, Remue-ménage.

Devetter François-Xavier (2006). « La disponibilité temporelle au travail des femmes : une disponibilité sans contrepartie ? » *Temporalités*, [en ligne] n° 4, mis en ligne le 29 juin 2009.

Dodier Nicolas (1983). « La maladie et le lieu de travail ». *Revue française de sociologie*, vol. 24, n° 2.

— (1986). « Corps fragiles. La construction sociale des événements corporels dans les activités quotidiennes du travail ». *Revue française de sociologie*, vol. 27, n° 4.

Epelboin Sylvie (2003). « Un enfant, pourquoi pas ? » *Journal français de psychiatrie*, n° 20.

Fassin Didier, Memmi Dominique (eds) (2004). *Le gouvernement des corps*. Paris, Éd. de l'EHESS.

Gavarini Laurence (2002). « La production d'un nouvel imaginaire scientifico-biologique ». *Journal des anthropologues* [en ligne], n° 88-89, mis en ligne le1er juin 2003, consulté le 23 octobre 2012.

Guillaume Cécile, Pochic Sophie (2007). « La fabrication organisationnelle des dirigeants. Un regard sur le plafond de verre ». *Travail, genre et sociétés*, n° 17.

Hertzog Irène-Lucile (2012). « L'intime au travail : un 'espace' aux contours labiles. Mise en question de la frontière entre vie intime et vie professionnelle dans nos sociétés contemporaines ». *Revue des sciences sociales*, n° 48.

La Rochebrochard (de) Élise, Léridon Henri (2008). « Patient ou acteur d'une reproduction médicalisée ». In de La Rochebrochard Élise (ed). *De la pilule au bébé-éprouvette*. Paris, INED « Les Cahiers de l'INED », n° 161.

Laufer Laurie (2010). « Une vie nue ou le biopouvoir des mots ». In Brun Danièle (ed). *Le statut de la femme dans la médecine : entre corps et psyché*. Paris, Études freudiennes.

Linhart Danièle (2010). « Individualisation et mobilisation subjective dans le monde du travail ». In Corcuff Philippe, Le Bart Christian, de Singly François (eds). *L'individu aujourd'hui : débats sociologiques et contrepoints philosophiques*. Rennes, Presses universitaires de Rennes.

Löwy Ilana (2006). *L'emprise du genre*. Paris, La Dispute « Le genre du monde ».

Memmi Dominique (2004). « Administrer une matière sensible. Conduites raisonnables et pédagogie par corps autour de la naissance et de la mort ». In Fassin Didier, Memmi Dominique (eds).

Praz Anne-Françoise, Modak Marianne, Messant Françoise (2011). « 'Produire des enfants' aujourd'hui : un défi pour l'analyse féministe [Edito] ». *Nouvelles questions féministes*, vol. 30, n° 1.

Renault Emmanuel (2007). « Reconnaissance et travail ». *Travailler*, n° 18.

Rozée Virginie, Mazuy Magali (2012). « L'infertilité dans les couples hétérosexuels : genre et 'gestion' de l'échec ». *Sciences sociales et santé*, vol. 30, n° 4.

Ruault Lucile (2011). « À la santé de ces dames ! Penser politiquement un suivi médical : gynécologie et surveillance des corps de femmes ». Mémoire de recherche de Master 2 en science politique, sous la direction de Julien Frétel et Rémi Lefebvre, Université Lille 2.

Sandelowski Margarete, de Lacey Sheryl (2002). "The Uses of a 'Disease'. Infertility as Rhetorical Vehicle". In Inhorn Marcia C., van Balen Franck (eds). *Infertility around the Globe*. Berkeley, University of California Press.

Tain Laurence (2004). « Genre et techniques de reproduction : évidences, alliances et turbulences ». *L'homme et la société*, n° 152-153.

Vote, ovocytes et cosmétiques. Les trois jalons identitaires du recours au genre dans la recherche sur les cellules souches en Californie [1]

Charis Thompson

Résumé

Cet article explore les trois jalons identitaires du recours au genre [*punctuated gendering*] dans la recherche biomédicale sur les cellules souches en Californie. J'y défends l'idée selon laquelle le développement de ce secteur a eu besoin des femmes à trois reprises, mais pas de *toutes* les femmes à chaque fois. En d'autres termes, suivant les étapes que franchissait le développement de l'innovation autour des cellules souches, les femmes ont été sollicitées en fonction d'une perception du genre à chaque fois différente. Ainsi, il a d'abord fallu faire appel à elles en tant que citoyennes, au croisement des rapports de sexe, de race et de classe ; on a ensuite eu besoin d'elles en tant que corps biologiques ; elles ont, enfin, été sollicitées en tant que consommatrices. Le but de ce triple recours aux femmes selon des identités de genre à chaque fois spécifiques, fut d'abord d'attirer des capitaux publics et privés dans ce secteur, une fois le soutien de l'état californien garanti ; puis d'assurer l'approvisionnement de la recherche en morceaux de corps humain ; et enfin, de permettre le développement de l'économie autour de l'innovation sur les cellules souches. Cet article s'appuie sur mes précédents travaux sur la biomédicalisation et la marchandisation de la reproduction, mais il s'inscrit également dans la perspective des théories de la division sexuée du travail, et de la construction sociale du genre par la publicité et la consommation. Au croisement de ces logiques, l'innovation biomédicale apparaît donc comme un espace privilégié pour étudier le genre comme répertoire identitaire dynamique, à travers une mise en œuvre concrète de l'idée d'intersectionnalité.

---

[1] Article traduit avec le soutien de l'Institut Émilie du Châtelet.

RECHERCHE BIOMÉDICALE — CELLULES SOUCHES — BIOTECHNOLOGIES — BIOÉCONOMIE — INDUSTRIE COSMÉTIQUE — CORPS — CALIFORNIE

L'idée des « trois jalons identitaires » du recours au genre, que j'utilise dans le titre de cet article, est inspirée d'un refrain connu sur ce thème : celui de la chanson de Lionel Ritchie, *You're once, twice, three times a lady, and I love you* [2]. Pourtant, ce n'est pas exactement la musique que j'ai dans la tête lorsque je songe à l'enquête que j'ai menée sur les politiques et les dynamiques sociales qui ont marqué la recherche sur les cellules souches en Californie, depuis la période précédant le vote de la Proposition 71 en novembre 2004, jusqu'à maintenant. En fait, si je disposais d'une application qui permettrait de diffuser directement la bande-son de mon expérience de recherche dans une salle de concert près de chez vous, la musique sélectionnée serait bien plus réaliste. Ce pourrait être quelque chose comme la chanson *Follow me* de la musicienne américano-franco-japonaise Maïa Vidal. On la voit, dans son clip, déguisée en loup à la tête d'un troupeau de brebis que l'on pourrait imaginer, telles Dolly, clonées par transfert nucléaire de cellules somatiques. La chanson de Ritchie fournit toutefois un motif qui rend mieux cette idée d'un recours au genre à travers trois jalons identitaires [*punctuated gendering*] — une fois, deux fois et une troisième fois — que j'ai identifiée comme logique sous-jacente au processus d'innovation et au développement des recherches sur les cellules souches en Californie. Dans cet article, je m'intéresse donc à cette idée d'un recours échelonné aux identités de genre, à ses liens avec l'innovation et à ses implications théoriques pour ce qui concerne le genre dans les sociétés biomédicales contemporaines.

---

[2] NdlT : La référence à la chanson de Lionel Ritchie *You're once, twice, three times a lady, and I love you* [Tu es une fois, deux fois, trois fois une dame, et je t'aime] est plus évidente dans le titre original de l'article : « Three Times a Woman: Voting, Egg Donation, Cosmetics, and the Punctuated Gendering of Stem Cell Innovation in California ».

Des bioéconomies traversées par le genre

Les travaux révolutionnaires dans le domaine de l'économie féministe, publiés dans les années 1970, 1980 et 1990 (par exemple Hartmann 1976 ; Hochschild 1983 ; Chafetz 1988 ; Folbre 1994), ont permis de montrer qu'il existait des espaces d'activité économique structurés par le genre, très semblables à celui que j'étudie dans le cadre de cet article. De même, plus récemment, de nombreuses études ont élaboré des approches totalement nouvelles de l'articulation de la race, des flux migratoires et du genre dans les dynamiques discriminatoires en matière de travail et de rémunérations, à l'échelle tant locale que transnationale, dans le secteur du *care* ou dans d'autres activités de *care* non payées (voir par exemple Boris, Parreñas 2010 ; Glenn 2010 ; Duffy 2011). Des travaux se sont également centrés sur les coûts et les bénéfices, dans une perspective de genre, des économies du travail émotionnel et affectif dans les sociétés contemporaines (Zelizer 2005 ; Hochschild 2012). Les chercheuses féministes ont ainsi montré, depuis longtemps déjà, à quel point reproduction et production sont liées. Plus récemment, des chercheuses féministes en sciences sociales ont poursuivi ce travail et ont montré l'étendue des potentialités (et les limites) de la marchandisation de la reproduction et l'existence d'une bioéconomie aujourd'hui (Thompson 2005 ; Spar 2006 ; Roberts 2009 ; Almeling 2011 ; Franklin 2013) [3]. De la même façon, plusieurs chercheuses ont critiqué la manière conventionnelle et souvent oppressive dont la consommation et la publicité mobilisaient le genre (voir Wolin 2003 ; Casey, Martens 2007). On a aussi montré que l'activité économique tend à produire des corps

---

[3] Dans mon précédent travail, j'ai étudié la « biomédicalisation de la reproduction » [*biomedical mode of reproduction*] qui s'articule de plus en plus aux modes de production capitalistes. Même si l'innovation biomédicale partage de nombreuses caractéristiques avec le capitalisme (on peut même dire, en fait, que celui-ci lui offre un environnement particulièrement favorable), on peut la considérer comme un mode de (re)production spécifique. En effet, l'innovation biomédicale est de nature promissoire, elle dépend de substances corporelles et du travail d'une tierce personne, elle se caractérise par une fongibilité toujours très limitée de personne à produit ou de valeur économique à valeur humaine, et elle peut difficilement désigner ses produits résiduaires bruts comme des déchets.

sexués et des individualités sexuées, autant qu'elle en est elle-même le produit (Salzinger 2003), car les « *dynamiques économiques* [...] *existent dans et à travers des tropes sexués* » (Salzinger 2004, p. 44).

Cet article part de ces travaux sur l'économie considérée dans une perspective de genre, pour étudier la manière dont le genre s'articule à un programme à grande échelle, financé au moyen d'un partenariat public-privé, pour subventionner la recherche sur les cellules souches en Californie. Je montre, en effet, que, par sa structuration même, ce plan de recherche comptait totalement sur les femmes et les mobilisait donc, en fonction de leurs identités de genre, de race, de classe et d'âge, à chacune des étapes de son propre développement et de sa valorisation. C'est cela que j'ai voulu exprimer avec la formule « les jalons identitaires du recours au genre » [*punctuated gendering*] [4]. J'observe ainsi trois moments dans le développement de la recherche sur les cellules souches en Californie. Le premier est l'appel lancé aux femmes plus susceptibles d'être concernées par le travail de *care*, pour qu'elles votent en faveur de la proposition de subvention des recherches sur les cellules souches ; le deuxième est la sollicitation des femmes comme donneuses d'ovocytes, afin de permettre la poursuite de certaines de ces recherches ; le troisième est lié à l'élaboration de produits cosmétiques à base de cellules souches spécifiquement destinés aux femmes qui, comme consommatrices cette fois, se trouvent alors au centre de marchés qui se sont développés soit comme des marchés autonomes, soit comme des marchés 'de secours', lorsque l'activité biotechnologique autour des cellules souches en était à ses débuts. Ces trois jalons des identités de genre, tels qu'ils ont été mobilisés, ne l'ont pas été tout au long du processus de recherche et de développement, mais ont été activés à chaque fois pour des raisons spécifiques qui participaient, respectivement, du domaine politique, du domaine scientifique et du domaine économique.

---

[4] Cette idée résonne avec l'exploration que fait Sarah Gibbon de la notion de « pluripotence » de genre à propos des gènes BRCA [NdlT : les mutations des gènes BRCA induisent une susceptibilité au cancer du sein et de l'ovaire] (Gibbon 2013).

Introduire le genre dans la bio-innovation : l'économie procurative autour des cellules souches en Californie

« *Un* speed-dating *pour les sciences de la vie : les fonds d'investissement et l'industrie pharmaceutique vous mettent la bague au doigt* », voilà ce que me promet un e-mail de CalBio 2013 [5]. Le secteur des sciences de la vie en Californie ne dédaigne pas recourir aux idiomes sexués, en particulier à celui qui évoque, comme cet e-mail, l'attrait et l'excitation d'un *speed-dating* professionnel (« *le* speed-dating, *c'est rapide et c'est marrant* ») associés, en une ellipse qui abrège les étapes intermédiaires, à la promesse d'un beau mariage et d'une situation sociale enviable, c'est-à-dire à des résultats scientifiques probants et des retours sur investissement (« *la bague au doigt* », c'est aussi une redéfinition du succès). Ainsi, les participants au *speed-dating* rencontreront des candidats au mariage proposant soit « *un fonds d'investissement en capital-risque classique qui démarre* », soit « *un fonds d'investissement en capital-risque classique à un stade plus avancé* », soit « *un fonds d'investissement stratégique, destiné aux entreprises* » et « *des plans d'investissement dans l'industrie pharmaceutique* » [6]. D'autres messages dans cette veine m'apprennent que, selon différents *leaders* d'opinion parmi les plus influents, la clé d'un succès rapide pour l'innovation dans le domaine des biotechnologies et de la santé, c'est un partenariat entre, d'une part, les fonds d'investissement et le *lobby* pharmaceutique et, d'autre part, les universités (pourvoyeuses de brevets et d'expertise en matière de propriété intellectuelle), les centres de recherche scientifique, les financeurs du monde entier, le secteur philanthropique et les groupes de patients. Le périmètre des partenariats dans ce système est précis et le grand public n'y est pas invité, même si les groupes de pression californiens en faveur de l'innovation dans

---

[5] E-mail de masse envoyé par info@baybio.org, pour annoncer une rencontre organisée par CalBio 2013 au Convention Center de San Diego du 12 au 14 juin 2013. [NdlT : le *speed-dating* consiste à organiser des rencontres à la chaîne entre célibataires.]

[6] Ayant publié deux articles dans des revues en sciences de la vie (Thompson 2007a, 2007b), je reçois de nombreux e-mails publicitaires de ce type, envoyés par le secteur local des sciences de la vie.

le domaine des biotechnologies et de la santé travaillent activement « *au plus près des personnes* » et mettent en avant les retombées économiques que l'on peut attendre d'un investissement public dans la recherche et les premiers développements biotechnologiques. Les métaphores du genre et de la séduction, aux premiers stades de l'innovation biotechnologique, permettent de mettre en lumière le travail nécessaire à la mise en relation des gens pour permettre au plan de recherche de passer à l'étape suivante. Il est vrai que la Californie fait des envieux dans le monde entier pour ce qui est de la culture de l'investissement auprès des jeunes entreprises dans le domaine des biotechnologies. Mais même en Californie, le travail de mise en relation est nécessaire si l'on veut pouvoir financer la recherche et faire en sorte qu'elle aboutisse à des produits cliniquement efficaces, susceptibles d'obtenir des contrats gouvernementaux et de développer des marchés privés. Ainsi, il est ordinaire pour les porte-parole de l'industrie biotechnologique californienne, ou du moins pour ceux qui écrivent et approuvent leurs discours, d'utiliser des stratégies rhétoriques qui jouent sur le genre et contribuent à sexualiser la bioéconomie ; à cet égard, il s'agit donc bien d'un marché comme un autre.

Avec cet exemple, j'entends mettre en lumière le phénomène général qui consiste à mobiliser des stratégies rhétoriques de genre pour promouvoir ou faciliter l'innovation. En outre, on peut remarquer que, dans la métaphore présentée plus haut, le succès commercial et le fait d'avoir la bague au doigt signifient à la fois la reconnaissance d'une promesse et la condition préalable au succès de l'investissement/au beau mariage. En trouvant le bon fonds d'investissement, ou le bon partenaire dans l'industrie pharmaceutique et un placement sûr, votre produit devient immédiatement désirable, même s'il ne sera un succès économique que dans un second temps. Ce n'est pas le sujet qui m'intéresse directement ici, mais il y a, indéniablement, matière à analyse pour la critique féministe, avec cette idée que tout le monde chercherait « à avoir la bague au doigt », et que le fait d'être fiancé·e au *lobby* pharmaceutique serait une étape (incontournable ?) du scénario sexué de la réussite sociale et économique dans nos sociétés. Dans la même logique, on peut aussi se demander *à qui* ce scénario est destiné. On pourrait également s'interroger sur ce que signifie cette féminisation, dans un contexte supposément hétérosexuel, de la personne qui cherche à se voir passer la bague au doigt par un fonds d'investissement ou par l'industrie pharmaceutique. Comparer ainsi la recherche scientifique à la future fiancée et le secteur des affaires à l'homme qui la courtise dans le processus d'innovation, voilà qui évoque un rapprochement particulièrement incongru entre l'économie, d'une part ; une appréhension normative des liens affectifs et du désir, d'autre part. Cette connexion est d'autant plus frappante que le secteur biotechnologique californien est connu pour son engagement en faveur des femmes et des LGBTQ dans le monde des affaires [7].

À l'instar de ces opérations matrimoniales pour le financement des premières étapes du développement en biotechnologie, les jalons du recours au genre que j'étudie ici sont les conditions mêmes de la réussite du plan de recherche et d'innovation. Il fallait que les électrices californiennes soient favorables à l'initiative populaire sur les cellules souches, pour que la recherche soit subventionnée. Les ovocytes fournis par les donneuses constituaient la matière première indispensable à certains types de recherches. Et un certain nombre de produits cosmétiques issus de la recherche sur les cellules souches ont été vendus aux femmes pour pouvoir développer de nouveaux produits dans un secteur déterminé, ou pour soutenir les jeunes entreprises qui soit n'étaient subventionnées ni par l'état californien ni par l'industrie pharmaceutique, soit n'avaient pas encore de produit. Dans un contexte éthique, législatif et scientifique aussi incertain que celui de la recherche en cellules souches pluripotentes, c'est, en effet, une véritable course d'obstacles que les jeunes entreprises doivent franchir, et pour cela, elles dépendent totalement des scénarios réalistes mobilisant investisseurs et grand public, dans le passage à l'étape suivante de la course à l'innovation.

---

[7] Le groupe qui m'a envoyé l'e-mail mentionné plus haut a, par exemple, organisé un dîner thématique « Les femmes dans les biotechnologies » [*women in biotech*] en mai 2013, et un « Petit-déjeuner des fiertés » [*pride breakfast*] en juin 2013.

En 2004, les électeurs de Californie ont voté en faveur de la Proposition 71, c'est-à-dire le référendum d'initiative populaire autour du financement par l'état californien de la recherche sur les cellules souches en vue de son utilisation médicale [California Stem Cell Research and Cures Act] [8]. J'ai décrit ailleurs ce programme de recherche subventionné par l'état comme un exemple de science « *procurative* » [« *procurial* » *science*] (Thompson 2013). Avec ce néologisme, j'entends rendre compte de trois de ses caractéristiques les plus frappantes qui résonnent avec le verbe 'procurer'. Étymologiquement, en effet, le verbe 'procurer' combine la racine *pro*, qui signifie quelque chose comme 'pour, en faveur de', et *curare*, 'soigner, prendre soin de'. Ses diverses acceptions modernes vont de 'faire en sorte qu'une chose se réalise' à 'faire en sorte d'avoir quelque chose à sa disposition ou en sa possession'. La proposition de loi californienne sur les cellules souches a été approuvée lors du référendum d'initiative populaire parce qu'elle était « *procurative* » : la population a adhéré à cette proposition d'investissements publics dans des traitements curatifs et dans les activités scientifiques et économiques qui leur sont associées, au nom du fait qu'il s'agissait là d'un bon usage de l'argent public — c'est-à-dire un usage à la fois éthique et favorable à l'innovation.

Contre le « pro-curatif »

Le journaliste Thomas C. Weiss a proposé une critique argumentée du discours pro-curatif des partisans de la Proposition 71. Il montre que la recherche sur les cellules souches peut avoir un certain nombre de conséquences négatives qu'il recommande d'anticiper. Son texte a été publié le 27 avril 2009 sur le site web *Disabled*

[8] NdlT : Dans certains états (dont la Californie) aux États-Unis, des propositions de loi peuvent être directement présentées aux électeurs et électrices sous la forme de référendums dits d'initiative populaire (on parle d''initiatives'). Quand ces référendums ont lieu, plusieurs propositions de loi sont généralement regroupées sur un même scrutin, afin de limiter les coûts de la procédure. Dans ce cas, chacune des Propositions est identifiée par un numéro et un intitulé spécifique, et les électeurs et électrices cochent, au stylo, sur un bulletin unique où elles sont toutes listées, celles qu'ils/elles approuvent.

World[9], c'est-à-dire juste au moment où le président Obama s'apprêtait à lever les restrictions établies par l'ancien président, George W. Bush, dans le domaine des recherches sur les cellules souches embryonnaires humaines.

Weiss explique ainsi que : « *Tout le monde a besoin de soins médicaux, autant les personnes handicapées que les personnes non handicapées. Or, de nombreuses cultures du handicap* [*disability cultures*][10] *sont menacées aujourd'hui par la recherche sur les cellules souches. Car l'idée sous-jacente à ces recherches est que l'on pourrait désormais 'guérir' les gens de leur propre culture* [...]. *Je pense que si l'on dépense de si grosses sommes d'argent en faveur de la recherche sur les cellules souches, on devrait dépenser autant en faveur de programmes qui viseraient non seulement à faciliter l'intégration sociale des personnes souffrant de handicaps dans la société, mais aussi à promouvoir les cultures du handicap* [...]. *Tant que l'Amérique ne soutiendra pas les gens souffrant de handicaps avec cette ferveur et cette volonté sociale que je viens de décrire, je continuerai à croire que la recherche sur les cellules souches est l'objet de trop d'attention.* » (Weiss 2009).

Or, pour que la proposition de loi passe auprès des électeurs et électrices, il fallait d'abord que ses partisan·e·s parviennent à désactiver les objections éthiques traditionnellement faites à la recherche sur les cellules souches — objections liées à la destruction d'embryons qu'impliquent ces recherches. Dans ce but, un ensemble de règlements pratiques a été mis en avant, afin de garantir que les chercheurs *se procurent* des lignées de cellules souches dérivées dans des conditions acceptables. L'approbation de la Proposition 71 par la population dépendait également de l'élaboration de bases de données biologiques extrêmement sophistiquées, impliquant l'indexation, le référencement, le catalogage et le classement indispensables de biomatériaux et

[9] NdlT : *Disabled World* (« Un monde de handicaps ») est un réseau social américain et un portail d'informations très connu, destiné aux personnes souffrant de toutes sortes de handicaps et de syndromes invalidants.

[10] NdlT : Les *disability cultures* ont émergé à la fin des années 1980 aux États-Unis pour désigner les styles de vie et les mouvements culturels ou artistiques nés du handicap et promus par des militant·e·s des droits des personnes handicapées.

de bio-informations [11]. Enfin, le programme de recherche et développement porté par la Proposition 71 était fondé sur l'idée d'un transfert des innovations directement « *du laboratoire à la clinique* » [*from bench to bedside*] qui, à différentes étapes de son déploiement, impliquait de recourir aux femmes, mais sans que cela soit explicite — c'était là la troisième mise en actes de la logique procurative.

Éthique et logique pro-curative

L'expression « du laboratoire à la clinique », souvent utilisée en lien avec la proposition de loi californienne sur les cellules souches, résume tout le processus d'innovation, depuis l'obtention par le laboratoire de cellules humaines pluripotentes, jusqu'à l'élaboration, fondée sur la recherche, de traitements cliniques efficaces contre les maladies. Ainsi, les arguments pro-curatifs justifiaient l'innovation et l'investissement de l'argent public, et permettaient de mettre de côté les objections éthiques relatives à la destruction d'embryons ; la création de bases de données biologiques constituait une forme bureaucratique et acceptable de la recherche sur les cellules souches humaines. À travers cette logique procurative qui mobilisait les femmes à chacune de ses étapes et structurait toute l'organisation de la recherche sur les cellules souches, l'état de Californie se dotait donc d'un programme scientifique unique qui allait lui être extrêmement bénéfique (sur ce point, voir Thompson 2013).

Premier recours aux femmes : le vote californien de 2004 pour la Proposition 71

Lors des élections américaines de novembre 2004, George W. Bush fut réélu président avec 50,7 % des voix. Il remporta cette victoire grâce aux suffrages des hommes blancs, parmi lesquels 62 % avaient voté républicain et, dans une moindre mesure, grâce aux femmes blanches, dont 55 % avaient choisi Bush. À 67 % pour les hommes et à 75 % pour les femmes, les

[11] NdlT : même s'il ne peut être correctement rendu en français, le jeu de mots autour de « cure/pro-cure » se poursuit avec la mention de ces bases de données biologiques, car celles-ci relèvent d'une procédure appelée *bio-curation* en anglais (*curation* se rapportant ici à l'idée d'enregistrement et de conservation de ces données).

non Blancs votèrent massivement démocrate, en faveur de John Kerry. En Californie, un état fortement démocrate, Kerry obtint 54 % des suffrages : 57 % des femmes et 52 % des hommes avaient voté pour lui, contre Bush. Même en Californie, toutefois, les Blancs non hispaniques ont voté à 51 % pour Bush. En Californie (comme dans le reste du pays), être une femme, être membre d'une minorité ethno-raciale, vivre dans une grande ville ou dans une ville sur la côte, avoir des diplômes élevés, ne pas être croyante et ne pas avoir d'opinions conservatrices en matière sociale, constituent autant d'éléments fortement corrélés au vote démocrate plutôt que républicain [12].

Lors de ce scrutin présidentiel, les électeurs et électrices californien·ne·s'étaient également invité·e·s à se prononcer sur seize propositions de loi soumises à un référendum d'initiative populaire (sur ces seize propositions, neuf furent acceptées). Les référendums d'initiative populaire sont, dans cet état, une forme de démocratie (censément) directe, susceptible d'aboutir à des modifications dans la Constitution de l'état, comme ce fut le cas lorsque fut approuvée la Proposition 71 sur la recherche utilisant les cellules souches, en 2004. Depuis 1911, les propositions de loi de nature à amender la Constitution peuvent être soumises au scrutin lorsque, au terme du processus d'initiative populaire, elles recueillent la signature d'au moins 8 % du nombre des électeurs et électrices qui étaient éligibles au moment du précédent scrutin pour le poste de gouverneur de Californie. Pour passer, ces propositions soumises au référendum doivent obtenir une majorité de 'oui' lors du vote. En 2004, quatre propositions de loi concernaient le domaine de la santé. Trois d'entre elles furent approuvées : une pour la construction d'un hôpital pour enfants, une sur les services destinés aux malades mentaux, ainsi que la Proposition 71 sur les cellules souches. La quatrième

[12] Ces données proviennent des sites web suivants qui présentent et analysent les résultats des élections. Pour les groupes ayant voté oui à la Proposition 71 : http://digital.library.ucla.edu/websites/2004_996_027/index.htm
Pour les résultats des élections nationales :
http://www.cnn.com/ELECTION/2004/pages/results/states/US/P/00/epolls.0.html
Pour les résultats des élections en Californie :
http://www.ppic.org/content/pubs/jtf/JTF_2004ElectionJTF.pdf
http://field.com/fieldpollonline/subscribers/COI-05-Jan-Demography.pdf

proposition relative à la santé, la Proposition 72, manqua de peu l'approbation. Elle stipulait que tous les employeurs devaient fournir une assurance santé à leurs salarié·e·s : elle aurait ainsi pu rendre les soins médicaux accessibles à un très grand nombre de personnes qui, jusque-là, n'en bénéficiaient pas (ou insuffisamment). La Proposition 71, qui concernait la recherche sur les cellules souches et son utilisation médicale, fut approuvée par 59 % des hommes et 60 % des femmes, et même si les minorités votèrent davantage que les Blancs en faveur de la Proposition (62-65 % contre 57 %), tous les groupes ethno-raciaux reconnus ont soutenu la recherche. En fait, seuls les groupes se désignant comme conservateurs ou protestants évangéliques ont plus souvent voté *contre* la Proposition qu'en sa faveur : en effet, étant donné que la recherche sur les cellules souches embryonnaires impliquait la création ou la destruction d'embryons humains, l'idée que l'état californien subventionne ces recherches revenait, pour une majorité des membres de ces groupes, à faire financer des avortements sur les deniers du contribuable. Une majorité de femmes et d'électeurs non blancs [13], toutefois, ont également voté en faveur de la Proposition 72 — preuve que la majorité de ces groupes démographiques souhaitent faciliter l'accès aux soins de santé, et soutenir l'investissement de l'argent public dans le domaine médical, à travers le financement de la recherche scientifique, d'infrastructures ou de services.

Seuls les hommes et une majorité de Blancs ont voté en faveur de la Proposition 71 mais contre la Proposition 72 : on peut donc être favorable au développement de la recherche et des traitements thérapeutiques, tout en étant défavorable à l'accès d'un plus grand nombre de gens à la couverture médicale. En fait, lorsque les femmes et les non Blancs associent, par leur vote, le soutien au développement de la recherche et des traitements thérapeutiques, et l'accès d'un plus grand nombre de gens aux soins médicaux, cela reflète la réalité vécue par ces populations

---

[13] Ces catégories sont malheureusement rarement isolées les unes des autres dans les analyses des résultats électoraux : on peut ainsi facilement savoir où les suffrages des femmes ou des membres de chaque groupe ethno-racial recensé ont pu aller, mais il reste impossible de savoir ce qu'ont voté les personnes à l'intersection de ces deux catégories.

qui, par excellence, prennent soin des autres et sont laissées de côté dans le système de couverture maladie.

En somme, les électrices étaient massivement partisanes de la recherche sur les cellules souches et d'un accès plus grand au système de couverture maladie. Dans ma propre recherche, bien des femmes ont vu dans les arguments pro-curatifs portés par la Proposition 71 sur les cellules souches, la possible élaboration de traitements médicaux disponibles soit pour elles-mêmes, soit pour leurs proches (famille, amis, communauté). Le fait d'être directement concernée par la nécessité de suivre un traitement médical, que ce soit pour soi-même ou pour une autre personne (en particulier un enfant) souffrant d'une infirmité ou d'une maladie chronique qui pourrait éventuellement être guérie, un jour, grâce à la recherche sur les cellules souches, semblait donner, aux yeux de beaucoup de ces femmes, une valeur tout à fait concrète à la promesse de ces traitements médicaux. Ainsi, elles évoquaient souvent le soulagement de la souffrance qu'un nouveau traitement apporterait. Ou le fait qu'elles se sentaient concernées parce qu'elles savaient, pour souffrir elles-mêmes d'une pathologie ou pour s'occuper de quelqu'un qui en souffrait, combien il peut être difficile de trouver les ressources nécessaires pour payer les soins médicaux, ou combien les barrières sociales et économiques peuvent être prohibitives dans l'accès aux services sociaux ou aux traitements thérapeutiques existants. Il y avait, certes, dans cette réaction, de l'enthousiasme pour la science elle-même et pour le fait que la Californie allait prendre la tête dans le domaine de la recherche sur les cellules souches ; mais il était normal, pour ces femmes, de soutenir les arguments pro-curatifs dans la mesure où tout cela était lié à un accès plus facile au système de couverture santé, à la possibilité de soulager les souffrances et de dépasser les barrières sociales provoquées par certaines maladies, c'est-à-dire, finalement, à tout ce que ces changements promettaient de nouveau et de positif dans le domaine du *care*.

Ainsi, si l'on se rapporte à la répartition démographique des votes en faveur de la Proposition 71, on voit bien qu'un grand nombre de femmes et de membres des minorités ont exprimé leur soutien à la recherche sur les cellules souches et au développement de traitements médicaux selon une logique qui n'était pas incompatible avec le désir de faciliter l'accès aux soins médicaux pour les gens qui en ont besoin mais ne peuvent y recourir faute d'une couverture santé suffisante. Il fallait donc que les femmes votent en masse pour que la Proposition 71 passe, et elles l'ont fait. La Proposition était formulée de manière à faire écho avec leurs préoccupations en matière de couverture santé insuffisante ou d'accès aux services sociaux et aux ressources ; ce fut, néanmoins, au détriment d'une autre proposition qui avait aussi le soutien des femmes et qui abordait directement la question de l'ouverture du système de santé à un plus grand nombre de gens. La proposition de loi sur les cellules souches a convaincu une majorité de femmes et de citoyens issus des minorités qui ont exercé leur droit de vote, en fonction de logiques politiques et sociales déterminées par des rapports de genre, de race et de classe, pour permettre à la Californie de mettre ses recettes fiscales — c'est-à-dire *leur* argent — au service de la nouvelle économie qui était en train de se développer autour des cellules souches.

Deuxième recours aux femmes

La proposition sur les cellules souches soumise au vote en 2004 se fondait sur la volonté, déjà ancienne, de la Californie de partir en tête dans ce nouveau secteur prometteur de la recherche biomédicale [14]. Il s'agissait également d'une réponse au sentiment, qui régnait alors, que l'investissement dans la recherche scientifique était en crise. Les grandes instances fédérales qui finançaient la science ne pouvaient alors soutenir que les recherches sur les cellules souches embryonnaires dérivées de ce qu'on appelait, à cette époque, les 'lignées présidentielles' [*presidential lines*]. En août 2001, en effet, le président George W. Bush avait décidé de limiter les fonds fédéraux aux recherches réalisées sur des lignées de cellules souches embryonnaires dérivées avant cette date. Il s'agissait de faire en sorte que les fonds fédéraux ne servent pas à détruire de nouveaux embryons à partir desquels de nouvelles lignées de cellules

---

[14] Dès 2002, l'état de Californie avait passé un projet de loi (la Bill SB 253) autorisant la recherche scientifique sur les cellules souches.

souches auraient été dérivées ; ce sont donc ces lignées de cellules souches existant avant août 2001 que l'on a appelé les 'lignées présidentielles'. Ainsi, tandis que ce champ de recherches était confronté à d'importants défis en matière d'éthique, de droit et de régulations, les scientifiques ne savaient toujours pas si (et, le cas échéant, comment) la pluripotence des cellules souches induites pouvait être exploitée par la médecine régénératrice. En conséquence, durant cette période, les fonds privés avaient cessé d'affluer, empêchant toute recherche innovante majeure d'être lancée. Ce sont donc la philanthropie et les fonds versés par l'état de Californie qui ont dû combler le déficit de financements de la part du gouvernement fédéral ou d'actionnaires privés. En outre, on était déjà confronté au risque de manquer non seulement de subventions publiques, mais aussi d'embryons et d'ovocytes, qui constituent la matière première pour la recherche sur les cellules souches. Les embryons — y compris les embryons résiduels issus des fécondations *in vitro* (FIV) et donnés à la recherche scientifique avec le consentement de leurs propriétaires — étaient compliqués à trouver, en raison des objections éthiques et des limites introduites par la réglementation relative à l'utilisation des embryons par la recherche. On avait également des problèmes pour se procurer des ovocytes, d'une part, en raison des risques médicaux liés à la procédure de don d'ovocytes ; d'autre part, de la situation particulière impliquée par le fait de demander à un sous-groupe de la population — en l'occurrence, les femmes menstruées — de s'engager dans un processus risqué consistant à extraire des morceaux de leur corps pour les besoins de la recherche publique. Si des donneuses d'ovocytes étaient blessées, le responsable était l'état qui subventionnait ces recherches. Ce genre de don d'ovocytes ne pouvait se développer ni sur le modèle du marché privé du don d'ovocytes lié aux traitements de l'infertilité, ni sur le modèle de la pratique (supposément) altruiste du don d'organe, ni dans la logique qui permet l'utilisation de déchets organiques issus d'opérations chirurgicales [*waste tissue*]. Dès lors, comment pouvait-on envisager de financer et soutenir activement, au niveau politique, des recherches qui dépendaient directement de l'utilisation du corps de femmes pour la production d'ovocytes dont le prélèvement leur faisait, en plus, courir des risques à court et à long terme au nom de l'intérêt général ? Autrement dit, ce type de recherche supposait de demander à un groupe spécifique de la population de se porter volontaire pour se soumettre à des opérations risquées, tout en n'utilisant les ovocytes prélevés ni pour des traitements contre l'infertilité ni pour des opérations susceptibles de sauver des vies, mais simplement pour développer des programmes scientifiques innovants et stimuler l'activité économique ou l'élaboration de nouveaux médicaments : indéniablement, cela posait problème. Du coup, ces donneuses devaient-elles être rémunérées, dans l'esprit de la recherche innovante en Californie, ou devait-on attendre d'elles un don altruiste, dans un esprit de dévouement aux autres et à la science ? Mais, dans le premier cas, l'état ne se retrouvait-il pas dans la position du 'souteneur' qui exploitait les femmes, en particulier les plus pauvres d'entre elles, puisqu'il s'agissait de leur offrir une compensation financière contre la mise à disposition de leur corps et de ses capacités reproductrices dans le cadre d'opérations risquées ? (Lie 1997) Ou alors, ne fallait-il pas, dans une logique peut-être plus émancipatrice, reconnaître la participation active de ces femmes au processus de la recherche, au même titre que n'importe quel acteur de la science ? Mais si les femmes n'étaient pas rémunérées, comment les scientifiques pouvaient-ils espérer obtenir assez d'ovocytes pour leurs recherches ? Tout cela pour dire qu'il était alors compliqué d'intégrer véritablement les femmes en tant que pourvoyeuses biologiques des matières premières nécessaires à la recherche, dans un programme innovant subventionné par l'état.

Or, la Proposition 71 n'abordait pas du tout ce problème. Son but, inscrit dans le processus d'innovation, était de garantir le soutien du grand public et l'apport de fonds susceptibles d'assurer, au niveau de l'état, l'existence de ce programme de recherche sur les cellules souches. Le mot 'femmes' n'apparaissait pas une seule fois dans le texte de la Proposition, de même que les termes 'ovocytes' ou 'embryons'. Ces derniers n'étaient évoqués qu'avec la formule de « *produits excédentaires issus de la fécondation* in vitro » ; les ovocytes, eux, n'étaient pas du tout mentionnés, même au moyen d'une autre expression. Leur présence, néanmoins, est implicite lorsque la Proposition fait référence au « *transfert nucléaire de cellules somatiques* » : il s'agit là, en effet, d'un euphémisme pour parler du clonage, qui consiste à introduire une cellule somatique dans un ovocyte et, théoriquement, à programmer cette cellule pour qu'elle commence à se diviser. Il est aussi possible d'utiliser les ovocytes pour fabriquer des embryons spécialement destinés à la recherche, même si cet aspect n'était pas mentionné dans le texte. Les difficultés que l'on aurait immanquablement pour se procurer des ovocytes et des embryons étaient toutefois évoquées par la Proposition, dans un passage du texte où il est question de la mise en place d'un groupe de travail chargé de veiller au respect des normes éthiques en matière de science et de médecine : ce groupe de travail est ainsi supposé faire des recommandations quant aux « *procédures en matière de sécurité et d'éthique dans l'obtention de matières premières et de cellules pour la recherche et les tests cliniques* ».

Ce n'est qu'après le vote de la Proposition que les implications de tous ces problèmes liés à l'obtention des ovocytes ont commencé à être claires, et une bataille s'est alors déclarée autour des bonnes pratiques en matière de don d'ovocytes. Le débat sur la question des moyens à mettre en œuvre pour se procurer des ovocytes, et, en particulier, sur la question de savoir si les contribuables californien·ne·s devaient payer pour dédommager les donneuses d'ovocytes, s'est poursuivi pendant plusieurs années (voir par exemple Magnus, Cho 2005 ; Beeson, Lippman 2006 ; Pearson 2006 ; Rao 2006 ; Steinbrook 2006 ; Bayliss, McLeod 2007 ; Lomax, Hall, Lo 2007 ; Thompson 2007a ; Waldby 2008). Or, en 2013, le gouverneur de Californie a posé son véto sur la proposition de loi *Assembly Bill 926* (2013) qui visait à amender le Code californien sur la santé et la prévention pour autoriser a) qu'une compensation soit versée aux donneuses par les comités chargés de la protection de leurs droits ; b) que les ovocytes et les embryons produits en excédent dans les traitements contre l'infertilité soient donnés pour la recherche, sous réserve du consentement des personnes concernées, et ce même si les donneuses pour ces traitements avaient été rémunérées. Cette proposition de loi rejetée, le California Institute for Regenerative Medicine [CIRM] [15] maintint donc son interdiction de payer les donneuses d'ovocytes.

Le programme californien de recherches sur les cellules souches, toutefois, avait besoin des femmes menstruées et de ce que pouvait produire leur corps. On eut donc désormais recours à elles en mettant en avant leur nature biologique et leur appartenance de genre, et non plus avec les arguments rhétoriques autour de leurs intérêts en tant qu'électrices et que responsables du soin d'autrui, comme cela avait été le cas au moment du vote de la Proposition. La première conséquence du besoin en dons d'ovocytes est de faire des femmes une catégorie distincte, une classe biologique. Pourtant, de fait, toutes les femmes n'étaient pas concernées — plus exactement : les femmes n'étaient pas toutes également impliquées dans cette chaîne de l'innovation. Bien des femmes, en effet, ne sont pas productrices régulières d'ovocytes (à l'instar de toutes celles qui ne sont pas menstruées) et certaines d'entre elles sont plus directement concernées que d'autres par ces recherches (celles qui suivaient un traitement contre l'infertilité, notamment). On réalise donc, à travers cet exemple, qu'il est fallacieux de considérer comme essentialiste la répartition biologique de la population entre deux sexes, puisque la catégorie des femmes est diverse, à cet égard. Par conséquent, le deuxième recours aux femmes (c'est-à-dire, en fait, aux seules femmes menstruées) dans l'économie des cellules souches était fondé, à cette étape, sur ce qu'on pourrait appeler leur genre biologique [*biological gender*].

Troisième recours aux femmes

Pour espérer des retours sur investissement avec la recherche sur les cellules souches subventionnée par l'argent du contribuable, il lui fallait régénérer l'économie. Pour que la promesse portée par la Proposition 71 soit tenue, il fallait produire des traitements médicaux susceptibles d'être mis sur le marché. On

[15] NdlT : Le California Institute for Regenerative Medicine (Institut californien en médecine régénératrice) est l'institut créé à la suite du vote de la Proposition 71 en 2004, afin d'assurer le financement des recherches sur les cellules souches en Californie.

avait beaucoup insisté sur le fait que la dépense des fonds publics devait aller de pair avec le développement d'une recherche appliquée, issue de la recherche fondamentale, afin que les premiers résultats soient transformés en essais cliniques. En juillet 2013, le CIRM a fait preuve d'une grande ambition en autorisant la dépense de 70 millions de dollars pour établir un réseau de ce qu'on a appelé des 'cliniques alpha' sur tout le territoire de l'état ; le but était de procéder à des tests cliniques à partir des futures thérapies élaborées à base de cellules souches (DeWitt *et al.* 2013). Cette subvention, toutefois, ne finança pas que des essais cliniques. Le réseau ainsi conçu, en effet, a permis de collecter des données de manière transparente afin de mettre aussi rapidement que possible, grâce à de substantielles économies d'échelle, les traitements médicaux à disposition des patients, une fois testée l'efficacité de ces nouvelles thérapies dans les plus rigoureuses conditions de sécurité. C'est la nature publique de la subvention du CIRM qui a rendu possible cette organisation, vu que les essais cliniques sont habituellement financés et menés sur fonds privés.

Avec le programme de recherche sur les cellules souches en Californie, on commençait à voir ce qu'il était possible d'accomplir lorsque l'on planifie et subventionne en partie sur fonds publics (les nouveaux montages financiers étant hybrides, publics-privés) l'intégralité du processus, depuis les premières étapes de la recherche fondamentale jusqu'à la mise en place des thérapies cliniques. Tout au long de ce processus, néanmoins, les entreprises créées pour l'occasion ont continué à fonctionner et avaient donc besoin soit de créer, soit de trouver des marchés pour les produits issus de la recherche. Les cosmétiques sont depuis longtemps associés à la recherche biochimique, et leur marché est relativement facile d'accès, en particulier si on le compare à celui des médicaments. Contrairement aux traitements thérapeutiques, en effet, les cosmétiques n'ont pas à se soumettre à des essais cliniques destinés à évaluer leur innocuité et leur efficacité. Si les contrôles de la FDA [16] concernent bien à la fois

[16] NdlT : La Food and Drug Administration est chargée de contrôler, avant leur commercialisation sur le territoire des États-Unis, tous les produits chimiques, les médicaments et les produits alimentaires.

les médicaments et les cosmétiques, ils se limitent toutefois, pour ces derniers, à une vérification de l'honnêteté de l'étiquetage et du respect des restrictions d'usage en matière de colorants (sauf pour ce qui concerne les teintures pour cheveux) ; ils s'assurent, enfin, que les produits ne sont pas toxiques et ne contiennent aucune matière putride [17]. Or, les propriétés régénératrices probables des cellules souches pluripotentes humaines ont vite suscité l'intérêt de l'industrie cosmétique.

Une société basée en Floride, l'Aristocrat Group Corp (ASCC) a rapidement mis à profit l'opportunité que représentaient les cellules souches pour le marché des cosmétiques anti-âge. Elle annonçait ainsi, en septembre 2012, les résultats des tests qu'elle venait de mener sur des panels de consommatrices :

> *Les produits à base de cellules souches ont un potentiel régénérateur totalement naturel qui ne peut être égalé par aucun produit chimique ou à base de plantes, conçu en laboratoire* [...]. *Le marché pour des traitements anti-âge qui sont vraiment efficaces est en train d'exploser partout dans le monde et, par la création de partenariats avec les entreprises innovantes dans le domaine de la cosmétique et des cellules souches, nous comptons bien capitaliser sur cette tendance irrésistible* [18].

En rapportant cette histoire, *Enhanced Online News* remarquait que :

> *La demande américaine en cosmétiques et en produits d'hygiène devrait augmenter, selon certaines analyses, de 5 % par an pour atteindre une valeur totale de 9,9 milliards de dollars en 2016, grâce aux 'produits anti-âge',* [...] *dont le marché est parti pour croître rapidement, en particulier avec l'arrivée de plus en plus de baby-boomers dans la tranche d'âge des 50 ans et plus* [19].

Et même si le marché des cosmétiques et des produits de soin pour la peau destinés aux hommes connaît, lui aussi, un essor

---

[17] www.fda.gov/Cosmetics/GuidanceComplianceRegulatoryInformation/ucm074162.htm

[18] http://eon.businesswire.com/news/eon/20120917005603/en/women's/revenue/baby

[19] http://eon.businesswire.com/news/eon/20120917005603/en/women's/revenue/baby

rapide [20], on peut lire sur la page du site de l'ASCC, sous le titre « *Les femmes ont une influence incomparable en matière financière* », que le pouvoir d'achat des femmes est estimé à sept trilliards de dollars par an. La société note ainsi que « *l'industrie du style de vie s'est développée, pour les femmes, et constitue un secteur de marché où les profits ont atteint plusieurs milliards de dollars* ». Le plan d'investissement d'ASCC fait partie d'un « *programme destiné à favoriser les échanges (soit par le biais d'acquisitions, soit par le biais d'associations) avec des entreprises qui partagent notre vision et notre volonté de proposer une offre qui soit à l'avant-garde pour aider les femmes à faire face à ce que la société exige d'elles aujourd'hui* » [21].

Que les cosmétiques soient l'un des premiers produits issus de la recherche sur les cellules souches n'est donc guère surprenant, si l'on considère les moyens que l'industrie cosmétique est susceptible d'investir dans la recherche, et ce en dépit de la promesse qui avait été faite, contre le versement de subventions publiques, de produire des traitements médicaux, et non des crèmes pour le visage. Cependant, ce qui m'intéresse ici, c'est le fait que les cosmétiques aient été utilisés comme un produit intermédiaire, dans le seul but de permettre à des entreprises de se maintenir à flot le temps qu'elles aient élaboré des produits directement rentabilisables sur le marché de la recherche et du développement dans lequel il était prévu qu'elles s'inscrivent. Ainsi, sur le site web de Proteonomix, une société du New Jersey qui travaille à partir des cellules souches (rappelons que le New Jersey subventionne la recherche sur les cellules souches, comme

---

[20] Voir, par exemple, l'article d'Andrew Newman de la section « Fashion and Style » du *New York Times*, daté du 1er septembre 2010 : « Men's Cosmetics Becoming a Bull Market » (« Les cosmétiques pour hommes : un nouveau marché florissant »). La Corée du Sud est réputée pour être à l'avant-garde dans le domaine des cosmétiques pour homme. D'ailleurs, malgré le scandale Hwang Woo Suk qui avait jeté le soupçon sur la fiabilité des résultats des recherches sur les cellules souches, ce pays demeure en tête à la fois en matière de recherche sur les cellules souches et en matière de développement de produits à l'intersection de la recherche et de l'industrie cosmétique, grâce à des fonds d'investissement associés à de nombreuses entreprises produisant des cosmétiques à base de cellules souches, telles que Jeil Trading et Metro Korea Co. Ltd.

[21] http://aristocratgroupcorp.com/

la Californie), on peut lire que sa « *mission est de se concentrer sur le développement de thérapies basées sur l'usage de cellules souches humaines et de leurs dérivées, en particulier dans le domaine du diabète et des maladies cardiaques* » [22]. Pourtant, dans la section qui propose des informations destinées aux investisseurs potentiels, il est expliqué que tandis que cette société « *développe des agents thérapeutiques à une étape qui précède les essais cliniques, ainsi que des traitements contre le diabète, les maladies du cœur et des poumons* », elle se concentre toutefois, pour l'instant, sur « *les traitements cosmétiques* [...] *qui seront, nous en sommes convaincus, notre première source de revenus sur le marché* » [23].

Ce phénomène du passage par l'industrie cosmétique, qui me semble être une manière d'accéder au marché, pour les recherches sur les cellules souches, n'est pas spécifique à ce domaine, même si chaque cas de figure est différent. Fin 2011, Amyris, une *start-up* californienne particulièrement célèbre dans le domaine des biotechnologies et de la biologie synthétique, a obtenu 11,6 millions de dollars de la Banque brésilienne pour le développement afin de mettre en œuvre la production industrielle à grande échelle de son produit cosmétique : le Biofene. Cette nouvelle fut largement diffusée, tandis qu'était mis en avant le fait que cette société était surtout spécialisée dans les recherches en biologie synthétique, et qu'elle travaillait à la synthèse de l'acide artémisinique, utile dans le traitement du paludisme [24]. Or, grâce à cette promesse de médicaments susceptibles d'éradiquer le paludisme, Amyris avait touché des sommes d'argent significatives issues soit de la 'Billanthropie' [25]

---

[22] http://www.proteonomix.com/index.html

[23] http://www.proteonomix.com/investor.htm

[24] Pendant que j'enseignais à Berkeley, j'ai été membre du Berkeley Stem Cell Center et du Berkeley Synthetic Biology Institute, en charge d'examiner les questions éthiques et sociales soulevées par la recherche sur les cellules souches et la biologie synthétique. Dans la même perspective, j'ai également été membre du Stem Cell Research Oversight Committee (Comité de surveillance de la recherche sur les cellules souches).

[25] La 'Billanthropie' désigne les subventions versées à la recherche biomédicale par la fondation de Bill Gates et d'autres fondations équivalentes ; cette pratique de la charité privée à grande échelle permet de transformer des revenus imposables en dépenses philanthropiques, ce qui les dispense d'impôts.

soit des fonds publics, via le financement de postes de chercheurs à l'université ; pourtant, en dépit de ces investissements, l'artémisinine synthétique ne permettait pas encore à l'entreprise de gagner de l'argent. La plateforme cosmétique d'Amyris était donc une branche rentable pour cette société. De même, les créateurs du graphène, considéré comme une 'molécule miracle', ont eu beaucoup de mal à commercialiser les produits qui en étaient dérivés, malgré des investissements substantiels à la fois publics et privés ; c'est là encore dans le domaine des cosmétiques pour femmes que le graphène a fini par trouver une application, récemment, avec une ligne de mascara dont la campagne publicitaire met en scène des noms célèbres [26].

Dans au moins l'une de ces entreprises du secteur des cellules souches pluripotentes humaines, j'ai pu voir comment les cosmétiques avaient fini par constituer une véritable ligne de produits dérivés, parce qu'ils étaient plus facilement et rapidement commercialisables, et représentaient désormais une source de revenus complémentaire, indispensable aux jeunes entreprises pour qu'elles poursuivent leur travail de recherche et développement. À la fin de l'été 2012, en effet, j'ai obtenu un entretien avec l'un des cadres dirigeants d'une entreprise californienne dans le domaine des cellules souches, qui avait, dans cette logique, développé une ligne de produits cosmétiques.

Précision méthodologique

J'ai l'habitude d'anonymiser le nom des entreprises où j'ai enquêté ou celui des individu·e·s auprès desquel·le·s j'ai obtenu des entretiens, lorsque je me sers explicitement des informations obtenues par ce biais (même si l'entretien était davantage de nature journalistique, ou bien avec une figure plus ou moins publique). En revanche, lorsque je me sers d'informations provenant de sources publiques, et ce même si j'ai obtenu celles-ci à travers une interaction personnelle, je nomme généralement l'entreprise ou l'individu·e qui m'a fourni ces informations. Cette méthode a pour but de mettre en évidence

[26] Voir, par exemple, l'article « Cara Delevingne fronts Yves Saint Laurent mascara campaign boasting power of miracle graphene » (« Cara Delevingne en première ligne dans la campagne pour le mascara Yves Saint Laurent qui vante le pouvoir miraculeux du graphène ») paru sur : http://mancunianmatters.co.uk/ (10 mai 2013).

l'idée générale que je poursuis, et non les individu·e·s ou les entreprises elles-mêmes. Je ne veux faire ni une hagiographie ni une critique de la science : je le précise ici, car cela peut être, au contraire, l'objectif d'autres auteur·e·s.

J'appris, au cours de cet entretien, que l'intention de cette entreprise était, à long terme, d'utiliser leur manière spécifique de générer des lignées de cellules souches pluripotentes humaines pour élaborer des produits standardisés pour la recherche, tels les milieux de culture susceptibles de trouver des applications dans le domaine de la médecine régénératrice. Ils étaient convaincus que la méthode parthénogénétique qu'ils utilisaient pour la dérivation d'une lignée de cellules souches pluripotentes humaines, aurait l'avantage d'être à la fois plus sûre et plus acceptable sur le plan éthique que les autres méthodes qui impliquaient de détruire des embryons. Ils se procuraient la matière première pour ces travaux — les ovocytes de femmes — auprès des patientes de FIV dans un centre de procréation médicalement assistée tout proche. En fonction de la demande, ils sollicitaient un petit nombre de donneuses qui avaient un intérêt personnel au développement de traitements médicaux à base de cellules souches. Pour le cadre dirigeant que j'interrogeais, ces femmes étaient des 'héroïnes'. Parce que la fertilisation n'était pas requise, ils pouvaient ainsi produire des lignées de cellules souches homozygotes, ce qui constituait une véritable aubaine pour le développement thérapeutique et la découverte de médicaments. Une personne travaillant pour eux avait obtenu une bourse postdoctorale du CIRM, et l'entreprise elle-même avait répondu aux appels à projets de cet institut — sans résultat, toutefois, au moment de mon entretien. Pour le cadre, il fallait y voir une conséquence du fait que leur méthode n'avait « *pas encore été éprouvée* » et que « *Trounson n'aimait pas ça* » [27].

[27] Alan Trounson est le président du CIRM. Ce biologiste australien a longtemps été un médecin et un chercheur réputé en matière de fécondation *in vitro*. Quoique cette hypothèse n'ait jamais été officiellement confirmée, nombreux sont ceux qui estiment que Trounson aurait été choisi pour succéder à Zach Hall à la présidence du CIRM en raison, notamment, de son expertise dans le domaine des gamètes humaines, des ovocytes et du transfert nucléaire de cellules somatiques.

Ce que m'a dit ce cadre dirigeant à propos de son entreprise présentait plusieurs points intéressants. J'ai ainsi appris qu'ils essayaient, pour des besoins thérapeutiques, d'établir par parthénogenèse de nouvelles lignées compatibles HLA [antigènes des leucocytes humains] à la fois homozygotes et hétérozygotes. Ils menaient également des recherches sur les traitements pour la maladie de Parkinson, qui impliquaient le remplacement cellulaire grâce aux cellules souches. Dans cette perspective, leur ligne de produits cosmétiques apparaissait donc comme un produit dérivé, presque un accident [28]. C'est d'ailleurs ce qu'ils affirment dans la publicité pour leur ligne de cosmétiques :

> *C'est au cours de leurs recherches sur les traitements pour le diabète et la maladie de Parkinson, qu'une équipe de chercheurs en biotechnologie a découvert un composé particulièrement efficace pour régénérer les cellules de la peau. Cette découverte a inauguré une nouvelle ère dans les produits de soin anti-âge* [...]. *Contrairement aux autres sociétés spécialisées dans les soins pour la peau, nos locaux ne sont pas encombrés de commerciaux et d'experts en marketing : ils sont d'abord occupés par des neuroscientifiques et des embryologistes qui travaillent à élaborer des médicaments innovants pour traiter les maladies.*

L'entreprise « *a établi un nouveau standard, plus élevé, pour les produits cosmétiques* [...] *nous venons des sciences de la vie* ». Mon entretien avec le cadre dirigeant s'est tenu dans une salle au sein des nouveaux locaux de la direction, dans une pièce où étaient exposés bien en évidence des échantillons des produits cosmétiques commercialisés par cette entreprise. Mon interlocuteur n'avait pas grand-chose à dire sur les cosmétiques, à part qu'ils leur fournissaient un produit qu'ils pouvaient continuer à vendre pendant qu'ils travaillaient à leurs véritables objectifs dans le domaine biologique, thérapeutique et éthique. Les échantillons exposés dans la pièce étaient destinés aux investisseurs potentiels. Je n'avais aucune raison de ne pas le

---

[28] Voir Jabr (2012) sur l'absence de tests et de preuves quant à l'efficacité des procédures et des produits cosmétiques à base de cellules souches adultes. Jabr met ainsi en évidence la 'zone grise' en matière juridique qui entoure ces produits, qui sont à la fois des cosmétiques (impliquant un contrôle minimal de la part de la FDA) et des médicaments ou des produits biologiques (qui devraient donc être rigoureusement testés).

croire lorsqu'il disait que l'élaboration d'outils biologiques et de traitements médicaux était, pour son entreprise, le but principal et l'objet de leur motivation, et que les cosmétiques n'étaient qu'un produit dérivé. J'ai quitté le lieu de l'entretien avec deux échantillons d'une crème (hors de prix) pour le visage à base de cellules souches humaines pluripotentes, dont les propriétés anti-âge étaient, paraît-il, particulièrement efficaces.

Dans mon livre *Good Science* (Thompson 2013), j'ai décrit l'influence majeure de certains pays d'Asie dans l'orientation des discours autour de la recherche sur les cellules souches à la suite du passage de la Proposition 71, en particulier lorsqu'il s'agit de communiquer autour des questions de concurrence, de validation clinique et scientifique, d'efficacité et de sécurité. On retrouve l'influence de ces mêmes pays dans l'essor des cosmétiques à base de cellules souches. Ainsi, la société, évoquée plus haut, qui trouva par hasard des propriétés et des produits anti-âge au cours de ses recherches autour de traitements médicaux, a signé et renouvelé les accords de distribution de ses produits de soin pour la peau en Chine, au Vietnam, en Thaïlande, à Singapour, en Corée et à Hong Kong. En effet, il n'y a pas que le genre qui rentre en compte dans l'élaboration de lignes de produits cosmétiques : il faut aussi prendre en compte les stéréotypes culturels nationaux. Voilà comment ils résumaient cela :

> *La Corée, Singapour, la Chine et le Vietnam font tous des avancées extraordinaires dans le domaine de la recherche sur les cellules souches, en partie en raison de réglementations moins contraignantes pour ce qui concerne les recherches et les financements. Ce que ces pays n'ont pas, en revanche, c'est l'accès aux produits à base de cellules souches humaines conçus grâce à la technologie américaine. En raison (1) de la plus grande visibilité de ces recherches sur les cellules souches et de la plus grande acceptation dont elles bénéficient, (2) du goût prononcé des Asiatiques pour une peau sans défaut et (3) du respect des Asiatiques pour la biotechnologie américaine, les marchés asiatiques réclament aujourd'hui les produits de soin pour la peau à base de cellules souches de la marque XXX.*

La population essentiellement ciblée par cette publicité en ligne pour les produits cosmétiques de cette société, est majoritairement composée de femmes d'âge mûr — en particulier de celles qui jouissent de situations professionnelles solides, de revenus confortables, et dont on peut supposer qu'elles se sentent concernées par les produits anti-âge. Ces crèmes, dont le prix commence à 160 dollars les 30 grammes, sont extrêmement chères. L'entreprise elle-même prend bien garde d'utiliser un langage neutre du point de vue du genre : malgré cela, le marché des soins pour la peau ne cesse de croître, et les consommatrices de ces produits sont quasiment toutes, semble-t-il, des femmes blanches, âgées de plus de quarante ans.

Toutefois, les femmes ciblées par les publicités pour les produits anti-âge ne sont pas exactement les mêmes que celles que l'on incite à faire des donations d'ovocytes ou à voter en faveur des traitements et des soins. Même si les publicités pour les cosmétiques anti-âge construisent le vieillissement comme une forme sexuée du biologique, il est hors de question que les femmes concernées par ces publicités cèdent des parties de leurs corps ou assurent des services mettant en jeu leurs corps, à l'instar des donneuses d'ovocytes, comme un devoir qui leur incomberait à cette étape de la chaîne de l'innovation. À l'inverse, même si une donneuse d'ovocyte pourrait aussi être une consommatrice de crèmes anti-âge, la plupart des femmes ciblées par le marché des cosmétiques de rajeunissement sont ménopausées, et ne produisent plus d'ovocytes. Les femmes susceptibles d'acheter ces cosmétiques pourraient aussi souvent être des électrices, concernées par le bien-être d'un proche, à l'instar de celles qui ont soutenu la proposition de loi sur les cellules souches, en raison des découvertes de traitements nouveaux et de l'élargissement de l'accès aux soins médicaux qu'elle promettait. Mais, pour ainsi dire, aucune de ces femmes n'est convoquée sous le même drapeau. Ce sont les femmes adultes autonomes ayant la charge d'un proche qui ont exercé leur devoir de citoyenne en s'appuyant sur leur propre expérience et leurs espoirs en matière politique et scientifique, et qui ont, à une écrasante majorité, approuvé la recherche sur les cellules souches humaines pluripotentes. En revanche, il n'y a (apparemment, du moins) rien de citoyen dans l'achat d'une crème anti-âge : on peut davantage voir dans ce type d'action l'influence de la société de consommation et du secteur privé ; c'est moins une question de solidarité que de normes sociales ; c'est moins une conséquence directe de l'expérience quotidienne des femmes, qu'un résultat du poids de l'apparence à laquelle, lorsqu'elles atteignent un certain niveau de vie, elles sont supposées aspirer (Sandikci 1996). Avec ce troisième jalon dans la chaîne de l'innovation, dès lors, les femmes ont été intégrées, cette fois, en tant que consommatrices : c'est grâce à elles que les cosmétiques sont devenus une ligne de produits dérivés rentables, susceptibles de compenser, pour les sociétés développant les programmes de recherche, l'absence temporaire de traitements médicaux commercialisables ; ce sont elles, en somme, qui permettent d'achever les programmes scientifiques pour lesquels certaines avaient fourni des ovocytes et en faveur duquel d'autres encore avaient voté.

Conclusions

La période actuelle dans le domaine biomédical a été qualifiée de 'posthumaine', en partie à cause des manières dont les techniques *in silico* et *in vitro* [29] en biologie ont transformé le corps dans sa relation à l'identité individuelle, car le corps est désormais multiple, contingent, capitalisable et susceptible d'être augmenté et recombiné d'une infinité de manières, y compris dans le domaine de la lutte contre le vieillissement (Halberstam, Livingston 1995 ; Hayles 1999 ; Katz, Marshall 2003). Face à cela, néanmoins, il faut toujours garder en tête les formes de résistance du corps, telles qu'elles ont été mises en lumière par les études sur le handicap ou par la géographie critique notamment (Castree, Nash 2006 ; Karpin, Mykitiuk 2008). Toutefois, les sciences et technologies contemporaines dans le domaine biomédical (à travers la fusion de la biologie, de l'informatique et de l'ingénierie) n'ont pas eu pour seules conséquences de rendre désuètes les catégorisations humaines modernes, telles que le genre. Comme les études féministes sur les sciences et les technologies, ou les études trans- l'ont montré : lorsque les termes de la biologie humaine évoluent, les façons dont biologie et genre

[29] NdlT : La formule *in silico*, construite sur le modèle de *in vitro* (littéralement : dans le verre, c'est-à-dire dans un tube à essai) et *in vivo* (sur/dans les organismes vivants), désigne les recherches ou les expérimentations conduites par ordinateur et fondées sur l'utilisation de bases de données et de programmes informatiques susceptibles de recréer des processus vitaux, par exemple.

s'articulent et se co-construisent sont elles aussi vouées à évoluer (Wajcman 2000 ; Pugliese, Stryker 2009).

Dans cet article, j'ai décrit comment tout un processus d'innovation biomédicale s'est construit sur le principe d'un triple recours aux identités de genre, en suivant la logique 'du laboratoire à la clinique'. Il ne s'agit cependant pas vraiment ici d'une manière de 'faire le genre' comme cela a pu être le cas, ailleurs. Faire le genre signifie :

> *Créer des différences entre les filles et les garçons, entre les femmes et les hommes, des différences qui ne sont pas naturelles, essentielles ou biologiques. Une fois produites, cependant, ces différences sont justement utilisées pour essentialiser le genre* (West, Zimmerman 1987).

Avec cette recherche, je montre que le genre n'a pas été créé puis essentialisé, mais que, dans le processus d'innovation dont il est question, on a eu recours à une identité de genre spécifique à un moment, puis à une autre identité de genre à un autre moment, en puisant dans le réservoir des multiples identités de genre qui étaient disponibles à ce moment-là en Californie, toutes construites à l'intersection de différents rapports sociaux et toutes associées à des comportements et des revendications spécifiques.

Dans cet exemple de la bio-innovation, les identités de genre peuvent donc être considérées comme performatives. On peut dire, par opposition aux « *modèles qui voient le 'soi genré' comme antérieur à sa mise en actes* », que « *ce qui est appelé identité de genre est un accomplissement performatif* » (Butler 1988). Bien que le genre ait été, en un sens, considéré comme allant de soi à un stade « *antérieur à sa mise en actes* » dans la formulation de la Proposition 71, ou dans la recherche d'ovocytes par les chercheurs, ou dans les publicités pour les cosmétiques à base de cellules souches, ces identités de genre ont été actualisées à travers un accomplissement performatif. En outre, cette notion de performativité a impliqué aussi de s'intéresser aux sciences de la vie et à leurs corollaires dans le domaine bioéconomique sous l'angle des idées et des compétences nouvelles qui s'y développent aujourd'hui.

Les identités de genre ont été mobilisées dans la logique d'innovation à travers des situations qui sont toujours intersectionnelles ou relationnelles (Crenshaw 1991 ; Glenn 2004). C'est-à-dire que les identités de genre n'étaient pas mobilisées isolément des autres dimensions qui constituent chaque personne, telles que la race, la classe, le fait d'être handicapé ou non, la sexualité, et le fait d'être immigré ou non, même si ces différentes catégories articulées les unes aux autres deviennent extrêmement différentes d'un individu à l'autre. Lorsque les femmes en tant qu'électrices et en tant que personnes chargées d'un travail de *care*, ont été sensibles aux arguments pro-curatifs qui proposaient de consacrer une grande partie de l'argent des contribuables à la recherche sur les cellules souches, on peut dire qu'on a eu recours à elles en tant que femmes mais aussi, d'après les données du recensement du moins, en tant qu'adultes ethno-racialisées et en âge de voter. On a fait appel à elles comme si elles étaient toutes potentiellement des mères, ou des personnes ayant expérimenté le handicap et la maladie chronique d'un proche, c'est-à-dire des femmes confrontées au travail émotionnel et de *care*, qu'il soit bénévole ou non. Dans un deuxième temps, lorsque les femmes ont été incitées à faire don à la recherche de leurs ovocytes et de leurs embryons résiduels, elles furent intégrées dans la recherche en tant que corps jeunes et fertiles, pourvoyeuses de matière première biologique ; leur nature biologique et sexuée était alors supposée s'aligner avec leur désir féminin d'aider les autres (Thompson 2008). Dans un troisième temps, les femmes furent impliquées en tant que consommatrices de produits cosmétiques, ces derniers représentant des sources de revenus potentielles pour les jeunes entreprises en biotechnologie qui cherchaient à attirer des investisseurs, à susciter des partenariats avec l'industrie pharmaceutique, à obtenir des contrats avec le gouvernement ou à développer d'autres marchés pour leurs produits biomédicaux. On attendait de ces femmes qu'elles se comportent en individus sexués, c'est-à-dire en se conformant à l'image qu'avait élaborée pour elles la société néolibérale de consommation. Pris tous ensemble, ces phénomènes, qui mettent en évidence la construction sociale des différences entre les sexes, participent à un processus en cours qui, par un phénomène de co-production (Jasanoff 2004), contribue à 'genrer' la biologie tout en re-biologisant le genre (Thompson 2006).

Si je soutiens donc ici l'idée que les identités de genre, en particulier pour ce qui concerne les femmes, sont intégrées dans la bio-innovation, et que cela a des conséquences sur le genre au niveau théorique, je n'oublie pas pour autant qu'il y a aussi potentiellement des questions politiques en jeu. À partir du moment où le secteur public investit de l'argent dans des traitements médicaux, il peut être important de réfléchir aux bénéfices que tire le secteur biomédical de ces subventions lorsqu'il mène parallèlement des stratégies agressives pour maximiser ses profits privés, en recourant d'ailleurs souvent une deuxième fois aux contribuables à travers la signature de contrats gouvernementaux pour des produits pharmaceutiques, puis en recourant, une troisième fois, aux particuliers, *via* leurs achats privés. On doit aussi réfléchir à ce que signifie le fait que les subventions publiques pour les médicaments n'aboutissent pas toujours à l'élaboration de produits biomédicaux. Enfin, il est assurément préoccupant de voir la part disproportionnée des contributions assumées par les femmes dans certaines bio-innovations.

Traduit de l'anglais (américain) par Séverine Sofio

Références

Almeling Rene (2011). *Sex Cells: The Medical Market for Eggs and Sperm*. Berkeley, University of California Press.

Baylis Françoise, McLeod Carolyn (2007). "The Stem Cell Debate Continues: Buying and Selling of Eggs". *Journal of Medical Ethics*, vol. 33, n° 12.

Beeson Diane, Lippman Abby (2006). "Egg Harvesting for Stem Cell Research: Medical Risks and Ethical Problems". *Reproductive BioMedicine Online*, vol. 13, n° 4.

Boris Eileen, Parreñas Rachel Salazar (eds) (2010). *Intimate Labors: Cultures, Technologies, and the Politics of Care*. Stanford, Stanford University Press.

Butler Judith (1988). "Performative Acts and Gender Constitution: An Essay in Phenomenology and Feminist Theory. *Theatre Journal*, vol. 40, n° 4.

Casey Emma, Martens Lydia (eds) (2007). *Gender and Consumption: Domestic Cultures and the Commercialisation of Everyday Life*. Aldershot, Ashgate.

Castree Noel, Nash Catherine (2006). “Posthuman Geographies”. *Social & Cultural Geography*, vol. 7, n° 4.

Chafetz Janet S. (1988). “The Gender Division of Labor and the Reproduction of Female Disadvantage”. *Journal of Family Issues* vol. 9, n° 1.

Crenshaw Kimberlé W. (1991). “Mapping the Margins: Intersectionality, Identity Politics, and Violence against Women of Color. *Stanford Law Review*, vol. 43, n° 6 [trad. (2005). « Cartographie des marges : intersectionnalité, politique de l'identité et violences contre les femmes de couleur ». *Cahiers du genre*, n° 39 « Féminisme(s) : penser la pluralité »].

DeWitt Natalie, Lomax Geoffrey, Millan Maria, Feigal Ellen, Trounson Alan (2013). “Alpha Stem Cell Clinics: Delivering a New Kind of Medicine”. Disponible en ligne : www.cirm.ca.gov/sites/default/files/files/about_cirm/Alpha_stem_stem_cell_clinics.pdf

Duffy Mignon (2011). *Making Care Count: A Century of Gender, Race and Paid Care Work*. New Brunswick, Rutgers University Press.

Folbre Nancy (1994). *Who Pays for the Kids? Gender and Structures of Constraint*. London & New York, Routledge.

Franklin Sarah (2013). *Biological Relatives: IVF, Stem Cells, and the Future of Kinship*. Durham, Duke University Press.

Gibbon Sarah (2013). “BRCA Genes and the ‘Pluripotency’ of Gender. *Yearbook for Women's History*, n° 33.

Glenn Evelyn N. (2004). *Unequal Freedom: How Race and Gender Shaped American Citizenship and Labor*. Cambridge, Harvard University Press.

— (2010). *Forced to Care: Coercion and Caregiving in America*. Cambridge, Harvard University Press.

Halberstam Judith, Livingston Ira (eds) (1995). *Posthuman Bodies*. Bloomington, Indiana University Press.

Hartmann Heidi (1976). “Capitalism, Patriarchy, and Job Segregation by Sex”. *Signs. Journal of Women in Culture and Society*, vol. 1, n° 3.

Hayles Katherine (1999). *How We Became Posthuman: Virtual Bodies in Cybernetics, 204Literature, and Informatics*. Chicago, University of Chicago Press.

Hochschild Arlie Russell (1983). *The Managed Heart: Commercialization of Human Feeling*. Berkeley, University of California Press.

— (2012). *The Outsourced Self: What Happens When We Pay Others to Live Our Lives for Us*. New York, Metropolitan Books.

Jabr Ferris (2012). "In the Flesh: The Embedded Dangers of Untested Stem Cell Cosmetics". *Scientific American*, n° 17, December. Disponible en ligne : www.scientificamerican.com/article.cfm?id=stem-cell-cosmetics

Jasanoff Sheila (ed) (2004). "The Idiom of Co-Production". In Jasanoff Sheila. *States of Knowledge: The Co-Production of Science and the Social Order*. London & New York, Routledge.

Karpin Isabel, Mykitiuk Roxanne (2008). "Going out on a Limb: Prosthetics, Normalcy and Disputing the Therapy / Enhancement Distinction". *Medical Law Review*, vol. 16, n° 3.

Katz Stephen, Marshall Barbara (2003). "New Sex for Old: Lifestyle, Consumerism, and the Ethics of Aging Well". *Journal of Aging Studies*, vol. 17, n° 1.

Lie John (1997). "The State as Pimp: Prostitution and the Patriarchal State in Japan in the 1940s". *The Sociological Quarterly*, vol. 38, n° 2.

Lomax Geoffrey P., Hall Zach W., Lo Bernard (2007). "Responsible Oversight of Human Stem Cell Research: The California Institute for Regenerative Medicine's Medical and Ethical Standards". *PLoS Medicine*, May.

Magnus David, Cho Mildred K. (2005). "Issues in Oocyte Donation for Stem Cell Research". *Science*, n° 308.

Pearson Helen (2006). "Health Effects of Egg Donation may Take Decades to Emerge. *Nature*, n° 442.

Pugliese Joseph, Stryker Susan (2009). "The Somatechnics of Race and Whiteness". *Social Semiotics*, vol. 19, n° 1.

Rao Radhika (2006). "Coercion, Commercialization, and Commodification: The Ethics of Compensation for Egg Donors in Stem cell Research". *Berkeley Technology Law Journal*, vol. 21, n° 3.

Roberts Dorothy (2009). *Shattered Bonds: The Color of Child Welfare*. New York, Basic Civitas Books.

Salzinger Leslie (2003). *Genders in Production: Making Workers in Mexico's Global Factories*. Berkeley, CA, University of California Press.

— (2004). "From Gender as Object to Gender as Verb: Rethinking how Global Restructuring Happens". *Critical Sociology*, vol. 30, n° 1.

Sandikci Ozlem (1996). "The Technomyth of Youth in Anti-Aging Skin Care Products Advertising". *Review of Education, Pedagogy, and Cultural Studies*, vol. 18, n° 4.

Spar Debora L. (2006). *The Baby Business: How Money, Science, and Politics Drive the Commerce of Conception*. Boston, Harvard Business School Press.

Thompson Charis M. (2005). *Making Parents: The Ontological Choreography of Reproductive Technologies*. Cambridge, The MIT Press.

— (2006). "Race Science". *Theory, Culture & Society*, vol. 23, n° 2-3.

— (2007a). "Why we Should, in Fact, Pay for Egg Donation". *Regenerative Medicine*, vol. 2, n° 2.

— (2007b). "Can Opposition to Research Spur Innovation?" *Nature Reports: Stem Cells*, online 13 Dec. Disponible en ligne : www.nature.com/stemcells/2007/0712/071213/full/stemcells.2007.128.html

— (2008). "Stem Cells, Women, and the New Gender and Science. In Schiebinger Londa L. (ed). *Gendered Innovations in Science and Engineering*. Stanford, Stanford University Press.

— (2013). *Good Science: The Ethical Choreography of Stem Cell Research*. Cambridge, The MIT Press.

Wajcman Judy (2000). "Reflections on Gender and Technology Studies: In what State is the Art?" *Social Studies of Science*, vol. 30, n° 3.

Waldby Catherine (2008). Oocyte Markets: Women's Reproductive Work in Embryonic Stem Cell Research". *New Genetics and Society*, vol. 27, n° 1.

Weiss Thomas C. (2009). "Stem Cell Research and the Disability Community". *Disabled World*, April 27th. Disponible en ligne : www.disabled-world.com/news/research/stemcells/stem-cell-disability.php

West Candace, Zimmerman Don H. (1987). "Doing Gender". *Gender & Society*, vol., n° 2 [trad. (2009). « Faire le genre ». *Nouvelles questions feministes*, vol. 28, n° 3].

Wolin Lori D. (2003). "Gender Issues in Advertising: An Oversight Synthesis of Research: 1970-2002". *Journal of Advertising Research*, vol. 43, n° 1.

Zelizer Viviana A. (2005). *The Purchase of Intimacy*. Princeton, Princeton University Press.

Stratégie féministe et révolution [1]

Eva von Redecker

Résumé

À une époque où peu de choses s'avèrent stables, la théorie critique dispose de très peu de ressources conceptuelles pour parler de changement social radical. Selon Wendy Brown, elle n'a même pas entrepris le travail de deuil nécessaire pour admettre la perte du concept de révolution dans son acception marxiste classique. L'article commence par analyser en quoi une vision des plus étroites et androcentriques des schémas traditionnels de la révolution engendre des scénarios inconsistants sur la transition entre lutte révolutionnaire et utopie projetée. Il montre ensuite que, *a contrario*, le mot d'ordre du deuxième mouvement des femmes consistant à refuser d'attendre la révolution et de commencer pas à pas le travail relatif à l'utopie constitue une approche plus convaincante du changement — lequel ne doit ni se présenter comme « uniquement » réformiste, ni se limiter à des questions identitaires.

FÉMINISME — RÉVOLUTION — STRATÉGIE — THÉORIE CRITIQUE — UTOPIE — MOUVEMENT FÉMINISTE

Vous devez désormais être très courageux les gars
les gens peuvent supporter la vérité
et donc aussi l'avant-garde ce qu'il y a à faire

---

[1] Ce texte a d'abord été publié en allemand : Eva von Redecker (2012). *Feministische Strategie und Revolution.* In Landweer Hilge, Newmark Catherine, Kley Christine, Miller Simone (eds). *Philosophie und die Potenziale der Gender Studies. Peripherie und Zentrum im Feld der Theorie.* Bielefeld, Transcript Verlag, p. 17-36.

c'est la révolution des révolutionnaires
c'était quoi déjà le communisme
le mouvement réel qui annule la condition existante
un train qui en attendant est parti sans vous
qui attendez un vieux cheval à vapeur en acier
avec une bielle puissante et dure
et où le poste de mécanicien est vacant
les conditions de ce mouvement découlent
de la condition préalable existante d'une caravane lente
dans laquelle chaque cavalière tient les rênes elle-même
et où personne ne s'oppose à des retardataires
ou à l'infanterie
¡adelante!

Tract, A4, collé sur une colonne Morris.
Dieffenbachstrasse, Berlin-Kreuzberg, vu le 9 avril 2011.

Selon Wendy Brown, les mouvements féministe et socialiste se trouveraient « *beyond revolution* » (au-delà de la révolution). Or plus le mouvement socialiste en particulier se juge radical, moins il s'avère capable, bien souvent, d'admettre un tel état de fait. Les militantes [2] qui sont tombées dans ce que Brown, après Walter Benjamin, appelle la « *mélancolie de la gauche* », s'enferment dans des concepts surannés face à une réalité importune, caractérisée par la perte d'une certaine promesse de révolution (Brown 1999). Brown revendique au contraire un travail de deuil intellectuel qui s'en prenne plus particulièrement au concept de révolution. Cela permettrait d'examiner son contenu, de trier en quelque sorte dans l'héritage et de décider ce qu'il y a lieu d'abandonner ou sur quoi s'appuyer pour aller de l'avant dans l'édification d'un monde nouveau (Brown 2005, p. 115). Elle attend de ce bilan qu'il contribue à « *récupérer un imaginaire utopique en l'absence de mécanisme révolutionnaire visant à sa réalisation* » [3].

Ce que je développe par la suite obéit et n'obéit pas à cette aspiration. Si, d'une part, la perte d'un 'mécanisme' révolution-

---

[2] J'utilise systématiquement le féminin dans la suite du texte, le propos explicite étant d'inclure les divers genres (sauf mention contraire).

[3] « To recuperate an utopian imaginary in the absence of a revolutionary mechanism for its realization » (*ibid.*, p. 114).

naire apparaît indéniable, on ne saurait exclure pour autant la recherche d'autres formes de transformation radicale, capables de donner corps à cet 'imaginaire utopique'. Je voudrais d'abord souligner un dilemme que la notion de révolution dans son acception classique n'a jamais pu résoudre — à savoir la question de la réalité du passage à l'état auquel on aspire — et suggérer en quoi ce problème pourrait être lié à la logique androcentrique de l'imaginaire révolutionnaire (première partie : « Un dilemme refoulé »). J'examinerai ensuite d'autres concepts qui prennent ce dilemme au sérieux et qui essaient de le résoudre en abandonnant certains éléments de l'image-type de la révolution (« La position destructrice-anarchiste » ; et « L'affirmation du miracle »). Ce faisant, j'arriverai enfin à la préoccupation centrale de ma démarche, à savoir la discussion des stratégies de transformation qui, selon moi, ont été au cœur du mouvement des femmes et qui se caractérisent par le renversement du rapport entre utopie et révolution (« Stratégie féministe » et « La question de la portée ») [4].

Mais avant cela, je voudrais confronter cette démarche avec une réflexion féministe aujourd'hui fréquente qui — de mon point de vue — court le risque de s'avérer en fin de compte une sorte de redite de cette même mélancolie de gauche en habit féministe. Au regard de l'avancée sans limites du néolibéralisme, y compris dans la crise, des théoriciennes de gauche connues ont entrepris une autocritique féministe qui concerne leur complicité avec le capitalisme. Hester Eisenstein par exemple parle d'un « *féminisme dévoyé* » dont les valeurs et les pratiques sont mobilisées de manière cynique à des fins capitalistes et impérialistes (Eisenstein 2009). Nancy Fraser, elle aussi, a indiqué récemment dans la *New Left Review* en quoi toutes les stratégies centrales de politique féministe signifient *in fine* libération et *empowerment* pour le capitalisme (Fraser 2009) [5]. Et la féministe socialiste britannique, Nina Power, exprime avec une ironie

---

[4] Pour les commentaires et critiques qui m'ont aidée à divers stades de ce texte, je remercie Bini Adamczak, Aurélie Herbelot, Rahel Jaeggi, Urs Lindner, Dimitri Mader et tout particulièrement Christine Kley.

[5] Pour une critique détaillée, empirique et fondée du diagnostic de Fraser, cf. Funk 2012.

bienvenue l'impression que le capitalisme serait « *le meilleur ami des filles* » :

> [...] *l'hédoniste qui travaille beaucoup et qui peut se permettre de dépenser son salaire en vibromasseurs et en vin* [...] *voudrait nous faire croire que — oui — le capitalisme est le meilleur ami des filles* [6].

Cette amitié serait, d'après Hester Eisenstein, une « *liaison dangereuse* » qui ferait perdre sa virginité politique à la femme de pouvoir (Eisenstein 2005, p. 487). Je partage jusqu'à un certain point les fondements de cette analyse dans la mesure où je considère qu'il ne suffit pas de se limiter à un seul combat — féministe ou *queer*-féministe. En revanche, la tentative visant à présenter, une fois de plus, la relation entre féminisme et anti-capitalisme comme inéluctable et indissociable me paraît intenable en termes de théorie sociale. Cette autocritique féministe ne traduit-elle pas une nostalgie par trop coupable du « *malheureux mariage* » avec le marxisme (Hartmann 1979) ? L'émancipation du cadre marxiste orthodoxe de l'analyse de la société, telle que les théoriciennes féministes ayant souligné la logique propre du patriarcat l'ont revendiquée, n'a-t-elle pas préparé la voie à une prise de conscience, aujourd'hui largement partagée par la théorie critique, à savoir que nous avons affaire à une pluralité de structures oppressives, que l'on ne saurait réduire les unes aux autres (Jaeggi 2009) ? Même là où l'on ne peut pas exactement parler d'un recul de cette prise de conscience, la thèse d'un « *féminisme dévoyé* » me paraît, à la fois, surestimer son importance propre (comme si c'était le féminisme qui avait provoqué le néolibéralisme), mais aussi la déprécier (comme si les féministes, c'est-à-dire nous-mêmes, n'avaient pas mérité le succès ; comme s'il était préférable que les femmes reviennent à la case départ et soient tellement désespérées et furieuses qu'elles doivent condamner la totalité du système existant). Ceci pourrait s'interpréter comme l'équivalent féministe du mélange de déni de réalité et de ressentiment que Wendy Brown décrit en recourant au concept de mélancolie de Freud pour établir son

[6] « A girls best friend » : « [...] the hard-working hedonist who can afford to spend her income on vibrators and wine [...] would have us believe that — yes — capitalism is a girl's best friend » (Power 2009, p. 21).

diagnostic social (Freud 1986 ; Brown 1999). C'est pourquoi il me paraît pertinent d'aborder la question de la relation entre féminisme et révolution d'une tout autre et nouvelle manière. Ne peut-on se référer à la deuxième vague féministe pour élaborer des propositions constructives en vue d'une transformation radicale et présenter ainsi les succès du mouvement des femmes comme féconds et non suspects ?

Un dilemme refoulé

Le concept de révolution ne réunit pas seulement, tout comme d'autres concepts de la théorie critique, une dimension descriptive et une dimension normative, mais aussi une dimension historique et une dimension prédictive (Dunn 1989). Alors que les stratèges militaires, dit-on, s'appuient toujours sur la bataille passée pour préparer la suivante, les historiennes de la révolution s'efforcent la plupart du temps d'esquisser la révolution à venir en s'appuyant sur ce qui apparaît comme le passé. Le point de controverse consiste, d'une part, à savoir ce qui mérite le titre de révolution, et, d'autre part, et cela ne va pas de soi, ce que cela signifie de qualifier un événement de révolution. Même si le courtisan de l'anecdote de 1789 répondit de manière clairvoyante à la question de Louis XVI qui voulait savoir s'il s'agissait d'une révolte : « *Non, Sire, c'est une révolution* », il aurait, selon l'usage linguistique du temps des Lumières, voulu dire que dans les vicissitudes historiques d'ampleur mondiale, un point de rupture était atteint. Ce sens remonte à l'usage initial en astronomie, selon lequel les 'révolutions des astres', dont les orbites sont invariables, renvoient à l'alignement des zéniths, assimilé depuis la Renaissance aux situations historiques extrêmes (Griewank 1969). La signification fondamentalement moderne du concept de révolution a été construite par rapport aux révolutions françaises et américaines. Chaque fois qu'on dit aujourd'hui 'c'est une révolution', cela renvoie à l'émancipation du peuple ou des opprimées dans le but de construire une société nouvelle. La révolution est un changement social radical : non pas un changement au sein du système social, mais la transition vers un nouveau système [7]. Et la boussole pour s'en assurer s'appuie sur les utopies d'un autre et d'un meilleur état de la société. La révolution serait alors le moyen d'atteindre ces états utopiques et en même temps l'outil de la transition, à la fois les rails et la machine à vapeur de la fameuse locomotive de l'histoire universelle de Marx (Marx 1964 [1850]).

Le scénario révolutionnaire imaginaire, à savoir la forme que prend ce moyen, est souvent de nature guerrière. La violence révolutionnaire, une autre formulation de Marx, serait l'accoucheuse de chaque société passée qui en enfante une nouvelle. La révolution amène le nouveau dans le monde, mais avec un ethos professionnel inhabituellement destructeur si l'on s'en tient à la métaphore de Marx : en principe, la tâche de la sage-femme ne consiste pas à exterminer la femme enceinte pour accoucher l'enfant (Marx 1971 [1867]).

Les révolutions sont en conséquence des événements, des points dans le processus de l'Histoire, où les incidents se densifient très fortement, et ce sont des luttes. Luttes de classe, luttes pour le pain, luttes pour la reconnaissance. Selon l'acception courante, la notion de révolution réunit l'exigence normative d'un nouvel ordre utopique et la narration d'un événement guerrier.

Ce conglomérat conceptuel induit plusieurs difficultés. Je voudrais m'attarder ici sur un problème que je nomme le dilemme de la transition ou du bouleversement : l'absence d'image convaincante de la transition à l'œuvre dans la plupart des conceptions de la révolution.

---

[7] Cette définition provisoire déplace cependant le critère sur la seule question de la nouveauté, car comment pourrait-on faire la différence entre changement au sein du système et changement *en vue d'un nouveau* système ? Sans pouvoir m'étendre là-dessus de manière satisfaisante, je dirais qu'on peut établir une telle distinction en tenant compte de l'imbrication des rapports de domination et sans recourir à une représentation de totalité sociale. Si l'on définit comme rapports de domination centraux ceux qui influencent d'autres domaines de domination (sans pour autant les déterminer), le dépassement d'une telle dimension de domination et d'oppression changerait tellement la forme de la société dans son ensemble qu'on pourrait parler de nouvelle constellation et non plus de variation d'un même modèle. En termes plus familiers : après une révolution, tout ne devrait pas être différent et aller mieux, mais au moins la plupart des choses devraient être différentes et certaines choses importantes devraient aller nettement mieux.

La difficulté essentielle réside sans conteste dans ce qu'on pourrait nommer le 'dilemme de l'irruption'. Avec sa philosophie de l'histoire et dans son analyse du capital, Marx pensait avoir découvert un mécanisme qui assurerait l'avènement d'une révolution. À chaque fois que les rapports de production stagnants freinent par trop les forces productives montantes, il y aurait une explosion, et la paupérisation des travailleurs les forcerait au final à mener une lutte pour la survie contre le système capitaliste. La théorie de la révolution ne s'est en quelque sorte jamais remise de la perte de cette certitude tirée de la philosophie de l'histoire. Par ailleurs, le fait que la révolution prolétarienne mondiale ne soit pas advenue a conforté le désir auquel la théorie critique tente de répondre. Si la lutte de classe révolutionnaire libérait les travailleuses, mais que celles-ci restent passives, se poserait alors la question des forces antagonistes qui stabilisent le système et que l'on ne peut visiblement pas réduire à des intérêts matériels : la question de l'idéologie.

Néanmoins, je voudrais au premier chef attirer l'attention sur un autre dilemme qui intervient pour ainsi dire un peu plus tard, à savoir le décalage entre l'exigence et la stratégie de la conception classique de la révolution. Je soutiens que la représentation courante de la révolution rend improbable le bouleversement qu'elle exige. On peut cerner le problème de la façon suivante : d'une part, la révolution doit créer la transition vers un nouvel état utopique ; de l'autre, les moyens révolutionnaires (classiques) sont contraires aux valeurs, pratiques et relations utopiques [8]. La seule issue pour que le tableau ne soit pas contradictoire serait de pouvoir le compléter en postulant que les actrices seraient en mesure de changer radicalement à court terme, et de manière collective, leurs valeurs, pratiques et relations *après la victoire*. Cette *hypothèse miraculeuse* semble fausse. Au cours d'un épisode révolutionnaire, on ne peut tout simplement pas

[8] En discutant de la question de la violence, on s'empêtre inévitablement dans des questions portant sur l'éthique révolutionnaire. Sans minimiser son importance, je n'entrerai pas dans ce débat. J'estime qu'il occulte une problématique bien plus décisive et préoccupante. On parle toujours de la légitimité des moyens dans un jeu intellectuel présupposant à tort que ces moyens seraient les bons, seraient les moyens *par excellence* pour atteindre le but visé. Ce que, précisément, je conteste.

prendre le pouvoir comme on conquiert un pays ennemi qui, par la suite, vous appartient et vous obéit. Ce qui est masqué dans quasiment tous les *scénarii* révolutionnaires est le fait que ce pouvoir vous change en douce (Loick 2012) [9]. Une compréhension du pouvoir informée par Michel Foucault et la psychanalyse, que l'œuvre de Judith Butler (surtout Butler 1997) a contribué à imposer dans la philosophie féministe, peut sensibiliser au fait que les pratiques et les discours ambiants agissent en retour. Les sujets sont façonnés par le pouvoir qui les transforme et dont ils profitent. Les processus de subjectivation sont coriaces et ne se laissent pas réorienter d'une chiquenaude. Cette question ne se pose pas seulement grâce à la connaissance des générations ultérieures : alors que Lénine se fonde sur (ou devrait-on dire prétexte ?) la subjectivité des prolétaires pour défendre la nécessité d'organisations rigides et hiérarchiques (Lénine 1967 [1917]), Rosa Luxemburg repère d'emblée ce qu'implique cette soumission des esprits, à savoir le « *triomphe* » du « *bâton* », son intériorisation, y compris s'agissant des objectifs révolutionnaires eux-mêmes (Luxemburg 1970, p. 87).

Le débat sans fin sur le 'nouvel être humain' socialiste, qui occupe plus souvent les discours esthétiques que politiques, semble être la contrepartie de l'absence exemplaire de réflexion sur le concept de révolution. Les fantasmes du 'nouveau monde' ou du 'nouvel être humain' ont besoin l'un et l'autre d'un miracle qui n'a pas lieu durant une phase révolutionnaire. La vision d'une insurrection réussie permet de comprendre comment se débarrasser de certains hommes de pouvoir. Elle n'indique toutefois pas comment transformer le pouvoir lui-même, non seulement d'un point de vue procédural, au sens de sa démocratisation, mais dans toutes ses ramifications, quant aux normes, identités, schémas de pensée, pratiques et relations, dans tous les pans de ce que l'on désigne comme la part subjective du pouvoir. Or d'où pourraient provenir après l'insurrection, sinon de là, les ressources aptes à transformer comme par magie les sujets traumatisées en utopistes paisibles, bienveillantes, géné-

[9] Loick renforce encore cette analyse en montrant que chaque avènement de pouvoir souverain — y compris progressiste et révolutionnaire — réitère une violence inscrite au sein de l'État moderne que l'on ne saurait légitimer.

reuses, solidaires et soucieuses d'éthique ? Comment une masse encore militarisée pourrait-elle être capable, au pied levé, de mettre en œuvre des pratiques collectives complètement nouvelles ? Le dilemme s'accentue dès lors que l'analyse sociale ne renvoie pas à une compréhension marxiste orthodoxe centrée sur la 'contradiction économique principale'. D'ailleurs, même dans ce cas-là, une société qui devrait *seulement* changer ses pratiques économiques se heurterait aussi à l'insuffisant apprentissage des nouvelles formes de production et de collaboration. En d'autres termes, la même question se repose, après comme avant la révolution : comment cesser de reproduire, comment créer du neuf ? La 'révolution' comprise de manière classique n'apporte pas de réponse à cette question, elle ne fait qu'ajourner sans le résoudre le dilemme de la transition.

Une conclusion erronée aussi évidente incite à y voir un symptôme en soi. Moins à titre d'argumentation systématique que d'herméneutique du doute féministe, l'hypothèse qui s'est imposée à moi en lisant des textes relatifs à la théorie de la révolution, c'est que si le dilemme de la transition s'est vu refoulé en permanence, c'est précisément parce qu'on a toujours exclu les femmes des projections imaginaires concernant la révolution. Bien que leur présence historique soit attestée, par exemple celle des femmes sur les marchés de Paris pendant la Révolution française (Godineau 1998), le sujet de la théorie révolutionnaire est entièrement connoté au masculin, notamment quand Marx présente la classe ouvrière comme suit :

> *Mais la bourgeoisie n'a pas seulement forgé les armes qui la mettront à mort ; elle a produit aussi les hommes qui manieront ces armes : les ouvriers modernes, les* prolétaires (Marx, Engels 1978, p. 40, souligné dans l'original [1848]).

Cette ruse androcentrique permet alors une suite d'effets magiques. En scindant la masse révoltée en deux, on imagine qu'une partie au moins survivra sans dommages aux événements. Dans une fausse analogie avec une guerre territoriale, les combattants montés au front devront remporter une victoire dans la révolution, que ceux restés à l'arrière n'auront qu'à célébrer et savourer. Mais en matière de révolution, le sujet et l'objet du changement vont de pair ; ce n'est pas une population étrangère que l'on assujettit : on transforme sa propre population. Par conséquent, s'agissant d'un sujet révolutionnaire scindé en deux sexes, on devrait également raconter une histoire de transition à chacune de ses parties. Au lieu de cela, les femmes, mises entre parenthèses, disparaissent totalement du champ de vision. Du coup on n'a pas besoin de raconter d'histoire de transition à leur endroit, elles peuvent émerger comme des fantômes utiles chaque fois que le fil principal du récit masculin a besoin de renfort pour tenter de redonner corps à des *scénarii* révolutionnaires défaillants. On trouve de tels effets magiques dans des projets très différents. Quand Marx par exemple, dans son récit de la Commune de Paris, veut démontrer la possibilité même du communisme, l'utopie apparaît entre autres grâce au changement de décor, en remplaçant simplement la moitié de l'ensemble. Il affirme à plusieurs reprises dans des passages importants du texte que toutes les 'cocottes' auraient suivi le gouvernement à Versailles. Les Parisiennes qui sont restées — est-il dit vers la fin du texte — se seraient transformées en « *femmes de l'antiquité* » (Marx 1972 [1871]), mais la lectrice ne sait pas comment interpréter la chose. Et dans la phénoménologie de la révolte contre les colonisateurs tirée des *Damnés de la terre* de Fanon, les femmes apparaissent à chaque fois que l'on ne peut pas expliquer le passage à un autre niveau de mobilisation. Elles bercent les enfants avec des chants de guerriers morts au combat pour attiser l'étincelle révolutionnaire et elles applaudissent quand les premiers combattants se saisissent enfin des mitrailleuses (Fanon 1961, p. 87).

Contre de tels imaginaires de la révolution, il convient d'affirmer la simultanéité du sujet et de l'objet révolutionnaire. Celles qui veulent le changement font elles-mêmes partie de ce qu'on doit changer. Une conception plausible de la transformation doit prendre ceci en compte au lieu d'espérer pouvoir changer les actrices derrière les coulisses.

Des façons de traiter le dilemme

La position destructrice-anarchiste

Il existe bien évidemment des conceptions de la révolution qui ne refoulent pas ce que je nomme ici le dilemme de la transition. Une première option qui provient de la persistance des formes établies de subjectivation consiste à renforcer le paradoxe au point de faire naître une exigence radicale de *tabula rasa*. Comme on ne peut échapper aux schémas existants, il faut les détruire totalement avant de pouvoir penser quelque chose de nouveau. J'appelle cela la position destructrice-anarchiste. On peut citer « Les principes de la révolution » du jeune Bakounine qui en offre une version paradigmatique :

> *La génération actuelle doit détruire tout ce qui existe sans exception et sans coup férir* [...]. *Et comme elle est elle-même sous l'emprise des conditions de vie abominables qu'elle doit maintenant détruire, la construction ne peut être son affaire,* [c'est] *celle des forces vierges qui naissent en cette période de renouveau. Les abominations de la civilisation contemporaine dans laquelle nous avons grandi nous ont ôté la capacité d'édifier l'eldorado de l'avenir dont nous n'avons qu'une vague idée, car notre problème est de lutter contre la réalité infâme qui prévaut aujourd'hui* [...]. *Nous pensons que pour les personnes déjà pratiquement engagées dans l'entreprise révolutionnaire, il est criminel de réfléchir à cet avenir nébuleux, car cela ne peut que faire obstacle à la destruction en tant que telle, retarder le début de la révolution et donc reporter son issue à un avenir lointain* (Bakunin 1977, p. 360).

Ici, le début de la révolution est clairement séparé du passage au renouveau et il est interdit à toutes celles qui ont été en contact avec l'ordre ancien de penser à l'ordre nouveau. Mais d'où viennent alors ces « *forces pures qui naissent à l'époque du renouveau* » ? Là encore, cela reste complètement obscur.

Dans son livre consacré au cadavre de Lénine, la penseuse communiste Bini Adamczak s'intéresse également au problème de la transition impossible, en y ajoutant cependant un élément : non seulement les « *abominations de la civilisation contemporaine* » mais aussi les atrocités de la révolution elle-même rendent la « *génération actuelle* » inapte au futur. Dans une confrontation stylisée de partisanes de Kronstadt et de Lénine, avec une brillante dialectique, Adamczak expose le dilemme provenant du fait que les premières, si elles veulent être gagnantes doivent elles-mêmes recourir aux moyens léninistes. Ce qui les conduira non seulement à une trahison de leurs propres idéaux, mais à perpétuer l'état existant « *infecté de violence* » que l'on cherche à dépasser :

> *Mais celles qui s'opposent au léninisme tout en devenant léninistes, ne devraient-elles pas s'opposer à elles-mêmes ? Ne devraient-elles pas, celles qui appellent à la violence contre la violence, diriger l'appel à la violence contre elles-mêmes ? Car le corps nécessaire pour frapper (et le plaisir que le fait de frapper procure à ce dernier), ne se retire pas comme un habit démodé après l'avoir entraîné pour le combat. Ne devraient-elles pas tenir compte en amont des transformations irréversibles auxquelles la contre-révolution les conduit ? Prévoir de toute urgence une institution à même d'anticiper, une assurance contre l'avenir* [...] *? Comme dans les films de morts-vivants, les révolutionnaires devraient armer leurs descendants, avec l'ordre de les fusiller quand le processus de transformation débutera et que le virus de la violence commencera à agir. Et comme les héros de ces films, les jeunes révolutionnaires prendraient les armes contre celles qui les ont précédées, elles seraient encouragées par leurs victimes, les larmes aux yeux, mais en comprenant la nécessité, d'appuyer sur la gâchette. La révolution aurait dû manger ses parents et non pas ses enfants* (Adamczak 2007, p. 148).

Même cette solution de rêve musclée n'en est pas une : la question de « *l'assurance contre l'avenir* » se reposerait de façon récurrente. Ces enfants seraient, pour rester dans le film, eux-mêmes infectés par le virus de la violence après l'assassinat de leurs parents. Ainsi, la position destructrice-anarchiste montre de manière extrêmement frappante que si l'on s'en tient à la notion de révolution en tant qu'événement guerrier, il n'y a pas d'issue à ce dilemme. L'élément décisif apparaît en effet clairement quand on atténue la métaphore de l'infection. Le dilemme de la transition ne se pose pas seulement quand toutes les criminelles et les victimes révolutionnaires se verraient *de facto* prises dans une spirale de répétition sans fin (ce qui, même si elle est sombre, n'est peut-être pas une image irréaliste des processus de transition traumatisants). Ce ne serait pas seulement la perpétuation de la violence qui ferait échouer la révolution, mais le fait même que son déroulement ne prévoie pas d'espace dans lequel des pratiques utopiques antérieures puissent se développer. Le premier échec pourrait être qualifié d'échec 'tragique' sur lequel Adamczak se penche dans son étude de la révolution russe d'octobre, le second échec qu'on pourrait qualifier de 'dilemmique' découle de l'ajournement du but révolutionnaire non atteint.

L'affirmation du miracle

Je décrirais une autre position visant à répondre au dilemme de la transition comme une « *affirmation du miracle* ». Au départ, de manière quelque peu polémique, j'avais qualifié de « *prémisse miraculeuse* » l'idée que *tout* pourrait changer d'un seul coup et que, *soudainement*, le nouveau pourrait surgir. En conséquence, on pourrait prendre en compte des *scénarii* favorisant un tel miracle et réhabilitant la prémisse. On trouve de telles réflexions chez Hannah Arendt et Rosa Luxemburg qui sauvent le nouveau en l'attribuant à l'épisode révolutionnaire lui-même. Si l'utopie fait irruption, ce ne sera pas après, mais à ce moment-là. À cet effet, toutes deux renoncent pour l'essentiel à l'aspect guerrier du scénario révolutionnaire, mais retiennent son caractère événementiel. Pour Arendt et Luxemburg, ce qui advient au moment de la révolution, c'est bien plus qu'une conquête du pouvoir, c'est une transformation et une création nouvelle du sujet collectif.

Luxemburg part du principe qu'au sein de l'organisation révolutionnaire, des processus d'apprentissage fortement condensés peuvent se dérouler et se réguler par eux-mêmes. Ce qui lui paraît si terrible dans le léninisme ne réside pas dans le fait que l'on commande et que du sang coule, mais que dans l'organisation prévue, l'espace dans lequel une auto-organisation libre aurait pu se développer, n'existe plus [10]. La « *spontanéité des masses* » consiste en leur capacité à adopter quasi instantanément une forme politique véritablement nouvelle. Ainsi ne s'agirait-il pas d'aspirer à un au-delà de la révolution, mais seulement à sa permanence, dans laquelle la réorganisation se perpétuerait (Luxemburg 1970). Arendt caractérise la forme d'organisation révolutionnaire de manière plus concrète et la met en rapport avec sa théorie complexe de l'action. Elle considère les conseils,

---

[10] Le dilemme s'approfondit de manière dramatique quand on part d'une situation où guerre civile et contre-révolution empêchent toute organisation spontanée et libre.

surgis de manière spontanée dans la quasi-totalité des révolutions, comme la forme politique idéale incarnant ce qu'elle appelle la concrétisation de « *l'esprit de la révolution* » (Arendt 1967, p. 368). Pendant ces moments et dans ces instances, on fait de la vraie politique, au sens fort et presque utopique du concept d'Arendt. Cependant, la représentation de la tradition révolutionnaire d'Arendt est ternie par le fait que la forme politique retenue n'a jamais pu être maintenue au-delà de la phase initiale d'une révolution et qu'elle n'a à ce jour jamais été institutionnalisée (*ibid.*, p. 343). L'esprit de la révolution n'a pas de foyer permanent dans le monde, et si l'on situe l'utopie dans les événements révolutionnaires, elle s'éteint quand ils retombent. Le nouveau dilemme qui se pose donc à la théorie exaltante de l'action révolutionnaire est celui de la stabilisation.

Stratégie féministe

Le troisième modèle sur lequel je m'étendrai plus longuement n'abandonne pas seulement la dimension martiale, mais aussi le moment événementiel du concept de révolution. Si les théories spontanéistes ont laissé tomber l'image de la guerre pour attribuer au devenir révolutionnaire lui-même la mise en œuvre de formes utopiques, le troisième modèle renonce également à l'idée de transformation radicale comme événement singulier. La citation suivante, qui provient d'un écrit rédigé en 1970 par Frances Beal, une pionnière du *black feminism* aux États-Unis, est emblématique d'une telle stratégie :

> *Nous devons commencer à comprendre qu'une révolution n'exige pas seulement la volonté de mettre nos vies en danger et de se faire tuer. Dans un certain sens, c'est un engagement facile à prendre. Mourir pour la révolution est l'affaire d'un seul coup de feu ; vivre pour la révolution signifie prendre l'engagement plus difficile consistant à changer nos cadres de vie au quotidien* [11].

[11] « We must begin to understand that a revolution entails not only the willingness to lay our lives on the firing lines and get killed. In some ways, this is an easy commitment to make. To die for the revolution is a one-shot deal; to live for the revolution means taking on the more difficult commitment of changing our day-to-day life patterns ». Cité par Springer (2005, p. 1).

Les trois aspects d'une stratégie féministe révolutionnaire émergent ici : l'abandon de l'image de l'événement singulier et de celle de la tactique guerrière ainsi que l'insistance sur la réalisation progressive de moments utopiques dans la vie quotidienne. « *Vivre pour la révolution* ».

Comme cette conception représente l'autre extrême par rapport à la version destructive-anarchiste nécessitant non seulement la destruction de l'ordre ancien, mais des destructrices de l'ancien elles-mêmes, on pourrait la qualifier de constructive-anarchiste, suivant en cela des penseurs comme Étienne de la Boétie ou Pierre Kropotkine. Au sein de la tradition anarchiste, elle est surtout défendue dans sa forme pure par le journaliste et écrivain juif-allemand Gustav Landauer qui, dans ses appels à la création de communautés socialistes, écrit :

> *On vous a dit que la société socialiste ne pourrait remplacer l'exploitation, la prolétarisation, le capitalisme que dans un temps indéfini, lointain. On vous a renvoyés au développement. Nous disons : le socialisme n'adviendra jamais si vous ne le créez pas. Certains parmi vous affirment : il faut d'abord que vienne la révolution, ensuite commencera le socialisme* [...]. *Nous disons : c'est exactement l'inverse ! Nous n'attendons pas la révolution pour qu'ensuite commence le socialisme, nous commençons à réaliser le socialisme pour faire advenir le grand chambardement* (Landauer 1924, p. 92).

Dans sa typologie des transformations sociales, le chercheur en sciences sociales Erik Olin Wright, un marxiste analytique, nomme cette forme de changement « *interstitial change* » [12]. Le terme anglais « *interstitial* » est particulièrement pertinent, parce qu'il signifie aussi bien « *se situant dans les interstices* » que « *ouvrant des interstices* ». Wright fait le lien avec la tradition anarchiste, mais pas avec la stratégie du nouveau mouvement des femmes qui offre une perspective bien plus vaste et emblématique (Wright 2010, p. 324).

Comme on le sait, la formation de ce dernier au sein de la nouvelle gauche à la fin des années 1960 peut être décrite comme

---

[12] En opposition avec « *ruptural change* » qui correspond peu ou prou au concept classique de révolution comme changement événementiel global et avec « *symbiotic change* », comme changement par des réformes allant dans le sens du système en place (cf. Wright 2010, p. 303).

la résiliation d'un accord tacite avec les camarades socialistes selon lequel il n'y aurait de libération qu'après la révolution. En général, cette scission dans les stratégies est associée aux querelles sur les buts prioritaires, mais je pense qu'il serait intéressant de discuter des deux questions séparément. Dans son discours devant la conférence des déléguées du SDS (Union socialiste des étudiantes) en 1968, Helke Sander, une des déléguées de la Freie Universität Berlin présente la position du Conseil d'action pour la libération des femmes comme suit :

> [...] *nous ne pouvons pas apporter de réponse à l'oppression des femmes par la société à titre individuel. Nous ne pouvons donc pas attendre les temps d'après la révolution* [...] *nous voulons essayer de développer des modèles de société utopique au sein même de la société existante, mais dans cette contre-société, nos propres besoins doivent enfin trouver leur place* [13].

Si on lit ce plaidoyer par rapport à la conception sous-jacente de la transformation sociale, on peut l'interpréter comme une redéfinition de la relation entre utopie et révolution. Au lieu d'attendre la révolution, des « *modèles de société utopique* » devront être développés dès à présent. La révolution n'est plus un moyen pour donner corps à l'utopie, celle-ci se développera peu à peu de manière provisoire et autonome. La réappropriation d'horizons utopiques va au-delà de la vision de Brown mentionnée plus haut car ils ne restent pas imaginaires mais orientent l'action. On ne mise pas sur la destruction, mais sur la mise en œuvre immédiate et sur la réalisation du nouveau dans les interstices et les périphéries du système existant. Le changement intervient alors dans un espace-temps plus long, avec différents points de départ, de manière polymorphe et polyphonique. 'La' révolution ne serait pas l'origine, mais l'effet d'une accumulation de diverses anticipations couronnées de succès.

Il est tentant de compléter cette inversion de la révolution et de l'utopie, du chemin et du but de la révolution, en analysant maintenant la 'vieille' image guerrière et événementielle dans l'optique du projet 'utopique', mais non réalisé, du féminisme. Quoique l'attrait du jeu de la pensée prime ici sur le caractère

---

[13] Cité par Lenz (2008, p. 61).

sérieux de la thèse, on pourrait illustrer ce résultat en prenant appui sur le roman expérimental de Monique Wittig, *Les guérillères* [14]. Wittig y célèbre un monde au-delà des sexes, conquis avec succès par des amazones, et elle imagine une révolution menée les armes à la main, lors des batailles décisives :

> *Leurs troupes s'avancent, marchant le jour la nuit. Elles disent, où porter le feu, quelle terre incendier, quel meurtre perpétrer. Elles disent, non je ne me coucherai pas, non je ne reposerai pas mon corps fatigué avant que cette terre à qui je fus si souvent comparée, bouleversée de fond en comble, soit à jamais incapable de porter des fruits* (Wittig 1969, p. 182).

Le texte poétique et guerrier ne reproduit pas la stratégie du mouvement réel des femmes, mais on peut le comprendre dans ce cadre comme une sorte d'imaginaire stimulant. 'La révolution' dans son sens courant est devenue une utopie.

Par contre, la stratégie réelle d'une politique féministe est caractérisée par un travail local direct sur les pratiques utopiques. Parler de révolution en se référant à ce modèle de transformation signifierait élargir le concept de révolution de deux manières : de sorte qu'il couvre un spectre plus large, mais aussi qu'il implique un espace-temps plus long, un processus et pas seulement un événement. Cela répondrait à une exigence du féminisme lorsqu'il a fait irruption sur la scène en 1966. Juliet Mitchell intitula son essai qui fit date, publié dans la *New Left Review* : "Women. The longest Revolution" (Les femmes. La révolution la plus longue) (Mitchell 1966). Elle y explique que des changements radicaux devront avoir lieu dans les domaines de la production, de la reproduction, de la sexualité et de la socialisation pour permettre la libération des femmes. Cette extension du temps semble en effet pouvoir répondre au dilemme du concept classique de révolution souligné plus haut. La suppression de la frontière entre révolution et utopie résout en effet le problème de la transition impossible. Au prix d'une durée plus longue, c'est à la réalisation progressive de l'utopie elle-même que doit se mesurer le changement, et aucun scénario révolutionnaire

---

[14] Je lis toutefois le roman de Wittig davantage comme une fiction, à la différence de Linda Zerilli qui appréhende *Les guérillères* directement comme un exemple de libération et de communautarisation féministes (cf. Zerilli 2011, p. 99).

dont les normes et les pratiques orienteraient la subjectivation des actrices dans la mauvaise direction ne vient s'interposer là-dedans.

C'est précisément dans la non-simultanéité d'un processus révolutionnaire élargi dans le temps que se construisent des enclaves permettant d'éprouver et de consolider des normes utopiques. 'Le nouveau', c'est-à-dire les pratiques et les relations [15] fondées sur des normes utopiques, pourrait ainsi, en cas de réussite, se développer dans les niches et les interstices au point d'ouvrir la voie à de nouvelles structures à partir de réseaux jadis marginaux [16].

La question de la portée

On peut faire deux objections au modèle de changement développé ici. Le premier reproche serait qu'il est réformiste. Pourquoi parler de révolution si le modèle à suivre s'apparente plutôt à une transformation progressive faite de petites réformes ?

On peut répondre que la différence entre réforme et révolution ne devrait pas dépendre du critère du temps nécessaire. Le critère devrait être plutôt de vérifier si l'horizon du changement comprend toute la société ou seulement une petite partie d'entre elle. Une image comme celle du bateau de Neurath ne pouvant être réparé que pièce par pièce en haute mer ne saurait représenter un changement d'ensemble dès lors qu'on décide de remplacer continuellement les seules planches de la poupe et de ne pas toucher au reste. De surcroît, dans une situation où la consubstantialité des divers rapports de pouvoir est théorique-

[15] J'emprunte cette notion à Bini Adamczak sans pouvoir rendre justice à toutes les facettes qu'elle recouvre.

[16] Je présuppose ici que la mutation peut aboutir « à petite échelle » et qu'elle n'échoue pas suite à un « dilemme de transition » lié à son ampleur réduite. Pour fonder par la théorie sociale cet optimisme que je dois au mouvement des femmes, il me semble pertinent d'argumenter en termes de théorie de la performativité : si le pouvoir tient à la répétition des normes routinières, alors que les répétitions ne sont à l'évidence jamais complètement identiques, il existe la possibilité d'autres répétitions qui pourraient contredire la norme de départ. Pour une approche plus détaillée de ce théorème butlérien, cf. Redecker (2011, p. 93).

ment admise, il serait au contraire logique d'élargir le concept de révolution — si on ne veut pas y renoncer totalement — pour parvenir, dans une optique optimiste, à surmonter les multiples rapports d'oppression et non pas seulement, comme le prévoit son utilisation courante, pour désigner globalement des coups d'État ou des changements de système économique tout en escamotant la question du changement des rapports sociaux de sexe. Un point de repère important pour différencier changement partiel et changement radical me semble résider dans les caractéristiques des revendications et des justifications visant des injustices spécifiques. Sont-elles formulées en se limitant explicitement à ce domaine partiel ou, suivant leur objet, sont-elles susceptibles d'être transposées et élargies ?

Ainsi le réformisme comme concept de lutte, tel qu'utilisé par la social-démocratie allemande de la fin du XIXe siècle, ne coïnciderait pas avec la typologie évoquée plus haut du changement social — celui qui a lieu dans les interstices et qui ouvre d'autres espaces. Il s'inscrirait davantage dans le changement « *symbiotique* » (Wright 2010, p. 337) qui entend opérer à l'aide des institutions centrales de la société (dans le cas du réformisme social-démocrate avec le parlement), et il ne cherche pas à construire des structures alternatives en anticipant un avenir utopique.

Si la distinction la plus fructueuse est celle qui existe entre changement radical et changement partiel, reste toutefois une deuxième question plus sérieuse : une structure comme le système économique capitaliste — fondée notamment sur le patriarcat et les rôles genrés — est-elle construite de telle manière que des subversions et des alternatives locales puissent la changer en profondeur ? Est-ce que, dans ce domaine, les fragments d'utopie réalisés dans la société réelle s'accumulent pour tendre vers un processus de changement radical ? Une théorie du changement social radical dont le point de départ réside précisément dans la reconnaissance d'une perte de certitudes en matière de philosophie de l'histoire ne peut évidemment plus donner de garantie pour la révolution. Suivant le diagnostic initial, ces soi-disant garanties, parées de l'habit androcentrique ou matérialiste-téléologique, ont de manière fatale contribué à refouler la question de la transition concrète, celle de la construction du nouveau relevant de l'utopie dans la révolution. Si la proposition d'un apprentissage prérévolutionnaire de pratiques utopiques permet désormais de désamorcer le dilemme de la transition, encore faut-il clarifier si ce travail 'dans les interstices' est suffisant pour entraîner un changement radical. La réponse à cette question dépend en définitive du sens conféré au concept de structure. À mes yeux, les formes d'économie et les rapports de production ne constituent pas des macrostructures qui seraient détachées de leurs instances locales et *immunisées* contre leurs variations (Gibson-Graham [1996] argumente également dans ce sens).

La formation de l'ordre économique capitaliste lui-même se laisserait enfin repenser comme un processus de changement par et dans les interstices. À quoi s'ajoute, mais jusqu'à un certain point seulement, le fait que le modèle de transformation développé ici ne prétend de toute façon pas à l'exclusivité. La solution ne saurait être simplement 'processus au lieu d'insurrection'. Une interaction de différents modes et temps de la révolution est parfaitement imaginable. Le point culminant d'une imbrication de *scénarii* de révolution avec la mise en œuvre d'utopies à petite échelle résiderait dans le fait que plus ces dernières progressent, moins la révolution court le danger d'échouer face au dilemme de la transition. Si au moins une partie de l'ordre nouveau est en place, on devra moins se préoccuper de son surgissement magique après la révolution. Cette dernière, envisagée à la fois comme guerre et comme événement devient un concept bien moins paradoxal, si sa tâche consiste à défendre les utopies déjà à l'œuvre au lieu de réaliser des ébauches de société appartenant à un futur nébuleux. Je tenais à démontrer que les *scénarii* d'un changement réel ne se résument en aucun cas aux épisodes les plus radicaux et que la perte d'un certain mécanisme révolutionnaire peut aussi être vue comme faisant de l'utopie autant d'outils de transformation, et non comme faisant de chaque transformation une utopie.

Traduit de l'allemand par
Jacqueline Heinen et Roland Pfefferkorn

Références

Adamczak Bini (2007). *Gestern Morgen. Über die Einsamkeit kommunistischer Gespenster und die Rekonstruktion der Zukunft*. Münster, Unrast.

Arendt Hannah (1967). *Essai sur la révolution*. Paris, Gallimard.

Bakunin Michael (1977). *Sozial-Politischer Briefwechsel mit Alexander Iw. Herzen und Ogarjow*. Berlin, Karin Kramer.

Butler Judith (2002 [1997]). *La vie psychique du pouvoir. L'assujettissement en théories*. Paris, Léo Scheer.

Brown Wendy (1999). "Resisting Left Melancholy". *Boundary*, vol. 2, n° 26.

— (2005). "Feminism Unbound: Revolution Mourning, Politics". In Brown Wendy. *Edgework: Critical Essays on Knowledge and Politics*. Princeton, Princeton University Press.

Dunn John (1989). "Revolution". In Ball Terence, Farr James, Hanson Russell L. (eds). *Political Innovation and Conceptual Change*. Cambridge, Cambridge University Press.

Eisenstein Hester (2005). "A Dangerous Liaison? Feminism and Corporate Globalization". *Science and Society*, vol. 69, n° 3.

— (2009). *Feminism Seduced: How Global Elites Use Women's Labor and Ideas to Exploit the World*. Boulder, Paradigm Publishers.

Fanon Frantz (1961). *Les damnés de la terre*. Paris, Maspero.

Fraser Nancy (2009). "Feminism, Capitalism and the Cunning of History". *New Left Review*, n° 56, March/April [trad. française (2011). « Féminisme, capitalisme et ruses de l'histoire ». *Cahiers du genre*, n° 50].

Freud Sigmund (1905). *Trois essais sur la théorie sexuelle*. Paris, Gallimard.

Funk Nanette (2012). "Contra Fraser on Feminism and Neoliberalism". *Hypatia*. En ligne, consulté le 3/1/2012 : http://onlinelibrary.wiley.com/doi/10.1111/j.1527-2001.2011.01259.x/abstract. Publié en 2013, *Hypatia*, vol. 28, n° 1.

Gibson-Graham J. K. (1966). *The End of Capitalism (as we knew it). A Feminist Critique of Political Economy*. Minneapolis, University of Minnesota Press.

Godineau Dominique (1998). *Citoyennes tricoteuses. Les femmes du peuple à Paris pendant la Révolution française*. Aix-en-Provence, Alinéa.

Griewank Karl (1969). *Der neuzeitliche Revolutionbegriff: Entstehung und Entwicklung*. Frankfurt am Main, Suhrkamp Verlag.

Hartmann Heidi (1979). "The Unhappy Marriage of Marxism and Feminism: Towards a more Progressive Union". *Capital & Class*, vol. 3, n° 2, Summer.

Jaeggi Rahel (2009). "Was ist Ideologiekritik?" In Jaeggi Rahel, Wesche Tilo (eds). *Was ist Kritik?* Frankfurt am Main, Suhrhamp.

Landauer Gustav (1924). *Beginnen. Aufsätze über Sozialismus*. Köln, Marcan-Block [hrsg. v. Martin Buber].

Lénine Vladimir Ilitch (1967 [1917]). *L'État et la révolution*. Paris, Éditions sociales.

Lenz Ilse (ed) (2008). *Die neue Frauenbewegung in Deutschland. Abschied vom kleinen Unterschied. Eine Quellensammlung*. Wiesbaden, VS Verlag.

Loick Daniel (2012). *Kritik der Souveränität*. Frankfurt am Main, Campus.

Luxemburg Rosa (1970). *Schriften zur Theorie der Spontaneität*. Reinbek bei Hamburg, Rowolt [hrsg. v. Susanne Hillmann].

Marx Karl (1964 [1850]). *Les luttes de classe en France*. Paris, J.-J. Pauvert.

— (1971 [1867]). *Le capital. Livre 1*. Paris, Éditions sociales.

— (1972 [1871]). *La guerre civile en France*. Paris, Éditions sociales.

— (1978 [1848]). *Manifeste du Parti communiste*. Moscou, Éditions du progrès.

Mitchell Juliet (1966). "Women: The Longest Revolution". *New Left Review*, vol. 1, n° 40, November-December.

Power Nina (2009). *One-Dimensional Woman*. Winchester, UK, Zero Books.

Redecker (von) Eva (2011). *Zur Aktualität von Judith Butler*. Wiesbaden, VS Verlag.

Springer Kimberly (2005). *Living for the Revolution. Black Feminism Organizations, 1968-1980*. Durham, Duke University Press.

Wittig Monique (1969). *Les guérillères*. Paris, Éd. de Minuit.

Wright Erik Olin (2010). *Envisioning Real Utopias*. London & New York, Verso.

Zerilli Linda (2011). *Feminismus und der Abgrund der Freiheit*. Wien & Berlin, Turia & Kant.

Dans la cour de l'école. Pratiques sportives et modèles de masculinités

Delphine Joannin et Christine Mennesson

Résumé

L'étude de la socialisation et des contraintes relatives à la construction du genre au sein d'une même classe sexuelle offre un regard nouveau sur la pluralité des modèles de genre. Centrée sur la socialisation corporelle de garçons de CM2 âgés de 10 à 11 ans, l'enquête repère la diversité et la variabilité des pratiques physiques ludiques masculines dans le contexte scolaire. Les modalités de mise en jeu du corps dans les pratiques corporelles concernées jouent un rôle central dans l'intériorisation et la hiérarchisation de formes différenciées de masculinité.

SPORT — ÉCOLE — CORPS — MASCULINITÉS — SOCIALISATION — NORMES

Le corps, en tant que construit social, se situe au cœur des processus de différenciation et de hiérarchisation des sexes (Guillaumin 1992 ; Bourdieu 1998). En effet :

> *Il n'y a pas d'essence de la « féminité », ni d'ailleurs de la « masculinité » mais un apprentissage tout au long de la vie des comportements socialement attendus d'une femme ou d'un homme* (Bereni *et al.* 2012, p. 2).

La socialisation corporelle des enfants occupe en ce sens une place centrale dans la construction du genre (Mennesson 2007 ; Court 2010). De nombreux travaux s'intéressent ainsi à la socialisation différenciée des filles et des garçons, notamment dans l'espace scolaire (Thorne 1993 ; Zaidman 1996 ; Delalande

2001). Les enfants tendent à se répartir spontanément dans des réseaux relationnels ségrégués et à privilégier des pratiques ludiques et corporelles différentes (Maccoby 1990 ; Zaidman 1996). Les réseaux féminins participent à la construction du goût pour des activités ludiques plus calmes, moins physiques, et plus 'relationnelles' que celles des garçons (Maccoby 1990). Ces derniers, investis dans des réseaux masculins, privilégient les jeux d'extérieur, sportifs, les défis ou encore les simulacres d'affrontement (Brougère 1999). Filles et garçons développent ainsi des compétences physiques différentes et construisent des rapports au corps différenciés (Guillaumin 1992 ; Martin 1998 ; Messner 2000).

Cependant, admettre que les caractéristiques de genre constituent un critère essentiel de définition et de classement dans une catégorie de sexe (Kimmel 2000 ; Butler 2006, Messner 2007) ne signifie pas qu'au sein d'une même classe sexuelle les comportements soient uniformes. En effet, la pluralité des modes de socialisation (Lahire 1998 ; Darmon 2006) et des contextes socialisateurs dans lesquels évoluent les enfants, participe à la construction de différentes formes de masculinité — ou de féminité. Ainsi, tous les garçons n'ont pas les mêmes pratiques corporelles et, quand bien même ils partagent une activité commune, ils ne l'investissent pas toujours de la même manière.

À partir d'une enquête ethnographique [1] menée auprès d'une classe de CM2, l'étude analyse la diversité des usages du corps des enquêtés et les modalités d'appropriation différenciées des jeux physiques. Ce travail s'inspire ainsi des travaux de Raewyn Connell (1995), qui différencie la « *masculinité hégémonique* », mettant l'accent sur les liens entre masculinité, force, rudesse et esprit de compétition, de formes de masculinités plus dominées. Conformément aux propositions de Connell et Messerschmidt (2005), la masculinité hégémonique varie selon les spécificités des contextes sociaux où elle s'exprime. Cependant, ce concept fait actuellement l'objet de critiques importantes. Pour Holly

---

[1] L'enquête a été réalisée de septembre 2009 à juillet 2010, au sein d'une école où Delphine Joannin travaillait comme animatrice périscolaire. Elle s'inscrit par ailleurs dans un contrat de recherche intitulé « Prescription des normes, socialisation corporelle des enfants et construction du genre », financé par l'ANR et dirigé par Christine Mennesson et Gérard Neyrand.

Thorpe (2010), il ne permet ni de rendre compte de la dynamique des modèles de genre, ni d'analyser les conditions sociales dans lesquelles ils prennent forme. Dans cette perspective, l'objectif de l'article consiste à identifier différentes formes de masculinités, et à les mettre en relation avec les propriétés sociales des enquêtés et la position qu'ils occupent dans les espaces observés. Les caractéristiques sociales des familles, la présence ou l'absence de pratiques sportives associatives et le rapport aux normes scolaires [2] participent à l'intériorisation de modèles de masculinité différents. En ce sens, cet article étudie également les modes d'articulation entre rapports sociaux de sexe et rapports sociaux de classe (Kergoat 1992).

L'analyse se centre sur les usages des activités sportives ludiques, le rapport à ce type de pratique contribuant à différencier les garçons observés. Trois groupes, présentés successivement, peuvent être distingués de ce point de vue. Le premier réunit des garçons fans des parties de football, jeu phare de la cour de récréation, qui valorisent l'affrontement physique et se caractérisent par une distance importante aux normes scolaires. Le second est constitué d'enquêtés plus conformes aux normes scolaires, qui privilégient un rapport plus euphémisé et esthétisé aux jeux sportifs. Le troisième concerne les garçons, peu nombreux, qui apprécient peu les activités ludiques physiques, et occupent une position relativement marginale dans la classe. Ces groupes ont été identifiés progressivement à partir de l'observation des usages du corps des garçons. Les deux premiers groupes constituent également des réseaux relationnels privilégiés [3], les affinités étant fortes entre les membres de chacun d'entre eux, et les activités ludiques partagées nombreuses.

---

[2] Par normes scolaires, nous entendons non seulement le rapport au travail scolaire des enfants mais également leur attitude à l'égard des normes régissant leur comportement en classe.

[3] En plus des observations, les entretiens ont également permis de mieux cerner les relations privilégiées entre enfants. Ces derniers étaient en effet invités à citer les camarades de classe qu'ils apprécient le plus, et à préciser les pratiques qu'ils partagent avec eux.

Présentation de l'enquête

L'enquête ethnographique a été menée dans une école publique, accueillant une population socialement mixte avec une prédominance des classes moyennes et populaires. Elle se situe dans une petite ville de l'agglomération toulousaine et possède un CLAE (Centre de loisir associé à l'école). Un grand nombre de matériel sportif et ludique est mis à disposition des élèves ainsi que des espaces spécifiquement dédiés aux sports : un terrain de football situé à l'arrière de l'école, un terrain de basket, des tables de ping-pong… La classe de CM2 observée est dominée numériquement par les garçons. Elle comporte vingt-trois élèves dont dix-huit garçons et cinq filles. Cette composition est propice à l'observation des pratiques des garçons. Dotée d'une double casquette de sociologue et d'animatrice, l'enquêtrice a pu observer de nombreuses pratiques et suivre leur évolution, leur durabilité ou leur abandon [4]. Une année d'observation a ainsi permis de récolter des données qualitatives sur les pratiques sportives, ludiques et de travail de l'apparence des garçons de la classe. Des questionnaires [5] ont également été distribués afin de situer socialement les élèves et d'établir un lien entre les caractéristiques sociales et les pratiques corporelles. Ils portaient notamment sur le milieu social d'appartenance, le rapport à l'école, et les goûts en matière de pratiques sportives. Enfin, cette enquête a été complétée par des entretiens semi directifs réalisés auprès des enfants [6] sur leurs pratiques ludiques et réseaux relationnels en milieu scolaire, sur leurs pratiques sportives dans le milieu associatif et sur leur socialisation familiale.

---

[4] La fréquence d'apparition d'un comportement ou d'une pratique renseigne sur la force ou la faiblesse des dispositions acquises ou en cours d'acquisition (Lahire 1998).

[5] La totalité des filles et treize des dix-huit garçons ont répondu au questionnaire. Les cinq garçons restant sont issus des milieux populaires et peu performants scolairement. Ceci explique potentiellement les réticences des parents qui n'ont pas souhaité que leur enfant participe à l'enquête. Les principales caractéristiques des enquêtés sont présentées dans les tableaux en annexe.

[6] Nous n'avons pas pu mener d'entretiens avec les parents. Nous ne disposons donc pas de données sur la division sexuée des rôles au sein des familles des enquêtés.

Des garçons 'anti-école' et 'fans' de foot : représentants d'une masculinité hégémonique

Dans cette classe de CM2, conformément aux observations de nombreux travaux (Thorne 1993 ; Zaidman 1996), la majorité des garçons privilégient les jeux sportifs, tout particulièrement le football, pratique exclusivement masculine [7], qui domine l'espace de la cour. En revanche, tous les garçons ne s'investissent pas de la même manière dans cette activité. Les fans de foot consacrent la majeure partie de leur temps de récréation aux matchs, de manière remarquablement durable [8]. Dans l'école observée, ils appartiennent majoritairement aux milieux populaires et pratiquent des sports caractéristiques de la masculinité hégémonique (Messner 1992) [9].

Dans la cour, les garçons de ce groupe consacrent beaucoup de temps à faire du sport et des jeux physiques, et s'investissent peu dans des jeux jugés plus enfantins, comme les jeux d''imagination'. Ils aiment tout particulièrement se défier ou se mesurer en réalisant des courses ou des simulacres de bagarres. Comme dans le milieu du football américain étudié par Donald Sabo et Joe Panepinto (1990), l'agressivité, la résistance à la douleur et le respect de la hiérarchie structurent leurs interactions. Ils apprécient la rudesse et l'esprit de compétition, et disqualifient les garçons maîtrisant moins les techniques footballistiques et sportives.

> Lorsque Mohamed, Kevin, Alessandro ou Pierre jouent au foot, ils ne cherchent pas vraiment à faire de passes à l'ensemble de leurs coéquipiers, mais sélectionnent ceux qu'ils jugent les plus

---

[7] Les filles restent distantes des parties de football auto-organisées dans la cour de récréation. Elles participent occasionnellement à cette activité lorsqu'elle est encadrée par des animateurs, tout en occupant une place secondaire dans le déroulement du jeu.

[8] Ces garçons investissent également d'autres pratiques, mais de manière plus ponctuelle. Les jeux de billes appréciés au moment de la rentrée scolaire sont rapidement abandonnés. Ils se distinguent ainsi des plus jeunes et d'autres groupes de garçons.

[9] Ils plébiscitent tout particulièrement les sports collectifs masculins. Quatre font du football et deux du rugby. Les pères sont employés (2), ouvrier (1) ou occupent une profession intermédiaire (1). Les mères sont employées (4) ou sans emploi (2).

performants. Leur objectif principal consiste à dribbler et à marquer. Parfois ils réduisent la taille de la cage pour complexifier le jeu [10].

Le goût pour les défis oriente ainsi le choix de leurs camarades de jeux et les règles qu'ils instaurent. Ils accordent davantage d'importance à la valorisation de leurs performances qu'à la victoire collective, privilégiant ainsi un rapport au sport typique des sports dits 'de rue', souvent observés dans les quartiers populaires [11]. Peu valorisés par leurs résultats scolaires [12], ils sont concurrencés dans l'espace de la classe. L'espace de la cour fonctionne en ce sens comme un lieu privilégié de construction d'une image positive de soi, centrée sur la mise en scène d'une forme de masculinité hégémonique, valorisant la force, l'affrontement et l'usage de la violence physique [13]. Ils associent en effet la masculinité à des qualités 'viriles' telles que la force ou la bravoure, comme l'illustre le portrait de Kevin.

Kevin : masculinité, force physique et usage de la violence

Kevin, 11 ans, est très sportif. Ses résultats scolaires le situent dans le dernier tiers de la classe. Son père est déménageur, et sa mère, employée dans une médiathèque. Il fait du football en club et a également pratiqué le basket et la boxe. En boxe, activité poursuivie pendant trois ans, il appréciait particulièrement les combats. Pour Kevin, un garçon doit être « *fort et musclé contrairement aux filles* ». Dans la cour de récréation, il affectionne les parties de football et les activités sportives en général (tennis de table). Les garçons fans de foot constituent l'essentiel de son réseau relationnel. S'il invite peu ces derniers à son domicile, il passe la majeure partie de ses temps de loisir à jouer au football avec eux de manière informelle. Au-delà des activités sportives, il apprécie les jeux vidéo

[10] Les passages en retrait sont extraits d'un journal de bord.

[11] Pour approfondir la question de la socialisation des jeunes des banlieues adeptes des sports dits 'de rue', voir les travaux de Pascal Duret et Muriel Augustini (1993).

[12] Ils obtiennent des résultats scolaires allant d'un niveau faible à moyen et se caractérisent par leur distance relative aux normes scolaires. Ils font en effet partie des élèves les plus fréquemment concernés par des remarques disciplinaires.

[13] À propos de l'importance de la virilité pour les jeunes hommes des milieux populaires dépourvus d'autres ressources, voir Gérard Mauger (2009) et Thomas Sauvadet (2006).

de combat et les films d'action, mais ne regarde pas les dessins animés, jugés trop enfantins. Il associe l'expression de la violence à l'univers masculin.

Enquêtrice : *Quel est ton jeu préféré à la console ?*

Kevin : *Des jeux de délinquance.*

E : *C'est-à-dire ?*

K : *Ben tu es un homme et tu peux tuer les gens, tu peux voler des voitures, tu dois faire des missions, tu dois voler des motos, écraser des gens.*

Kevin valorise ainsi une forme de masculinité centrée sur l'usage de la violence, socialement située. Le goût pour des activités illicites (les jeux de 'délinquance') s'inscrit en effet dans la construction de masculinités populaires 'contre culturelles', accordant du crédit à la débrouillardise et à la capacité à contourner les règles sociales et scolaires (Willis 1978 ; Mauger 2009). Le rapport au sport des garçons de ce groupe résulte ainsi de formes de socialisation spécifiques, qualifiées par Annette Lareau et Amanda Cox (2011) de « *natural growth* » [14]. Les configurations familiales sont caractérisées par un ordre moral domestique peu contraignant (Lahire 1995), laissant une place importante à la socialisation médiatique et entre pairs (Pasquier 2005). Ils apprécient ainsi les pratiques auto-organisées entre pairs et ont de ce fait peu l'occasion de s'inscrire dans des loisirs associatifs qui privilégient la forme scolaire.

Si le groupe des fans de foot se caractérise par un goût pour les activités physiques compétitives et d'affrontement, il se distingue également des autres groupes masculins par le mépris exprimé à l'égard des filles et des pratiques féminines. Comme le note Mickael Kimmel (1994, p. 119) :

---

[14] Annette Lareau oppose l'éducation selon une logique de « natural growth », qui caractérise les milieux populaires, de celle qu'elle nomme « concerted cultivation », observée dans les classes moyennes. La première consiste à penser que les enfants peuvent s'éduquer 'naturellement', sans faire l'objet de pratiques éducatives spécifiques. La socialisation entre pairs domine nettement dans ce cas la prise en charge des enfants par des instances spécifiques, et ne familiarise donc pas ces derniers aux apprentissages et aux modes d'interaction de type scolaire.

La notion d'« anti féminité » se trouve au cœur d'une construction contemporaine et historique de la virilité, c'est pourquoi la masculinité est définie davantage par ce qu'elle n'est pas que par ce qu'elle est. (Traduit par nous).

Cette affirmation caractérise particulièrement les garçons de ce groupe :

Mohamed, Kevin et Alessandro sont très critiques vis-à-vis des activités des filles. Ils refusent ainsi systématiquement de participer aux activités majoritairement investies par ces dernières, comme le dessin. Inscrits aux deux premières séances de rollers, ils ont abandonné cette activité lorsque les filles les ont rejoints et concurrencés sur ce terrain. Ils jugent que les activités prisées par les filles sont « *bidon* » et « *ne servent à rien* ». Interrogé sur les sports qu'il ne souhaiterait pas pratiquer, Kevin cite sans hésitation la danse, qui symbolise à ses yeux un univers féminin qu'il méprise :

Je sais pas, je déteste. Parce que c'est un sport de fille et puis je sais pas, j'ai pas envie de me trimballer avec un truc rose là... Et puis danser comme ça (il mime une danseuse en tutu).

L'identification à ce type de masculinité 'virile' implique ainsi de disqualifier les comportements et les pratiques associées aux filles. Ce constat ne signifie cependant pas l'absence de relations avec ces dernières et certains rapprochements sont observables. Certaines d'entre elles [15] apprécient effectivement les fans de foot, confirmant ainsi l'intérêt dont jouissent les enfants les plus conformes à l'ordre de genre. Pour Patricia Adler, Steven Kless et Peter Adler (1992) [16], la performance sportive *(athletic ability)*, la dureté *(toughness)*, la capacité à être 'cool' *(coolness)*, les relations à l'autre sexe *(cross-gender relations)*, et le niveau scolaire *(academic performance)* sont des facteurs de construction de la popularité des garçons. Évoluant généralement entre garçons mais dans des contextes

[15] Élodie, Laure et Poème, proches de la culture 'ado', s'intéressent aux garçons les plus sportifs et recherchent leur compagnie à certaines occasions. Elles sont issues des classes moyennes (2) et populaires (1) et obtiennent des résultats scolaires allant de moyens à bons.

[16] La question de la popularité des enfants fait encore l'objet de peu de travaux en France, mais plusieurs auteurs Américains et Anglo-saxons abordent ce sujet.

de jeux hétéro-normatifs, ils font ainsi l'apprentissage de l'hétérosexualité [17].

Distants des filles, les footballeurs se distinguent également des pratiques ludiques des plus jeunes, jugées peu valorisantes, et acceptent difficilement que ces derniers participent à leurs activités. Pour imposer leur point de vue, ils n'hésitent pas à recourir à l'usage de la violence physique. Cependant, si leur « *capital guerrier* » (Sauvadet 2006) leur permet de dominer les interactions avec les garçons plus jeunes et bon nombre de leurs camarades de classe, ce comportement tend dans le même temps à les situer socialement, et finalement, à les discréditer auprès de leurs pairs plus respectueux des règles scolaires :

> Hugo : *Mohamed. Dès qu'il y a quelque chose qui l'énerve il commence à taper sur les autres. Par exemple une fois je lui avais à peine touché le pantalon et il commence à me donner un grand coup de pied et il m'a dit qu'il m'a rendu ce que je lui avais fait en multipliant par mille.*
>
> Enquêtrice : *Que penses-tu de son comportement ?*
>
> Hugo : *Caïd.*

Ainsi, les compétences combatives des garçons de ce groupe les placent en position dominante dans la cour, et leur assurent l'admiration de certaines filles, mais elles renforcent dans le même temps leur situation de domination dans la hiérarchie scolaire. Si des caractéristiques communes permettent de les regrouper, certains fans de foot entretiennent néanmoins des relations avec les garçons du groupe suivant dans certains contextes [18]. Les groupes identifiés possèdent en ce sens un caractère dynamique, et peuvent parfois être à géométrie variable.

---

[17] Le jeu « j'aime ou j'aime pas » impulsé par les filles dotées d'une certaine popularité auprès des garçons, ou bien encore les jeux d'attrape participent parfois, dans l'espace récréatif, à la mise en scène de relations amoureuses et au rapprochement des deux sexes.

[18] C'est le cas de Kevin et Alessandro qui entretiennent des relations avec Paul et Rémi, des garçons 'coopératifs' lors de certaines activités scolaires (en classe ou lors de sorties). Conscients que le comportement de leurs camarades de jeux habituels, peu respectueux des normes scolaires, les place en position dominée lors d'activités encadrées par l'institutrice, ils s'intègrent parfois dans d'autres groupes.

D'autres garçons apprécient également les pratiques ludiques physiques et sportives sans les associer systématiquement à l'esprit de compétition et à l'usage de la violence. Ils se distinguent des fans de foot par la diversité de leurs pratiques physiques ludiques et par un rapport différent au sport.

Des garçons scolaires aux pratiques sportives diverses : représentants d'une masculinité distinctive

Dans la cour de récréation, ces garçons apprécient les jeux physiques, le tennis de table, le basket et le football, sans pour autant valoriser l'affrontement physique, ce qui les distingue des fans de foot. La pratique sportive s'inscrit ici de manière idéale typique dans un processus d'euphémisation de la violence et de la compétition (Elias, Dunning 1986) [19]. Ce constat ne signifie pas l'absence de concurrence et de défis physiques entre les garçons, mais ils prennent des formes différentes, caractéristiques du rapport au sport des milieux plus favorisés. Leurs activités et leurs partenaires de jeux sont plus diversifiés que ceux des enquêtés précédemment évoqués. Sportifs, tous pratiquent un ou plusieurs sports en clubs, mais aucun ne fait de football. Certains apprécient la compétition, mais d'autres adoptent une attitude plus distante à cette modalité de pratique, comme l'exprime Jef :

> *En gym, on s'entraîne deux fois par semaine. Ça fait quatre heures et après parfois heu... Avant je faisais de la compèt' mais c'était trop compliqué... Je n'aime pas trop de toute façon... Je ne suis pas très fort alors... C'est pas grave. Ça ne m'intéresse pas trop mais j'aime quand même m'entraîner.*

---

[19] Ce processus d'euphémisation de la violence concerne le type de rapport au sport de ces garçons, et ne désigne bien sûr pas une quelconque caractéristique intrinsèque ou un trait de caractère. Ainsi, il ne signifie pas que ces enquêtés sont plus 'civilisés' que les fans de foot, définis par antagonisme comme des 'sauvages', mais plutôt que leurs rapports à l'activité est plus proche des valeurs dominantes.

Appartenant à des familles des classes moyennes [20], leurs goûts en matière de pratiques sportives les distinguent des garçons des milieux populaires [21] (Defrance 1995). Ils participent de manière occasionnelle aux matchs de football impulsés par les fans de foot, mais ils valorisent l'esprit d'équipe et la victoire collective plutôt que les performances individuelles. Contrairement aux garçons du premier groupe, ils accordent davantage d'importance au fait de partager leurs compétences.

> Louis, Pierre et Hugo jouent souvent au tennis. Louis, qui pratique cette activité en club, tient le rôle du 'professeur'. Il corrige les postures, les tirs ou les passes, et fait des démonstrations. Lorsqu'il joue au tennis ou au ping-pong, il propose à ses camarades de « *faire le plus de passes possible* » afin qu'ils améliorent leur technique.

Comme Louis, ces garçons exploitent conjointement leurs compétences sportives et leur qualité d'initiateur pour se positionner favorablement dans la hiérarchie du groupe. Le choix de leurs camarades ne dépend pas uniquement des compétences sportives et ils adaptent leur manière de jouer à leur niveau de maîtrise technique. Cette caractéristique s'explique notamment par leur socialisation plus importante dans des contextes associatifs diversifiés, qui proposent des formes d'apprentissage très scolaires. Leurs résultats à l'école [22] comme leurs modes d'interaction entre pairs sont globalement conformes aux exigences scolaires. Ils prolongent ainsi le projet pédagogique des enseignants et des animateurs, qui constituent pour eux des modèles de référence. Ainsi, ils ne mobilisent pas ou rarement la violence physique. Le portrait de Louis, issu d'une famille des classes moyennes dotée en capital culturel, témoigne d'un rapport au sport 'policé'. Comme les tennismans à fort capital

---

[20] Les pères sont employés (2), professions intermédiaires (2), cadre (1) et commerçant (1). Les mères sont employées (2), professions intermédiaires (2) et cadres (2).

[21] Ils pratiquent en club les activités sportives suivantes : tennis (1), tennis de table (1), gymnastique (1), athlétisme (1), natation (1), handball (1), VTT (2). Deux sur six pratiquent deux activités.

[22] Les résultats scolaires des garçons de ce groupe les positionnent dans la première moitié de la classe, trois d'entre eux, dont Louis, se situant parmi les élèves les plus performants.

culturel étudiés par Anne-Marie Waser (1989), il privilégie la maîtrise technique et le 'beau jeu' plutôt que la dépense d'énergie et la victoire.

Louis : une masculinité sportive distinctive

La mère de Louis est psychologue scolaire, et son père est éducateur spécialisé. Louis fait du tennis en club depuis cinq ans et participe régulièrement à des tournois. Il présente ainsi un goût pour la compétition, comme les garçons sportifs du groupe précédent. Cependant, Louis valorise avant tout le plaisir de se retrouver avec ses amis et les rapports privilégiés entretenus avec l'entraîneur. Il invite fréquemment des camarades de classe appartenant à ce groupe à son domicile, et se rend aussi chez eux. Par ailleurs, il apprécie également la lecture et les sorties culturelles proposées par ses parents. Son rapport au sport s'inscrit en ce sens dans un style de vie familial cultivé. Il apprécie peu les footballeurs et le look 'racaille' :

Louis : *Moi ce qui me plaît c'est... pas les looks un peu racaille, les grosses vestes avec les capuches. Je préfère les choses plutôt simples. Polos, chemises ou des beaux tee-shirts avec une veste par-dessus.*

Les goûts vestimentaires de Louis, comme son rapport au sport, s'inscrivent ainsi dans une stratégie distinctive. De son point de vue, la force physique et la musculature ne constituent pas des critères de définition du masculin. Il souhaite associer esthétisme et performances intellectuelles, témoignant là aussi d'une conception 'cultivée' des modèles de genre :

Louis : *Musclé non. Enfin un peu. Beau c'est important, mais pas fort et musclé. Beau c'est important pour réussir avec les filles par exemple. Après faut être intelligent aussi parce que les grands qui sont baraqués mais avec 0 de QI ça ne sert à rien.*

Comme on peut le constater, si ces garçons sportifs valorisent les compétences intellectuelles, ils défendent cependant, comme leurs pairs, une conception hétérosexuelle de la masculinité.

À l'instar du portait de Kevin, celui de Louis témoigne d'une homologie, socialement située, entre rapport au sport et définition du masculin. Les fans de foot des milieux populaires accordent beaucoup d'importance à la performance sportive et à la domination physique pour se valoriser auprès des pairs. Les garçons sportifs du deuxième groupe, majoritairement issus de milieux plus favorisés, mobilisent conjointement des compétences scolaires et sportives. L'exemple de Louis montre, cependant, que le goût de la compétition et l'usage d'une forme de violence symbolique ne sont pas absents de ce groupe.

Louis et ses camarades se caractérisent également par les rapports égalitaires qu'ils instaurent avec les autres groupes de filles et de garçons, sans pour autant les côtoyer durablement. S'ils peuvent partager des parties de football avec les enquêtés du groupe précédent, ils s'opposent également souvent à ces derniers. Conscients de maîtriser des compétences scolairement rentables et valorisées par les adultes, certains prennent en effet la défense des garçons jugés plus 'faibles', en s'interposant face à leurs camarades du premier groupe.

Arthur, issu d'un milieu favorisé et doté en capital culturel, est particulièrement sensible à l'injustice. Il dénonce souvent les agressions commises par certains 'fans de foot', et tente de s'interposer sans engager le combat. En protégeant les garçons les plus éloignés des formes de masculinité hégémonique, il se préserve également de l'étiquette 'd'intello' que certains de ses pairs associent à ses performances scolaires :

> Aujourd'hui Arthur, Mohamed et Kevin mangent à la même table. Je discute avec Arthur d'une émission sur les volcans. Mohamed l'interpelle, suscitant le rire de Kevin : « *Tu en as pas marre de parler de truc d'intello ?* » Arthur réplique vivement : « *Je t'interdis de me traiter d'intello. Est-ce que moi je te dis que tu es bête et nul ?* »

L'exemple d'Arthur, moins performant sportivement que Louis, montre toute l'importance de certaines qualités morales et intellectuelles, comme le courage et la capacité à argumenter, dans la construction du masculin. Élève le plus performant de sa classe, il se trouve en situation d'être discrédité, car il n'arbore pas les attributs classiques de la masculinité. Très valorisé dans l'espace de la classe, son statut est nettement moins assuré dans celui de la cour, et nécessite des mises à l'épreuve permanentes. Peu familiarisé à l'usage de la violence physique, il n'hésite pas à mobiliser, comme Louis, des formes de violence symbolique à l'égard de ses camarades du premier groupe. Les ressources différenciées d'Arthur et Louis mettent, par ailleurs, en évidence une certaine porosité entre les trois groupes repérés. En effet, si Louis peut participer sans difficultés à certaines activités ludiques des fans de foot, Arthur se retrouve parfois isolé compte tenu de ses faibles compétences sportives, comme ses camarades du troisième groupe.

Les deux types de rapport au sport repérés, associés à des formes différenciées de masculinité, ne procurent donc pas les mêmes bénéfices selon les contextes [23] et les réseaux relationnels privilégiés. Si ces deux groupes réunissent la majorité des garçons de la classe, quelques enquêtés se distinguent par leur faible participation aux jeux ludiques sportifs plébiscités par leurs pairs. Ils ne constituent pas un groupe à proprement parler, même si leur isolement les conduit à se rapprocher. Bien que minoritaire, leur cas permet d'analyser la diversité des modes de construction du genre parmi les garçons.

Des garçons non sportifs : représentants d'une masculinité marginale

Si les garçons des deux premiers groupes valorisent les compétences sportives, quelques élèves, peu performants dans ces activités, occupent une position relativement marginale dans l'espace de la cour. Dans la classe observée, trois garçons se distinguent ainsi par un manque de goût manifeste pour les pratiques ludiques physiques prisées par leurs pairs. Si leur situation comporte des similarités, elle ne renvoie cependant pas exactement au même processus. En effet, Clément et Hugo semblent davantage déroger aux normes d'âge qu'aux normes de genre. En revanche, Bastien se singularise par des goûts ludiques proches de ceux observés chez la majorité des filles.

Clément et Hugo apprécient les jeux privilégiés par les plus jeunes, et partagent avec ces derniers des parties de billes ou de cartes 'Pokémon' [24]. Ils plébiscitent également les jeux d'imagination, inspirés des dessins animés qu'ils affectionnent. Ils jouent souvent à simuler des combats et reproduisent les postures corporelles symbolisant la puissance de leurs héros. L'imaginaire associé à leurs pratiques ludiques demeure ainsi

[23] Cour de récréation ou salle de classe, activités auto-organisées ou encadrées.

[24] Ces jeux, observés régulièrement chez les garçons jusqu'au CE1/CE2, ont été progressivement abandonnés par les autres garçons de la classe.

plutôt masculin mais celles-ci, également prisées par les plus jeunes, contribuent à les stigmatiser au regard des normes d'âge.

Issus des classes moyennes et populaires, ils se distinguent par un rapport à l'activité physique moins sérieux et plus ludique. Ainsi, invités à citer les sports qu'ils affectionnent en éducation physique, Clément et Hugo mentionnent le jeu de l'épervier. Clément ne pratique aucune activité sportive associative. Hugo fait du Judo depuis deux ans mais consacre davantage de temps à son activité favorite, la musique. Il fait de la guitare et du solfège et s'exerce quotidiennement. À l'école, ces garçons se distinguent également des autres par leur distance vis-à-vis des jeux sportifs arbitrés par leurs pairs. En effet, Clément et Hugo ne participent jamais aux parties de football ou de ping-pong et restent éloignés des autres garçons de leur classe, qui disqualifient leurs pratiques. Sans obtenir de mauvais résultats scolaires [25], ils ne sont pas particulièrement valorisés dans l'espace de la classe, l'institutrice les jugeant 'immatures' [26]. Si leur proximité avec l'univers enfantin constitue un moyen d'atténuer les pressions sociales liées aux attentes relatives à la construction du masculin, elle les place dans la catégorie des 'petits', peu valorisante pour des enfants de CM2.

Hugo : une masculinité 'enfantine'

Hugo est un garçon encore très proche de l'univers enfantin avec un imaginaire développé et un goût prononcé pour les activités ludiques. Il est issu d'une fratrie de quatre enfants. Il a deux sœurs, l'une de 22 ans et l'autre de 3 ans, et un frère de 7 ans. Ses parents, documentaliste et employé dans une librairie, sont issus des petites classes moyennes dotées en capital culturel. Ils lui ont transmis un goût affirmé pour la lecture. En revanche, le sport, inscrit dans une pers-

[25] Hugo est bon élève, et Clément se situe dans la moyenne de la classe.

[26] Lors de l'entretien, l'institutrice me parle d'Hugo comme un « garçon introverti et facilement distrait » « ce ne sont pas les autres qui le perturbe... Parfois il joue avec sa colle, il dessine... J'ai dû lui confisquer une figurine ». Elle la sort d'un tiroir et me la montre, il s'agit d'un Pokémon. Elle ajoute que « [...] pour Clément, c'est un peu la même chose. Ils [Hugo et Clément] se comportent comme des CE2, parfois j'ai l'impression qu'ils sont en CE2. [...] Pourtant ils pourraient être de très bons élèves mais ils sont trop irréguliers. Parfois ils ont de très bons résultats mais ils sont trop irréguliers dans leur travail et les résultats le sont aussi. »

pective essentiellement récréative, semble occuper une place relativement secondaire dans le style de vie familial. Hugo fait du judo depuis six ans, mais il n'apprécie pas du tout la compétition. Pendant son temps libre, il lit des bandes dessinées, des romans, dessine ou joue dans son jardin. Ses dessins animés préférés sont « Monsieur bébé » et « Yu-gi-ho ». Sa proximité avec l'univers enfantin est également perceptible dans ses dessins.

Hugo : *J'aime bien faire des dragons, des petits bonhommes... des fois j'aime bien dessiner les arbres, les plantes, les fleurs.*

Les activités d'Hugo sont essentiellement partagées en famille, et tout particulièrement avec son petit frère. Jef, son voisin, est le seul ami de l'école qu'Hugo invite parfois.

Les formes de masculinité 'enfantine' privilégiées par Hugo et Clément semblent s'inscrire dans des styles éducatifs familiaux spécifiques. En privilégiant un mode de vie centré sur la famille et peu ouvert aux influences extérieures, ce modèle éducatif limite et contrôle l'influence des pairs dans la socialisation des enfants, et favorise ainsi une certaine distance aux modèles hégémoniques de masculinité.

Comme Hugo et Clément, Bastien ne participe pas aux activités ludiques sportives des garçons de sa classe. Cependant, il ne fréquente pas comme eux les garçons plus jeunes. Il aime lire, dessiner, et faire des activités manuelles encadrées, pratiques majoritairement appréciées par les filles. Il présente l'une de ces dernières, Samantha, comme sa meilleure amie, et passe la plus grande partie de son temps de récréation en sa compagnie.

Bastien : un garçon dénué de goût pour le sport

Le père de Bastien est cuisinier et sa mère occupe un poste de comptable. Enfant unique, il affiche un certain surpoids et un manque d'appétence pour le sport. Bastien est cependant inscrit à une activité badminton. Il aurait préféré faire du théâtre, mais ses parents ont insisté pour qu'il se dépense physiquement. Chez lui, comme à l'école, il apprécie particulièrement la lecture et les activités manuelles. Bastien estime avoir peu de compétences dans les disciplines sportives et témoigne également d'une profonde aversion pour le football :

Enquêtrice : *Est-ce qu'il y a un sport que tu ne voudrais surtout pas faire ?*

Bastien : *Du foot. J'aime pas le foot.*

E : *Pourquoi tu n'aimes pas le foot ?*

B : *Ben, c'est les autres ils sont pas sympas et puis moi je suis nul dans ce sport. Ben c'est comme ça, ceux qui sont forts en sport, ils veulent jamais passer le ballon. J'aime pas voilà.* [...]. *Il y en a qui veulent gagner à tous les coups, qui ne veulent pas perdre parce que s'ils perdent c'est heu... c'est toujours de la faute des autres. Et puis moi comme je suis nul c'est forcément de ma faute alors...*

Comme Hugo et Clément, Bastien invite rarement des camarades à son domicile, et n'est jamais sollicité par ses pairs pour des activités extra scolaires. L'absence de compétences sportives, comme le stigmate corporel de Bastien, limitent singulièrement ses relations avec les garçons de sa classe.

Relativement isolé à l'extérieur de l'école, et disposant par ailleurs de compétences scolaires affirmées [27], Bastien oriente ses contacts sociaux vers les filles et les adultes au sein de l'école. En revanche, il appréhende les situations qui le conduisent à se retrouver exclusivement en présence de garçons. Dénué de goût pour le sport, mais également pour les formes d'affrontement plus symboliques prisées par Arthur, il occupe une position très défavorable dans le groupe des garçons.

* *
*

L'enquête atteste de l'importance des pratiques sportives et des jeux physiques dans la construction du masculin, comme elle témoigne de l'existence de rapports au sport différents. Les enquêtés s'approprient en effet les pratiques ludiques physiques et les formes de masculinité de manière différenciée selon leurs caractéristiques sociales, scolaires et sportives. Ainsi, les garçons des milieux populaires peu dotés scolairement valorisent plutôt un usage agonistique du corps, tandis que ceux des milieux plus favorisés, par ailleurs plus performants sur le plan scolaire, accordent davantage d'importance à la maitrise technique et au beau jeu. La culture somatique (Boltanski 1971) et le rapport à la violence physique distinguent ainsi deux groupes

[27] Bastien fait partie des meilleurs élèves de la classe, avec Guerrand et Louis.

de garçons sportifs. L'exemple des garçons peu compétents sportivement et qui privilégient des jeux différents de ceux de la majorité de leurs camarades, en compagnie de garçons plus jeunes ou de filles de la classe, montre bien, *a contrario*, le rôle central de la *libido dominandi* (Bourdieu 1998) dans la construction du masculin. Ils incarnent en effet des formes de masculinité subordonnées, malgré des propriétés sociales et scolaires proches de celles des garçons sportifs du deuxième groupe. Ces derniers cumulent des ressources à la fois sportives et scolaires qui leur permettent de dominer l'espace de la classe, et de proposer des modalités de pratique sportive alternatives dans la cour. Moins critiques que les premiers à l'égard des filles, qu'ils concurrencent en classe, ils s'opposent parfois à leurs camarades, et mobilisent des formes de violence symbolique leur rappelant les normes de comportement communément admises par les adultes.

Ainsi, le modèle de masculinité hégémonique décrit par Connell (1995), associant cette dernière à la rudesse, à l'usage de la violence physique, et au dénigrement du féminin, ne permet donc pas de rendre compte de la diversité des formes de masculinité valorisées par les enquêtés. S'il correspond globalement aux pratiques observées pour le premier groupe de garçons, il ne leur assure pas une position de domination dans tous les contextes. D'une certaine manière, comme le montrent Stéphane Beaud et Michel Pialoux (2002), les bénéfices associés aux compétences agonistiques dans certains espaces sociaux, qui permettent notamment de se placer favorablement dans la hiérarchie des pairs, fonctionnent en même temps comme des stigmates, dès lors que les normes de comportement renvoient aux modèles valorisés par les classes moyennes et favorisées. Pour les garçons de ce groupe, les coûts relatifs à l'identification à une forme de masculinité virile sont donc particulièrement élevés (Dulong, Guionnet, Neveu 2012), puisqu'elle s'accompagne d'une disqualification sociale dans les institutions légitimes. Par ailleurs, les garçons sportifs conformes aux normes scolaires, qui jouissent d'une position privilégiée, se caractérisent justement par une euphémisation de l'usage de la violence. Néanmoins, les compétences sportives, comme la capacité à exercer une forme de violence symbolique, restent centrales dans ce groupe.

Ainsi, comme le proposent Dulong, Guionnet et Neveu (2012), ce n'est pas tant la violence physique et la rudesse qui définissent les formes de masculinité hégémonique, que l'investissement dans toutes les formes de compétitions. En ce sens, les masculinités hégémoniques sont indéniablement plurielles, et hiérarchisées entre elles. Cependant, la variation contextuelle des gratifications et des contraintes associées à chacune d'entre elles invite à être attentif à leur caractère dynamique et à ne pas les réifier en une ou des formes de masculinité immuables. Enfin, si les caractéristiques scolaires et sociales différencient globalement les deux premiers groupes, l'exemple du troisième montre bien la variété des formes d'articulation entre genre et classe. Employer les termes 'viril', 'masculin' ou 'masculinité' au singulier n'a donc pas de sens si l'on considère la diversité des modèles et leur modification potentielle — en fonction des contextes et des âges. En effet, bien qu'une certaine régularité prévaille dans la répartition des rôles sexués, les masculinités — et les féminités — sont à penser comme plurielles et les comportements et dispositions comme autant de modes d'appropriation de normes et d'injonctions sociales particulières.

Références

Adler Patricia A., Kless Steven J., Adler Peter (1992). "Socialization to Gender Roles: Popularity among Elementary School Boys and Girls". *Sociology of Education*, vol. 65, n° 3.

Beaud Stéphane, Pialoux Michel (2002). « Jeunes ouvriers à l'usine. Notes de recherche sur la concurrence garçons/filles et sur la remise en cause de la masculinité ouvrière ». *Travail, genre et sociétés*, n° 8.

Bereni Laure, Chauvin Sébastien, Jaunait Alexandre, Revillard Anne (2012). *Introduction aux études sur le genre*. Bruxelles, De Boeck [2e éd.).

Boltanski Luc (1971). « Les usages sociaux du corps ». *Annales ESC*, vol 26, n° 1.

Bourdieu Pierre (1998). *La domination masculine*. Paris, Seuil.

Brougère Gilles (1999). « Les expériences ludiques des filles et des garçons ». In Lemel Yannick, Roudet Bernard (eds). *Filles et garçons jusqu'à l'adolescence. Socialisations différentielles*. Paris, L'Harmattan.

Butler Judith (2006). *Défaire le genre.* Paris, Éd. Amsterdam (trad. Maxime Cervulle).

Connell Raewyn (1995). *Masculinities.* Berkeley, University of California Press.

Connell Raewyn W., Messerschmidt James W. (2005). "Hegemonic Masculinity: Rethinking the Concept". *Gender & Society*, vol. 19, n° 6.

Court Martine (2010). *Corps de filles, corps de garçons : une construction sociale.* Paris, La Dispute « Corps, santé, société ».

Darmon Muriel (2006). *La socialisation.* Paris, Armand Colin « 128. Sociologie ».

Defrance Jacques (1995). *Sociologie du sport.* Paris, La Découverte « Repères ».

Delalande Julie (2001). *La cour de récréation. Pour une anthropologie de l'enfance.* Rennes, Presses universitaires de Rennes.

Dulong Delphine, Guionnet Christine, Neveu Erik (eds) (2012). *Boys don't cry ! Les coûts de la domination masculine.* Rennes, Presses universitaires de Rennes.

Duret Pascal, Augustini Muriel (1993). *Sports de rue et insertion sociale.* Paris, INSEP.

Elias Norbert, Dunning Eric (1986). *Sport et civilisation. La violence maîtrisée.* Paris, Fayard.

Guillaumin Colette (1992). *Sexe, race et pratique de pouvoir. L'idée de nature.* Paris, Coté-femmes.

Kergoat Danièle (1992). « À propos des rapports sociaux de sexe ». *Revue M*, n° 53-54.

Kimmel Michael (1994). "Masculinities as Homophobia: Fear, Shame, and Silence in the Construction of Gender Identity". In Brod Harry, Kaufman Michael (eds). *Research on Men and Masculinities Series: Theorizing Masculinities.* Thousand Oaks, Sage.

— (2000). "Reducing Men's Violence: The Personal meet the Political". In Breines Ingeborg, Connell Robert, Eide Ingrid (eds). *Male Roles, Masculinities and Violence. A Culture of Peace perspective.* Paris, Unesco.

Lahire Bernard (1995). *Tableaux de familles. Heurs et malheurs scolaires en milieu populaire.* Paris, Gallimard / Le Seuil « Hautes études ».

— (1998). *L'homme pluriel : les ressorts de l'action.* Paris, Nathan.

Lareau Annette, Cox Amanda (2011). "Social Class and the Transition to Adulthood: Differences in Parents' Interactions with Institutions".

In Carlson Marcia, England Paula (eds). *Social Class and Changing Families in an Unequal America*. Stanford, Stanford University Press.

Maccoby Eleanor (1990). "Gender and Relationships: A Developmental Account". *American Psychologist. American Press*, vol. 45, n° 4.

Martin Karine A. (1998). "Becoming a Gendered Body: Practices of Preschools ». *American Sociological Review*, vol. 63, n° 4.

Mauger Gérard (2009). *La sociologie de la délinquance juvénile*. Paris, La Découverte « Repères ».

Mennesson Christine (2007). « Sports 'inversés'. Modes de socialisation sexuée des jeunes ». In Eckert Henri, Faure Sylvia (eds). *Les jeunes et l'agencement des sexes*. Paris, La Dispute « Le genre du monde ».

Messner Michael (1992). *Power at Play. Sports and the Problem of Masculinity*. Boston, Beacon Press.

— (2000). "Barbie Girl versus Sea Monster: Children constructing Gender". *Gender & Society*, vol. 14, n° 6.

— (2007). *Out of Play: Critical Essays on Gender & Sport*. Albany, State University of New York Press.

Pasquier Dominique (2005). *Cultures lycéennes. La tyrannie de la majorité*. Paris, Autrement.

Sabo Donald, Panepinto Joe (1990). "Football Ritual and the Social Reproduction of Masculinity". In Messner Michael, Sabo Donald (eds). *Sport, Men and the Gender Order: Critical Feminist Perspectives*. Champaign, Human Kinetics.

Sauvadet Thomas (2006). *Le capital guerrier. Concurrence et solidarité entre jeunes de cité*. Paris, Armand Colin.

Thorne Barrie (1993). *Gender Play: Girls and Boys in School*. New Brunswick, Rutgers University Press.

Thorpe Holly (2010). "Bourdieu, Gender Reflexivity and Physical Culture: A Case of Masculinities in the Snowboarding Field". *Journal of Sport and Social Issues*, vol. 34, n° 2.

Waser Anne-Marie (1989). « Le marché des partenaires. Étude de trois clubs de tennis". *Actes de la recherche en sciences sociales*, vol. 80.

Willis Paul (1978). « L'école des ouvriers ». *Actes de la recherche en sciences sociales*, vol. 24.

Zaidman Claude (1996). *La mixité à l'école primaire*. Paris, l'Harmattan « Bibliothèque du féminisme ».

Annexe. Caractéristiques des enquêtés

Des garçons 'anti-école' et 'fans' de foot

Prénom	*Origine sociale*	*Profession père*	*Professsion mère*	*Niveau scolaire*	*Fratrie*	*APS en club ou culturelle*
Mohamed	Populaire	Jardinier	Femme de ménage	Faible	2 frères 3 sœurs	Football
Kevin	Populaire	Déménageur	Employée médiathèque	Moyen	1 sœur	Football
Imed	Populaire	Maçon	Femme de ménage	Faible	1 frère	Football
Alessandro	Moyenne	Architecte	Sans emploi	Moyen	1 sœur	Rugby
Ismaël	/	/	/	Faible	/	Football
Jordan	/	/	/	Faible	/	Rugby

Des garçons scolaires aux pratiques sportives diverses

Prénom	*Origine sociale*	*Profession père*	*Profession mère*	*Niveau scolaire*	*Fratrie*	*APS en club ou culturelle*
Louis	Favorisée	Enseignant spécialisé	Psychologue scolaire	Très bon	1 sœur	Tennis
Pierre	Moyenne	Militaire : lieutenant	Coiffeuse	Bon	1 sœur	VTT, guitare
Rémi	Populaire	Cuisinier	Agent de service	Bon	1 frère 1 sœur	Athlétisme, natation
Jef	Moyenne	Maître-nageur	Laborantine	Bon +	0	Gymnastique, tennis de table
Paul	Moyenne	Agent de la fonction publique	Éducatrice de jeunes enfants	Bon	0	Handball
Arthur	Favorisée	Ingénieur	Professeure de français	Très bon	0	Natation, vélo

Des garçons non sportifs

Prénom	*Origine sociale*	*Profession père*	*Profession mère*	*Niveau scolaire*	*Fratrie*	*APS en club ou culturelle*
Hugo	Moyenne	Employé	Documentaliste	Bon	1 frère 2 sœurs	Judo, guitare, solfège
Clément	Moyenne	Assistant social	Mère au foyer	Moyen	0	
Bastien	Moyenne	Cuisinier	Comptable	Très bon	0	Badminton

Françoise Collin et le féminisme de l'insurrection

Diane Lamoureux [1]

Car cette œuvre, tant par sa nature que par l'affirmation qu'elle véhicule, interdit le resserrement auquel recourt habituellement la réflexion lorsqu'elle prétend maîtriser son objet. Ici ramener à l'essentiel, c'est laisser échapper l'essentiel.

Françoise Collin, *Maurice Blanchot et la question de l'écriture* (1971, p. 11).

Comme Françoise Collin le soulignait elle-même à propos de Maurice Blanchot et Hannah Arendt, deux auteurs qu'elle a longuement analysés et qui l'ont accompagnée dans sa réflexion, il est difficile de synthétiser une œuvre, de lui donner la cohérence nécessaire à l'exposé savant. Je n'ai donc pas la prétention de brosser un panorama d'ensemble, d'autant plus que je connais assez mal son œuvre littéraire, et je choisis délibérément le fragment comme mode d'exposition.

Françoise Collin est née en Belgique en 1928 et y est décédée le 1er septembre 2012. D'abord connue comme romancière, avec deux romans publiés aux éditions du Seuil au début des années 1960 et des textes dans la revue *Écrire*, dirigée par Jean Cayrol, elle publie, en 1971, un essai sur Maurice Blanchot qui fait autorité dans les milieux philosophiques et littéraires parisiens, sans pour autant obtenir un poste universitaire. Elle naît au

[1] Merci à Micheline De Sève, Anne-Marie Devreux et Delphine Naudier pour leurs commentaires sur une première version du texte.

féminisme lors d'un voyage aux États-Unis en 1972 et devient l'animatrice principale de la première revue féministe de l'espace francophone, *Les Cahiers du Grif*, publiés à Bruxelles à partir de 1973. Cette revue allie *conciousness raising* et réflexions plus approfondies, tout en pratiquant le dialogue puisque les articles sont signés et commentés par d'autres membres du collectif de rédaction. Au début des années 1980, elle s'installe à Paris et y poursuit la publication des *Cahiers du Grif* en adoptant un registre davantage politico-intellectuel. Elle contribue également à faire connaître l'œuvre d'Hannah Arendt en France. Durant près de quarante ans elle mènera une réflexion féministe originale, en dehors des institutions, en empruntant ces chemins de traverses qui lui semblaient si propices à la pensée véritable [2].

Le meilleur fil conducteur pour analyser son œuvre, surtout dans le cadre des *Cahiers du Genre*, me semble être le féminisme, d'autant plus que c'est en lisant *Les Cahiers du Grif* que je suis entrée en contact avec elle, ce qui nous a ensuite permis de développer une amitié qui s'est poursuivie jusqu'à sa mort. Je voudrais en faire émerger divers registres, politique, philosophique et symbolique, en examiner les tensions, mais aussi les potentialités. Ces registres s'entremêlent et sont aussi essentiels l'un que l'autre, leur entrelacs formant la texture de l'œuvre.

Le registre politique est probablement le plus évident dans la mesure où le féminisme est un mouvement social qui a transformé nos vies mais aussi, moins que nous ne l'aurions voulu, nos sociétés. Il est mouvement, pluriel, qui se manifeste, comme le dirait Arendt, par la parole et par l'action, sachant ce qu'il refuse mais ne disposant pas d'un point d'aboutissement ou d'un modèle à réaliser que l'on pourrait appeler 'émancipation des femmes'.

---

[2] Pour un aperçu d'ensemble du parcours de Collin, on peut se reporter à la conférence qu'elle a donnée à l'Institut Émilie du Châtelet et qui est disponible sur internet :
www.dailymotion.com/video/xjh7ph_conference-de-francoise-collin-19-mars-2011_school

Le registre philosophique est également assez facile à cerner. Françoise Collin est philosophe de formation et, si elle a peu évolué dans l'institution philosophique universitaire, la philosophie lui était essentielle. L'action fournissait la matière nécessaire à des 'exercices de pensée', mais contrairement à l'action, la pensée est principalement un acte solitaire. Le registre philosophique n'est jamais *theoria* mais plutôt pensée, rebelle au lissage inhérent à tout mouvement univoque entre pratique et théorie et attentive à la dissonance et à la nouveauté dans l'événement.

Quant au registre symbolique il est fait d'attention aux imaginaires qui nourrissent l'écriture, les arts de la scène ou les arts visuels. On le retrouve dans son œuvre littéraire, mais aussi dans les articles qu'elle consacre à des écrivaines ou à des artistes visuelles. Il est moins préfiguration de ce qui pourrait être qu'invitation à la liberté, « *l'art est en quelque sorte l'ange gardien qui évite de succomber à la tentation institutionnelle ou dogmatique. L'écriture retient la pensée aux bords de la thèse. Elle rappelle constamment la question dans l'affirmation* » (Collin 1999a, p. 17). Bref le symbolique est une bouffée d'air frais, mais également un appel d'air qui empêche de s'enliser tant dans le discours lénifiant qui réduit le féminisme à l'égalité entre les femmes et les hommes que dans la posture 'militante' avec son inévitable dimension stratégique.

Ces divers registres se retrouvent chez les deux auteurs qui ont accompagné la pensée de Collin. Maurice Blanchot, auquel elle consacre un ouvrage en 1971, qu'on peut situer dans le registre du symbolique et du philosophique et Hannah Arendt, objet d'un autre ouvrage en 1999, et qui se situe à la fois dans le registre du politique et du philosophique. Comme le précisait Collin elle-même dans sa leçon inaugurale de la Chaire Franqui à l'Université de Liège, ces deux auteurs l'accompagnent dans son parcours, non pas sur le mode de « *l'identité ou l'unité, mais la ressemblance dans la dissemblance ou du moins la secrète compatibilité* » (Collin 2005b).

Une politique féministe

Le premier registre dans lequel se déploie le féminisme, c'est celui d'une politique. Relevant, pour Collin, d'abord de l'affect plutôt que de la réflexion, venant mettre un nom sur diverses expériences personnelles de l'injustice, le féminisme lui apparaît comme ce qui fait irruption et interruption dans le cours de la société patriarcale, en en révélant la nature et en en préconisant la subversion. Dans cette perspective, il lui est donc possible d'appréhender le féminisme comme un mouvement révolutionnaire, d'autant plus que le féminisme viendra bouleverser tant sa vie personnelle que professionnelle.

Certes, ce caractère révolutionnaire du féminisme se joue sur un fond d'ambiguïté. Le féminisme revendique la refonte de l'ensemble des structures sociales et s'intéresse à toutes les facettes de l'existence humaine. Il n'en reste pas moins que, dans ses pratiques, il a dû articuler des revendications précises, demander des transformations législatives, travailler avec des journalistes, des technocrates, des syndicalistes, des militant·e·s de partis politiques qui, si elles et ils n'adhéraient pas à l'ensemble de ce que signifiait le féminisme, n'en acceptaient tout de même pas moins de cheminer avec lui sur certains enjeux, tout en ne se laissant pas réduire à ces enjeux particuliers.

L'insurrection féministe

Le caractère radical du féminisme consiste à vouloir changer ce qui semble inchangeable, parce que cela aurait fait partie de la logique de toutes les sociétés connues, une bipartition de l'humanité entre le féminin et le masculin de même qu'une dévalorisation du féminin. Le féminisme est, en cela, un mouvement révolutionnaire, même si cette révolution est loin d'avoir produit tous ses effets. Par son existence même comme mouvement général de révolte et de dénonciation de l'ordre patriarcal, il porte « *atteinte à une sorte de principe apparemment intangible de l'histoire des cultures et des sociétés. Et c'est là que se trouve, me semble-t-il, le caractère radical de son ambition* » (Collin 2005a, p. 17).

Cette radicalité est sans cesse menacée, au premier chef par les succès apparents du féminisme qui doit se livrer à un déplacement constant pour la conserver.

> *La vigilance politique exige de ne jamais considérer comme révolue ou résolue une question quelconque, mais d'être toujours capable de l'aborder ou de la ré-aborder dans les nouveaux termes où elle se pose en raison de l'évolution de la société, ou même des effets pervers que sa première résolution a produite* (Collin 2005a, p. 15).

Cette vigilance est d'autant plus nécessaire que l'une des forces des systèmes de domination à l'œuvre dans les sociétés contemporaines, tient à leur immense capacité de récupération. Et, à cet égard, le féminisme n'a jamais été à l'abri. Cette tendance se fait sentir dans la plupart des pays occidentaux dès la fin des années 1970 et l'on s'est aussi mis, dans les années 1990, à parler de postféminisme.

Dans ce contexte, le travail de la radicalité ressemble à celui de Pénélope défaisant la nuit ce qu'elle avait fait le jour, en réinscrivant constamment « *dans le politique la rupture du non politique, en accueillant dans le politique ce qui lui échappe et le transgresse, en laissant résonner l'infinité hétérogène du langage dans l'empire homogène du discours* » (Collin 1992a, p. 134), afin de ne pas transformer le féminisme en idéologie et de continuer à être à l'écoute de la parole singulière de chacune.

Maintenir sa radicalité implique de même, pour le féminisme, de se garder d'un autre piège, celui de la logique de la représentation, en devenant une sorte de syndicalisme ou un parti politique des femmes comme si les femmes étaient représentables, d'une part ; que les féministes en soient les représentantes autorisées, d'autre part. Ce faisant, il s'insérerait dans une politique de médiation des intérêts et dans un aplatissement ou une homogénéisation de ce que signifie être femme. Il deviendrait une politique pour les femmes, un contre-public éternellement condamné à un caractère subalterne parce qu'il renoncerait au monde comme enjeu et participerait ainsi de l'enfermement des femmes dans un statut d'objets du politique plutôt que d'actrices politiques. En outre, la représentation peut se comprendre sur le mode d'un certain rapport à l'avenir et là le danger qui guette le féminisme est plutôt celui de la transformation en idéologie.

> *Ce qui se cherche et se veut dans le féminisme, c'est cela même que les femmes s'inventent, et qui n'est pas inventé une fois pour toutes. L'avancée ne suit pas une ligne mais plusieurs lignes. L'orthodoxie doctrinale y fait obstacle plus qu'elle ne la soutient* (Collin 1986a, p. 25).

Pluralité des femmes et des féminismes

Les débats sur la revendication de la parité dans la représentation politique ont amené Collin à préciser ses idées sur la question de la représentation catégorielle des femmes et à montrer que celle-ci, intéressante comme révélateur et source d'un nouvel engagement féministe, comportait aussi un élément mortifère pour la radicalité politique du féminisme.

> *La construction du politique, et sa construction en sphère autonome, propre à l'âge moderne et à la démocratie, fabrique de l'homogène avec de l'hétérogène, de l'intérêt général en limitant de manière inégale les intérêts particuliers dont certains sont privilégiés au détriment des autres, de l'égalisation qualifiée d'égalité plaquée sur les inégalités ou parallèle à celles-ci* (Collin 1995, p. 63)

Au lieu de définir l'enjeu dans les termes d'une difficulté d'accès des femmes à la représentation politique — ce qui met les femmes en déficit d'égalité —, elle préfère mettre l'accent sur le déficit de la structure politique elle-même puisqu'elle ne peut accommoder plus de la moitié de la population. La question devient ainsi la nature de la démocratie (et elle reprend à son compte l'intuition de Carole Pateman [1988] qui voyait dans celle-ci un « *contrat social fraternel* »). Non seulement celle-ci est le lieu de la fraternité, mais le fait qu'elle se réduise à des formes de représentation conduit à un autre problème, celui du ravalement de l'individualité de chacun·e dans une opération arithmétique de décomptage des voix électorales qui transforme les individus en « *homme sans qualité, dont on a pris soin de gommer toutes les spécifications sociales, supposé autonome, mais qui n'est en fait qu'un exemplaire quantifiable du peuple homogénéisé par les efforts conjugués d'une démocratie déchue et du capitalisme* » (Collin 1995, p. 64). Or les femmes, par leur existence même dans un monde patriarcal, sont un constant rappel de l'hétéronomie : comme étant d'autres humains que l'Homme ; comme celles par lesquelles passe le processus de la génération. Ainsi, au peuple homogène de la démocratie représentative, les femmes par leur seule présence rappellent le principe de pluralité qui n'est pas le simple pluralisme des opinions. Collin rejoint en cela les réflexions de Jacques Rancière (1995, 1998) pour lequel le processus de subjectivation politique n'est pas de l'ordre de la production identitaire mais de celui de l'hétérologie.

Par ailleurs, il faut reconnaître que les femmes ne sont pas porteuses d'un intérêt commun. Certes l'oppression sexuée est commune à toutes les femmes, mais elle ne se décline pas pour toutes de la même manière, se combinant à d'autres rapports sociaux de domination. Même si Collin ne raisonne pas en termes d'intersectionnalité, elle a toujours été attentive aux dimensions de classe et de race qui croisent les enjeux féministes. De plus, les luttes féministes et les transformations sociales qu'elles induisent ont aussi pour effet de transformer les rapports entre les femmes, construisant à la fois de nouveaux rapports de solidarité politique, dans ce que les féministes ont un peu hâtivement qualifié de sororité [3], et de nouvelles formes de différenciation entre les femmes.

Ainsi, sans minimiser l'insistance sur une oppression commune à toutes les femmes qui a fait la force critique initiale du féminisme et la volonté de développer une sororité, il y a lieu de pousser plus avant la réflexion. Collin repense le rapport entre le personnel et le politique, en intégrant les 'acquis' de la période précédente et pour en dégager les effets, mais aussi les limites. Cet exercice a pour objectif de redéfinir une radicalité féministe qui n'enferme pas les femmes dans le féminisme et qui évite de constituer le féminisme en *ersatz* de politique à l'usage exclusif des femmes. Il s'agit pour le féminisme de passer d'une pensée du même à une pensée de l'autre.

Son premier constat est que le féminisme a eu tendance à ériger la différence des sexes comme seule différence significa-

[3] La critique de la 'sororité' est au cœur de son article « La même et les différences » (Collin 1983-84) qui marque la relance d'une nouvelle série des *Cahiers du Grif*.

tive. Au-delà de cette différence, « *nous entrions dans une étendue étale et homogène, celle du monde des femmes* » (Collin 1983-84, p. 7). Elle montre les limites politiques d'une telle conception en procédant à une critique de la sororité et en soutenant que le féminisme doit reconnaître la diversité entre les femmes au moins sur trois plans. D'abord, prendre acte que lutter contre une assignation sociale, c'est avant tout permettre qu'émergent des individues, là où il n'y avait que de la catégorisation ; ensuite, ne pas penser en termes d'unification du mouvement mais préserver l'hétérogénéité des collectifs et des implications ; enfin, préserver la diversité des courants de pensée et affronter le différend d'orientation en se gardant de tout recours à l'orthodoxie. Et d'insister sur le caractère pluriel du féminisme « *en ce que, depuis le début, il est nourri de positions diverses, tant qu'à la définition même de la différence entre les sexes et de son statut que quant aux stratégies adoptées pour les transformer, et au monde visé* » (Collin 2005a, p. 20). Il s'ensuit que le féminisme est le lieu d'une diversité idéologique qui est un moyen fécond de réfléchir et de se développer. Les féministes n'ont pas d'avenir radieux à proposer, même si elles cherchent à transformer un présent odieux.

Ainsi, pour Collin, « [m]*ême au stade d'un féminisme accompli, on ne pourrait penser 'l'égalité' comme une égalisation* » (Collin 2005a, p. 20). Cela suppose une dynamisation de la 'condition féminine' par le féminisme qui pluralise les façons d'être femme. Elle trouvera par la suite chez Hannah Arendt des éléments qui donnent à penser que les enjeux soulevés par le féminisme ne concernent pas seulement les femmes, même si elles ont le plus intérêt à les soulever et à les politiser, mais l'organisation politico-sociale dans son ensemble, le monde dans les termes arendtiens. Elle y puisera aussi une réflexion sur la naissance propice au dépassement des oppositions enfantement / innovation et création / procréation.

Natalité et commencement

Françoise Collin trouvera dans la notion arendtienne de natalité matière à réfléchir sur deux questions : la natalité comme source d'une pluralité qui n'est pas de l'ordre de la contemporanéité mais fait intervenir une dimension diachronique ; le dialogue ne peut s'établir qu'entre égaux, « *le dialogue est hétérologie* » (Collin 1999b, p. 205), ce qui permet à la fois de penser la transmission et de saisir les problèmes d'audibilité [4] que rencontrent les tard venus à la subjectivation politique.

Insister sur la capacité d'innover nécessite de porter attention à l'événement dans sa dimension d'avènement. Certes chaque événement recèle des traces d'événements passés et peut partiellement se saisir sur le mode de l'analogie. Toutefois, c'est ce qui dépasse, ce qui ne se laisse pas réduire à l'analogue ou au 'déjà vu' qui caractérise l'événement. Là encore, comme Arendt, Collin a tendance à penser le politique comme événement, comme surgissement du nouveau dans la grisaille du quotidien, mais aussi comme capacité à se laisser étonner. Le politique est fait d'un mélange singulier de donné et d'action, de continuité et de rupture.

Dans ce sens, le donné est un don, mais il est aussi une ouverture sur le monde, ce par quoi nous pouvons nous insérer dans le monde. Agir demande un consentement initial au monde, un souci pour ce dans quoi nous nous insérons, mais également la préservation des potentialités inaugurales de chacun·e. Par sa seule naissance, l'être humain est commencement, car les générations se succèdent sans se répéter à l'identique. La naissance ne peut être réduite à sa facticité biologique.

> *Programmée ou non, chaque naissance est un hiatus dans l'enchaînement, un* initium, *un commencement : un moment de pure liberté. Naître est temps* (Collin 1999b, p. 189).

Collin ajoutera que :

> *Le fait de naître est d'emblée irruption dans le monde commun et ouverture inattendue, originale, de ce monde commun. Tout nouveau venu en bouscule l'ordonnance* (Collin 1992b, p. 44).

---

[4] J'utilise ce néologisme par analogie avec la question de la visibilité qui a été développée dans le roman de Ralph Ellison, *The Invisible Man*, afin de montrer que, pour gommer la question Noire aux États-Unis, on transformait les Noir·e·s en êtres invisibles. Le même phénomène se produit sur le plan de la parole, alors que la parole des subalternes (dont celle des femmes) est rendue inaudible parce qu'assimilée à un *phonos* (un bruit, un cri, une plainte) plutôt qu'à un *logos* (une parole articulée et raisonnée).

La singularité n'exige ainsi pas nécessairement des actes héroïques, comme le laisse trop souvent entendre Arendt.

> *La condition de natalité indique que l'histoire n'est pas répétition ou développement du même mais ouverture au temps. L'événement est possible parce qu'il y a de nouveaux nés, de nouveaux venus. Chaque être humain est inaugural* (Collin 1986b, p. 55).

Aussi Collin associe-t-elle la notion arendtienne de natalité à celle de singularité, comme condition de la pluralité. La singularité ne saurait se rabattre sur la notion d'individuation. Elle recouvre plutôt la capacité d'échapper à la catégorisation (la 'condition féminine'), entendue comme processus imposé de l'extérieur et relevant de la domination, pour émerger comme un 'qui' unique, pouvant se joindre à d'autres 'qui' tout aussi uniques pour agir de concert. Avec l'égalité, la singularité rend possible l'action politique, à savoir l'interaction humaine par le biais de la parole et de l'action. Il s'agit, par le féminisme, de créer un cadre qui permette à des femmes de parler et surtout de se parler, de considérer d'autres femmes comme des interlocutrices avec lesquelles il est possible d'élaborer un agir commun, une action collective dont l'enjeu ne se réduit pas à la libération des femmes mais qui met en scène des femmes comme actrices politiques plutôt que comme enjeux/objets des politiques publiques.

Ce qui a fasciné Françoise Collin lorsqu'elle a découvert le mouvement féministe lors d'un séjour à New York en 1972, c'est justement cette impression d'inédit et d'invention. Il se faisait là une politique qui ne semblait pas avoir de précédent historique, se nouaient des rapports inédits entre les femmes, s'inventait une autre vie. Agir était également créer, faire advenir ce qui auparavant n'existait pas.

> *C'est ce qui caractérise la révolution des sexes — elle est sans modèle historique ni doctrinal — et c'est ce qui donne son sens à la notion de politique qu'elle met en jeu : non pas la réalisation d'un plan, mais le frayage du nouveau dans les différentes conjonctures* (Collin 2005a, p. 21).

Si le féminisme a pu susciter autant d'enthousiasme chez les premières militantes, c'est qu'elles avaient l'impression que tout était possible, parce que tout restait encore à inventer. L'expérimentation ne constituait pas seulement l'horizon de leur action, mais une modalité de celle-ci. Dans le bilan qu'elle tire de l'expérience des premières années des *Cahiers du Grif*, Collin met certes en avant des déconvenues (puisqu'il s'agit de justifier une pause dans la parution de la revue), mais aussi les joies, l'énorme plaisir, qui se dégageaient de ces cafouillages apparents, ce qui l'amène à parler de l'expérience du Grif « comme *un mouvement d'amour et un mouvement de vie* » (Collin 1978, p. 8). Si l'inaugural s'expérimente principalement dans la révolution, par définition éphémère, Collin cherche également à en découvrir le sens dans le passage de relais entre les générations féministes. La transmission n'est jamais pour elle un mouvement à sens unique et le processus de don et de tri produit du nouveau, de l'inédit, comme nous le verrons à la fin de ce texte.

Une vision philosophique

Si, pour Collin, le féminisme est d'abord un mouvement et une pratique politiques, il n'en demeure pas moins qu'il soulève des questions philosophiques fondamentales : en quoi consiste le différend des sexes ; comment réfléchir aux enjeux reliés au corps ; quel est le sujet du féminisme ? Ces enjeux philosophiques sont clairement liés aux pratiques féministes et aux questions que ce mouvement fait surgir sur le monde dans lequel nous vivons. Poser et reposer ces questions fait partie des tâches des intellectuelles féministes. Il serait cependant dangereux d'essayer d'en faire une *theoria*. Collin suit en cela le chemin ouvert par Hannah Arendt, elle estime possible de réfléchir sans figer la pensée et de maintenir dans la pensée, quoique selon d'autres modalités et à un autre rythme, l'aspect dialogique et ouvert de l'action politique.

Le différend des sexes

La constitution d'un monde commun implique de prendre au sérieux à la fois la domination masculine comme problème politique et l'idée que la pluralité humaine commence avec la différence des sexes. La liberté des hommes et des femmes, donc la liberté humaine, passe par les tentatives de résolution politique du rapport de domination, donc du différend des sexes. Ceci permet de penser une égalité qui ne soit pas de l'ordre de l'égalisation, une différence qui réside dans le décentrement et non dans l'assignation et surtout une liberté qui soit de l'ordre de l'inaugural.

Ce faisant, elle évite de prendre parti dans le débat entre les partisanes de l'unité de l'humanité, dont la plus caricaturale est certainement Élisabeth Badinter (1989, p. 47) qui répond à la question « *qu'est-ce qu'une femme ?* » par « *un homme, comme tout le monde* » et celles qui insistent sur le caractère fondamental de la bisexuation de l'humanité, comme c'est le cas de la contribution de Sylviane Agacinski (1998) au débat sur la parité.

Poser la question du différend des sexes plutôt que celle de la différence des sexes, permet à Collin d'échapper à ce qu'elle nomme une métaphysique des sexes. Pour ce faire, elle s'inspire des réflexions de Hannah Arendt sur la sphère politique, lorsqu'elle parle d'un monde commun qui se construit sur la base de la singularité des positions et des opinions qui s'interpellent sans avoir nécessairement à déboucher sur l'unanimité, mais en instaurant un questionnement qui se soutient d'un dialogue nécessairement inachevé. La pluralité ainsi constituée « *suppose l'excentricité de tous ceux qui y participent* » (Collin 1991, p. 62). Par excentricité, il faut entendre deux choses : d'une part, que le pouvoir est un lieu vide parce qu'il n'est occupé que temporairement et idéalement dans une alternance qui ne se réduit pas à l'alternance électorale, qu'il constitue ce qui circule entre concitoyen·ne·s ; d'autre part, qu'il n'y a pas de référent central qui construirait des 'autres' mais que toutes et tous sont alternativement des un·e·s et des autres.

Le féminisme soulève ainsi un enjeu qui doit être parlé en commun par les hommes et par les femmes, car la matrice hétérosexuelle construit les hommes et les femmes dans une mimésis.

> *On oserait même dire que, pour la première fois dans l'histoire peut-être, il appartient aux hommes de répondre à un débat que les femmes ont initié. Car elles ne revendiquent pas seulement tel ou tel droit ponctuel mais annoncent une transformation profonde des rapports entre les sexes. Elles sont, sur ce sujet, celles qui prennent la parole* (Collin 1999c, p. 59).

La radicalité de cette interrogation vient de ce qu'elle qualifie de « *pari insensé : modifier ce qui a été séculairement affirmé comme un invariant de toutes les cultures, ou en d'autres termes, comme la 'nature' des choses* » (Collin 1999c, p. 59).

Ceci entraîne au moins trois conséquences. La première interroge l'ordre sexué dans son ensemble. La deuxième a trait au « *statut général des corps, de la sexualité et de la reproduction humaines. Dans ce processus, les femmes, les féministes de la fin du XX*[e] *siècle ont été les déclencheurs et les révélateurs à la fois* » (Collin 1999c, p. 61). Soulevant les questions de contraception et d'avortement, en dissociant 'femme' et 'mère', les féministes ont enclenché un processus qui les a largement dépassées et qui ne se réduit pas à la liberté de l'avortement. Révélateurs, dans la mesure où elles ont mis en lumière un 'malaise dans la civilisation', sans nécessairement y apporter toutes les réponses. Enfin, une troisième conséquence prolonge la deuxième, par la remise en question du corps propre que semblait avaliser la notion de « mon corps est à moi ». À l'ère du cyborg et de la technoscience, comment encore parler de corps propre ou encore de maîtrise de son corps ? Cela suppose une certaine porosité et une remise en question de la notion d'individualité, qui non seulement pose la question du sujet, mais qui montre les limites de l'autonomie si l'on veut penser un monde commun et qui rend nécessaire de chercher des réponses du côté de l'intersubjectivité.

Corps et génération

La question de la génération, qui s'était posée politiquement dans le mouvement féministe sous la forme de la liberté de l'avortement et de la contraception, ressurgit dans un registre plus philosophique. L'enjeu n'est pas tant qu'il y ait continuellement des êtres humains nouveaux, que la remise en question de la notion d'autonomie qui est au fondement de la politique moderne. Mettre un enfant au monde, c'est attester que de soi peut surgir un·e autre, que la personne n'est jamais complètement une. Il y a un impensé de la génération dans la démocratie moderne, impensé qui se joue à deux égards : l'exclusion des femmes de la sphère politique, reconduite et 'théorisée' par les démocraties modernes ; la fiction du 'fratriarcat', du contrat social entre les frères qui ne permet pas de poser le rapport des générations entre elles et qui fait de l'autorité un impensé.

Son point de départ, c'est que :

> *La démocratie n'exclut pas les femmes comme elle le fait — même quand elles bénéficient du droit de vote — par accident ou aveuglement, mais en raison de sa définition même* (Collin 1996, p. 29).

Ce vice constitutif de la démocratie, y compris les démocraties occidentales contemporaines, découle du fait que :

> *La citoyenneté est une construction sociale, prélevée sur la réalité de l'humain. Le citoyen tel qu'il a été constitué est un humain tronqué (un homme tronc) fait à l'image de l'homme* (vir) *et non de l'homme* (homo). *L'individu, conditionnant la citoyenneté, est lui-même le résultat de ce prélèvement* (Collin 1996, p. 32).

Ainsi, dans la logique du contrat social, y a-t-il une faille puisque ces mêmes démocraties ont aussi mis en place un droit civil qui, contrairement au droit public, n'est pas fondé sur l'égalité, principalement dans les dimensions qui touchent au droit de la famille. De plus, ce contrat social distingue entre une sphère publique, le politique, qui repose sur l'égalité des droits et une sphère privée, l'économie, les croyances et la famille, qui fonctionne selon la loi du plus fort ou des systèmes d'autorité traditionnels. Cette construction permet d'occulter « *qu'il existe un registre sans lequel la société elle-même disparaîtrait, et qui ne peut être réglé par la théorie du contrat, c'est le registre de la génération* » (Collin 1996, p. 32).

Les démocraties modernes n'ont pas voulu intégrer dans leur imaginaire la reconnaissance de leur renouvellement par la succession des générations, ce qui les oblige à penser leur renouvellement comme reproduction du même.

> *On peut dire que si les femmes sont, bon gré, mal gré, porteuses d'hétéronomie, si elles font immanquablement apparaître jusque dans leurs corps qu'il n'y a non pas une mais deux versions au moins de l'humanité, on comprend que ce rappel ait été, soit encore insoutenable à un espace public conditionné par l'homogénéité* (Collin 1995, p. 67).

Pour contrer symboliquement cette indétermination du corps féminin ni totalement un ni totalement deux dans la gestation comme le faisait remarquer Hélène Rouch (2005), il y a donc un processus de consolidation de la frontière entre sphère privée et sphère politique. Celui-ci confirme le confinement des femmes au privé et en fait un élément de minorisation (minorité symbolique et non arithmétique et statut juridique de mineure), qui rappelle leur impossibilité d'accéder à l'autonomie au sens défini par les Lumières, si l'on s'en réfère à la classique définition kantienne de « *sortir de l'état de minorité* ». Reprenant une intuition de Nicole Loraux, Collin souligne que :

> [L]*es femmes dérangent parce qu'elles brouillent les frontières entre* physis *et* nomos, *comme entre* polis *et* oikos. *Elles ne sont pas enlisées dans la* physis *ou dans l'*oikos, *comme le dualisme logocentrique et phallogocentrique voudrait le penser, mais elles ne sont pas passées non plus du côté de la seule* polis *et du* nomos *: elles sont dans l'entre-deux* [5] (Collin 1993, p. 72).

Le pouvoir subversif des femmes dans un tel ordre, c'est de rappeler « *aux hommes ce qu'ils voudraient ne pas savoir : le point limite radical de l'autonomie (et de la démocratie fondé sur le présupposé de l'autonomie), à savoir qu'ils sont* nés [...] *Car chacun, d'être né, ne vient qu'« après » :* l'autre *précède* l'un (Collin 1993, p. 73).

Ceci permet d'opérer des liens avec ses réflexions antérieures sur la maternité, question très présente dans le mouvement féministe des années 1970. Il est possible de soutenir que sa réalisation la plus durable est la dissociation entre 'femme' et 'mère' qui est rendue possible par la liberté d'avortement. À cet égard, Collin souligne l'existence de certaines zones d'ombre dans cette revendication, née dans l'urgence, du droit à l'avortement.

> *La revendication du droit à l'avortement s'appuyait davantage sur quelque chose qui s'apparente à la légitime défense contre un intrus qu'à une décision concernant le statut non humain de cet intrus. Sans qu'elles l'aient vraiment formulé, sans qu'elles aient toujours osé le formuler clairement, les femmes reconnais-*

---

[5] Le terme *physis* réfère à la nature, *nomos* définit la loi, *polis* la cité, *oikos* la maisonnée (lieu de production économique et de la vie familiale) et *logos* la parole articulée.

> *saient leur droit à une réponse violente contre une violence qui leur était faite* (Collin 1987a, p. 108).

Dans l'enfantement, les femmes font l'expérience de l'altérité.

> *Pour une femme, avoir un enfant c'est d'abord entrer dans la région de l'impouvoir : être en proie à l'autre. À quoi la maîtrise scientifique ne change rien. Mon enfant est si immédiatement indépendant, hors de mes prises, que je ne puis imaginer l'annexer. Ce plus semblable, et qui peut-être me ressemble, est aussi le plus différent. L'enfant né de moi est à côté de moi, séparé de moi : pour reprendre une expression d'Emmanuel Levinas, il a un visage* (Collin 1979, p. 7).

Subjectivation politique

« *Les subalternes peuvent-elles parler* ? » s'interroge Gayatri Chakravorty Spivak (2009) [6]. Comment est-il possible que des êtres auxquels on a dénié la capacité de parler se manifestent les unes aux autres par la parole et par l'action ? Le point d'entrée de Collin dans cette réflexion est la différence entre le sujet ontologique et le sujet politique. En cela, elle se rapproche plus qu'elle ne le croit des réflexions postmodernes ou même *queer*, même si elle se méfiait de ces dernières qu'elle a plutôt mal comprises.

Françoise Collin emprunte deux voies pour penser la subjectivation politique : la première, c'est que tant que durera le sexisme comme système social d'oppression, les femmes ne pourront faire l'économie de la subjectivation politique, qui se distingue de la subjectivation ontologique ; la seconde constitue une évaluation de l'expérience féministe, à savoir que des femmes puissent parler, se parler et agir collectivement.

Bien au fait de la pensée postmoderne qui proclame la mort du sujet (dans la philosophie contemporaine postmétaphysique ou postmoderne, les philosophes ayant fait leur deuil de la posture cartésienne du *cogito* qui appréhende le monde comme *res extensa* et d'un point de vue où la totalité peut s'appréhender, au profit d'une réflexion sans fondement), Collin ne peut cependant s'empêcher de se demander « *qui sonne le glas de la*

---

[6] Je me réfère à la traduction française parce que la féminisation du titre me semble plus parlante que le neutre anglais, *Can the subaltern speak?*

mort du sujet et surtout, pour qui sonne ce glas » (Collin 1992a, p. 125). Cela transforme en quelque sorte les féministes en fidèles attardées d'un certain hégéliano-marxisme puisqu'elles « *restent prisonnières de la fameuse dialectique du maître et de l'esclave qui privilégie la dialectique sur la différence. Elles entament un chant dans un univers désenchanté. Elles tiennent le langage du devenir et de l'avenir sans s'apercevoir que ces catégories sont périmées* » (Collin 1992a, p. 127). En outre, Collin pointe le fait que la pensée postmoderne saute par-dessus le moment politique.

Or ce moment politique revêt une importance capitale pour « *qui est frappé d'acosmie (comme le dit Hannah Arendt des juifs et Simone de Beauvoir des femmes)* », car cette acosmie empêche d'advenir. Il lui semble dans ces circonstances essentiel que « *la différence* [soit] *instruite par la domination* », quoique « *penser la différence dans le seul régime de la domination entraîne certaines dérives* » (Collin 1992a, p. 131). Bref, il importe de penser la question du sujet, non pas dans le registre de l'auteur, mais plutôt dans celui de l'acteur potentiel d'un monde qui a encore à devenir commun.

Cela lui permet d'aborder la dimension tragique de la situation des femmes dans le monde patriarcal. Parce qu'elles ne font pas 'autorité' dans le monde commun et qu'elles n'y sont autorisées que du bout des lèvres et sur quelques strapontins, les femmes sont contraintes à revendiquer l'accès à un espace où elles peuvent se manifester par la parole et par l'action.

> *Il appartient au minorisé de ne pouvoir échapper à la dialectique de la maîtrise et de la servitude, qu'en la traversant au risque de s'y enliser* [...]. *Devoir combattre pour obtenir ses droits élémentaires finit par réduire un être humain à la position de combattant* (Collin 1992a, p. 133).

Ce qui explique, pour elle, les dérives de certains mouvements de libération.

Les opprimé·e·s sont « *souvent les derniers croyants de l'humanisme identitaire, les derniers croyants de la libération de soi avec soi (soi femme, soi humain).* [...] *Libérer les femmes, c'est aussi les libérer de la croyance en la libération. Il faut lutter contre l'assujettissement sans nourrir le mythe du sujet.*

Lutter contre l'injustice sans succomber au mythe de la justice, ou en la soutenant comme une idée régulatrice » (Collin 1992a, p. 134-135), même si la lutte contre l'assujettissement ne donne ni assurance ni modèle en ce qui concerne un devenir égalitaire, ce qui rejoint le propos précédent sur la représentation politique.

Le féminisme est pour les femmes une modalité privilégiée d'accession au statut de sujets politiques. D'abord, il a fourni un cadre permettant de penser le tort et l'injustice, de trouver les mots pour les dire. Ensuite, il a en quelque sorte représenté une communauté politique, un espace de discussion et la substitution d'un « *nous substantiel à la défaillance du je* » (Collin 1992a, p. 135), un espace permettant l'interlocution entre les femmes et par conséquent l'émergence de l'autorité, de la confiance et du respect. L'expérience féministe peut se lire sous l'angle d'un « *espace de dialogue que les femmes ont constitué dans le mouvement féministe, espace dont elles sont les agents* » (Collin 2005a, p. 22), ce qui lui semble constituer à la fois un acquis et une rupture majeure. C'est probablement cet aspect qui a conféré sa dimension 'identitaire' au féminisme ; pourtant on ne saurait le réduire à la production d'une identité commune.

Car le travail de désassujettissement a ceci de particulier de ne pas proposer de modèle unique. On sait d'où l'on part, on connaît la domination, mais on ne peut (se) représenter la liberté et à peine imaginer le processus de libération. L'action politique crée une dynamique au résultat toujours incertain, puisque personne n'en a la maîtrise. C'est ainsi que l'expérience du féminisme, dans tous les pays, a d'abord pris la forme d'une prise de parole qui semblait désordonnée ou sauvage, parce qu'elle devait dire la douleur de l'oppression. À travers l'expérience du *conciousness raising*, ce qui est d'abord perçu sur le mode de la plainte et du bruit devient parole. Une telle parole devient non seulement source d'action, d'où la multiplicité des terrains d'intervention du féminisme, reflétant en cela la multiplicité des expériences singulières de l'oppression générale, mais aussi source de confiance des femmes entre elles. Là encore, la rupture n'est pas négligeable. Comme le soulignait déjà Simone de Beauvoir, l'expérience des femmes dans la société patriarcale, c'est d'abord l'expérience de l'isolement et de la relégation. Ce que les féministes ont d'abord appelé sororité, c'est cette confiance qui a pu émerger de la mise en commun des paroles et de l'action collective.

> *Le féminisme a donc d'abord ouvert un espace de réassurance pour les femmes, chacune s'autorisant et autorisant l'autre à être et à parler au plus juste d'elle-même et non dans la mimétique du discours masculin ou sous sa seule caution institutionnelle. Le féminisme a ainsi institué un espace d'échanges, espace qui, dans son origine, transgressait les frontières du privé et du politique* (Collin 2000, p. 1).

Non seulement un espace des femmes entre elles, mais aussi un tremplin pour questionner la définition masculine unilatérale du monde commun.

> *Cet espace n'est pas celui du ghetto, mais celui du réseau ; ses limites ne sont pas closes mais toujours ouvertes* (Collin 2000, p. 2).

De la même façon :

> [L]*a libération des femmes comporte une dimension internationaliste, mais cet internationalisme est dialogal et il ne présuppose pas l'effacement ou la mise entre parenthèses des contextes nationaux spécifiques* (Collin 2000, p. 6).

À travers le féminisme donc, les femmes ont pu faire advenir un monde commun entre elles, commun de la mise en commun de leurs perspectives, alimentées par leur expérience singulière du monde et qui doit aussi se comprendre sur le mode du 'comme un', résistant à la totalisation.

Les chemins de la liberté

Chez Collin, la création artistique peut fournir un terrain de déploiement de l'inaugural, principalement lorsque les voies de la politique semblent bloquées. Dans une période où le mouvement féministe lui semblait se banaliser dans l'instrumental des études de genre, la création artistique fournit une bouffée d'air frais parce qu'elle « *est aux aguets de ce qui vient la contredire. Elle s'offre à la contestation, car c'est dans cette ouverture uniquement qu'elle échappe à la réification. L'écoute de l'art est salutaire à la pensée comme à la pratique. Elle nous porte à laisser la pensée sans bords, sans finition, à n'élaborer que des théories ouvertes, nomades, vulnérables même et non des outils figés qui contraignent le réel. C'est l'attention flottante qui permet de faire progresser la compréhension des phénomènes. Le progrès provient de la qualité de glisse du regard* » [7].

Comme elle le souligne à plusieurs reprises, le féminisme est pour Collin un mouvement de liberté bien plus que d'égalité, producteur d'une utopie qu'on peut comprendre comme un projet inabouti ou n'ayant pas trouvé les moyens de son aboutissement. Malgré ses positionnements stratégiques, le féminisme a conservé cette dimension utopique qui « *irrigue le réel par des mouvements dispersés et des éclats de langage, plutôt que par une visée unitaire susceptible de se projeter dans une représentation et* a fortiori *dans un programme* » (Collin 1997, p. 4). Ce qui implique des croisements nécessaires et mêmes salutaires entre l'utopie et le réel.

Liberté de création et création de la liberté

La création artistique « *par des voies immaîtrisables, élabore lentement, selon un temps qui ne peut être commandé, une autre symbolique ou la symbolique de l'autre* » (Collin 1997, p. 9), situant l'art du côté de la liberté, dans un au-delà du politique qui confond souvent liberté et libération. Si l'art est liberté, c'est que le texte, le tableau, la pièce de théâtre, la danse, le film ne se laissent pas réduire à une seule interprétation et n'obéissent usuellement pas aux règles de la rationalité instrumentale. Plus que de conscient et d'inconscient, il s'agit plutôt d'utilité et d'inutilité : l'art est ce qui se situe du côté de l'inutilité nécessaire, celle qui transforme l'existence en vie.

Dans ses textes sur l'écriture et sur les œuvres d'art, on retrouve les indices d'une pensée du symbolique dans le féminisme.

> *Il y a dans l'écrire un point de liberté farouche, irréductible, plus intensément ressentie et désirée peut-être par celles, les*

---

[7] Françoise Collin, *Liberté du texte, textualité de la libération*, sans mention de lieu ni date, p. 5. D'après les indications, le texte pourrait dater de 1994-1995.

femmes, qui ont par ailleurs subi le diktat de la dictée (Collin 1999a, p. 39).

Et, en réponse à l'injonction qui obligerait une féministe à « *écrire en tant que femme* », elle rétorque que « *être féministe c'est peut-être refuser de savoir ce que femme veut dire pour écouter ce que dit une femme* » (Collin 1999a, p. 42), ajoutant que l'écriture ne peut être que singulière et que c'est cette singularité même qui fait sens.

Les féministes ne peuvent pas se démarquer totalement de la culture qui s'est déployée dans leurs sociétés patriarcales sans s'amputer d'une partie d'elles-mêmes. Lors d'un colloque sur « la culture au féminin » (Montréal,1982), Collin soutient que « *la culture des femmes n'a jamais existé que dans son rapport à la culture masculine, qu'elle a toujours été une culture dominée et s'est développée dans le cadre de cette domination* » (Collin 1987b, p. 108). Elle propose donc de l'envisager comme un « *pli* » dans la culture patriarcale et sur le mode de la trans-culture, introduisant ainsi une forme de dissonance. Ce dépl(o)iment est autant l'indication de la domination que celle d'une « *tradition cachée* » — pour employer le titre d'un ouvrage d'Arendt —, qui irrigue et mine la société patriarcale et, parfois, jaillit tel un geyser, refusant d'être contenue et libérant des possibles.

Dès le début de ses réflexions sur l'écriture, dans son livre sur Blanchot, Collin s'interroge sur la rupture qu'introduit l'art à la fois en proposant une unité non unitaire et en transformant le temps en béance. Faisant référence à la troisième critique de Kant, elle souligne que « *l'imagination produit la forme d'une unité qui n'est pas, d'une unité qui est l'exercice de l'épars et non sa réduction* » (Collin 1971, p. 179). De la même façon, « *l'œuvre d'art fait éclater au sein de l'histoire ce que Blanchot nomme le non-temps* […] *la mobilité incessante* » (Collin 1971, p. 182). Et elle ajoute plus loin : « *L'art n'annonce pas telle époque mais, par sa béance, il interrompt la continuité et prononce le recommencement* » (Collin 1971, p. 186).

Il y a donc dans l'art un imaginaire qui n'est pas de l'ordre de la préfiguration, mais plutôt d'une fissure, d'une inadéquation qui nécessite le mouvement, le changement. Qu'elle parle de l'écriture « *virile* » de Gertrude Stein, dont l'« *œuvre est son perpétuel recommencement, le travail de sa propre mise au monde à travers la rupture de l'exil* » (Collin 1984-85, p. 105), ou du cinéma de Jutta Brückner qui tente de « *susciter un imaginaire qui ne soit pas absorbé par l'image* » (Collin 1982, p. 116) et de développer un langage révolutionnaire « *au cœur de cet univers même qu'il révèle et fissure à la fois* » (Collin 1982, p. 118), c'est de l'éclatement du sens et des contraintes qu'il s'agit. C'est l'exiguïté de nos organisations sociales qui est ainsi exhibée.

Le propre de l'œuvre d'art, sa force d'imaginer n'est donc pas dans la totalisation mais dans la fragmentation. Loin de produire de la réassurance et du confort, l'œuvre d'art suggère l'incertitude, les questions toujours à reposer pour éviter de sombrer dans l'idéologique. C'est d'ailleurs ce qui explique que, pour Collin, le registre symbolique, couplé au philosophique et au politique, est essentiel au mouvement féministe : il évite l'ossification de la politique féministe en un « *nationalisme féminin* », comme le soulignait Ti-Grace Atkinson (1984) ou ce que je qualifiais plus haut de « *syndicalisme féminin* » et il évite à la pensée de se figer en théorie, ou pis encore en une idéologie et lui donne sa dimension de *praxis*.

Transmettre

La transmission est un autre lieu supposant la dimension symbolique. Faisant sien l'aphorisme de René Char souvent repris par Arendt, « *notre héritage n'est précédé d'aucun testament* », Collin se demande comment faire en sorte qu'une continuité puisse exister, mais que les nouvelles générations puissent également se saisir à nouveaux frais des questions que les générations précédentes n'ont pas résolues ou n'ont pas résolues de façon satisfaisante à leurs yeux.

La question de la transmission dans le féminisme reflète à certains égards un changement de regard sur la temporalité. En posant cette question, les féministes suggèrent aussi une évaluation sur la durée, le caractère long du changement social dont elles ont été les initiatrices, mais elles perçoivent aussi, désormais, le féminisme comme permettant aux femmes d'accéder au symbolique et à l'historique : il y aurait non seulement un acquis, mais « *une dynamique à prolonger* » (Collin 1986c, p. 82).

Collin insiste sur le caractère bilatéral de la transmission. Les plus anciennes ont des choses à transmettre, mais les plus jeunes n'ont pas à recevoir passivement ce qu'elles veulent leur transmettre. Certes, le monde des plus jeunes est en partie le produit des luttes des plus anciennes, le féminisme a produit des résultats, certes en deçà de nos espérances, mais elles peuvent en retour éclairer de leur regard cette expérience des plus anciennes.

> *C'est aux nouvelles qu'il appartient de déterminer si elles veulent de l'héritage et ce qui, dans cet héritage, les intéresse. C'est aux anciennes qu'il appartient d'entendre la demande, d'infléchir leur langage vers un autre langage, en un échange dans lequel, chacune restant ce qu'elle est, faisant honneur à son histoire propre, s'adresse cependant à l'autre et écoute son adresse* (Collin 1986c, p. 82).

Ce qui présuppose de concevoir l'histoire non pas comme un cumul, une longue marche vers le progrès, mais plutôt sur le mode de la restructuration ; la responsabilité des générations qui se succèdent dans un espace politique étant de reprendre, avec un nouveau regard, les vieilles questions qui ne sont usuellement pas réglées.

Peut-être influencée par Hannah Arendt et sa valorisation de la cité grecque, Collin entreprend donc de réfléchir à la question de la transmission sur le mode de la *paideia.*

> *Ce qui s'y apprend n'est pas donné préalablement mais se constitue dans le travail même du dialogue* (Collin 1986c, p. 86).

Dans un tel modèle, il y a une forme d'identification qui ne relève pas du clonage mais suppose la liberté de laisser aux nouvelles la possibilité de commencer quelque chose à leur tour, de devenir inaugurales. Il y a surtout une médiation par la parole, où le langage intervient « *comme mode de présence et de présentification* » car « *reconnaître une femme, en effet, c'est reconnaître qu'elle parle et se fier à sa parole, savoir que son être est aussi l'être de sa parole et non un substrat, derrière sa parole* » (Collin 1986c, p. 87).

Pour éviter les métaphores familiales, Collin préfère le terme d'affiliation pour penser ce mode de transmission. Cette affiliation, qui découle de la *paideia*, « *ouvre un espace de négociation qui passe par la parole, parce qu'elle ne relève pas de la nécessité mais de la liberté, parce qu'elle permet à chacune non pas de subir mais de choisir ses modes d'apparentement* » (Collin 1986c, p. 87) et permet de constituer publiquement une relation politique ou symbolique. Cette médiation par la parole est rendue possible parce que le féminisme a constitué un corpus divers et éclectique d'œuvres qui permettent l'échange, la référence, mais qui appellent aussi l'enrichissement.

Le processus de transmission ne serait pas facilité par le fait d'unifier ce corpus, au contraire. Intégrer continuellement des nouvelles en fait un espace d'interlocution qui plutôt que de constituer une doctrine unique, réductrice et sclérosante, le renforce. Préserver le fragmentaire dans la mesure où il rend possible ce qu'Arendt qualifie d'*inter-esse*, permet au féminisme de continuer à être un tout non totalisé.

En guise de (non) conclusion

Françoise Collin nous a laissé une œuvre foisonnante et éclatée qui se décline dans une diversité de registres reflétant les dimensions tout aussi essentielles de son activité intellectuelle et de ses sensibilités politiques et esthétiques. Le principal regret que l'on puisse avoir, c'est que cette œuvre soit difficilement accessible, même si *Les Cahiers du Grif* ont été numérisés [8].

La principale difficulté est l'impossibilité de la totalisation pour qui veut en rendre compte en étant fidèle à la démarche de Collin. Impossibilité qui relève également du mode de constitution d'une œuvre élaborée en fonction de l'urgence de l'événement, puis reprise dans d'autres circonstances et sur d'autres registres ; dialogue qu'elle voulait inachevé, car toujours en cours d'élaboration [9] ; rapports complexes entre l'oral,

---

[8] www.persee.fr/web/revues/home/prescript/revue/grif

[9] Une petite anecdote me semble significative : quelques-unes d'entre nous insistant pour qu'elle publie des collections de certains de ses textes sous forme d'ouvrages, elle ne disait ni oui ni non, mais agençait des dossiers qu'elle faisait, puis défaisait, ajournant sans cesse le moment définitif de l'imprimé.

l'écrit et l'imprimé. Il est d'ailleurs un aspect de la démarche de pensée de Collin dont il est difficile de rendre compte dans un texte comme celui-ci : elle pensait en parlant et les conférences lui servaient souvent de point de départ pour élaborer une idée qu'elle mettait ensuite à l'écrit, mais qu'elle amendait et raturait, produisant de nombreuses versions dispersées dans ses divers ordinateurs et dont aucune ne pouvait être considérée comme la version définitive. Une rencontre, une exposition, une lecture, un spectacle lui permettait de reprendre une idée ou une formulation, de tirer de nouveaux fils dans l'écheveau de sa pensée.

Une œuvre également qui donne à réfléchir, que nous pouvons aborder comme « *un héritage sans testament* », une invitation à penser et à le faire dans nos propres termes. Une œuvre à laquelle nous pouvons rendre *femmage* dans nos luttes et nos réflexions, car le féminisme n'a pas accompli toutes ses promesses malgré les sirènes qui voudraient nous faire croire que l'égalité entre les femmes et les hommes constitue une valeur fondamentale de nos sociétés (occidentales). Lire Françoise Collin pour (re)trouver la radicalité du féminisme.

COLLIN FRANÇOISE — FÉMINISMES — POLITIQUE — PHILOSOPHIE — SUBJECTIVATION

Références

Textes de Françoise Collin

— (1971). *Maurice Blanchot et la question de l'écriture.* Paris, Gallimard.

— (1978). « Au revoir ». *Les Cahiers du Grif*, n° 23-24, décembre.

— (1979). *Pour une phénoménologie de la filiation maternelle.* Texte d'une conférence non publiée.

— (1982). « Voir et ça-voir ». *Les Cahiers du Grif*, n° 25, octobre.

— (1983-84). « La même et les différences ». *Les Cahiers du Grif*, n° 28, hiver

— (1984-85). « Le monde est rond : pour retrouver Gertrude Stein ». *Les Cahiers du Grif*, n° 29, hiver.

— (1986a). « Du moderne au post-moderne ». Préface à Diane Lamoureux. *Fragments et collages. Essai sur le féminisme québécois des années 70*. Montréal, Remue-ménage.

— (1986b). « Du privé et du public ». *Les Cahiers du Grif*, n° 33, hiver.

— (1986c). « Un héritage sans testament ». *Les Cahiers du Grif*, n° 34, hiver.

— (1987a). « La fabrication des humains ». *Les Cahiers du Grif*, n° 36.

— (1987b). « Il n'y a pas de cogito-femme ». In Zavalloni Marisa (ed). *L'émergence d'une culture au féminin*. Montréal, Saint-Martin.

— (1991). « Pluralité Différence Identité ». In Alliance culturelle romande. *Deux sexes c'est un monde*. Lausanne, Présences.

— (1992a). « Praxis de la différence : notes sur le tragique du sujet ». *Les Cahiers du Grif*, n° 46, printemps.

— (1992b). « Agir et donné ». In Roviello Anne-Marie, Weyembergh Maurice (eds). *Hannah Arendt et la modernité*. Paris, Vrin.

— (1993). « Le renard et la cigogne ». *Cahiers du Grep*.

— (1995). « L'urne est-elle funéraire ? » In Riot-Sarcey Michèle (ed). *Démocratie et représentation*. Paris, Kimé.

— (1996). « Mythe et réalité de la démocratie ». In Viennot Éliane (ed). *La démocratie 'à la française' ou les femmes indésirables*. Paris, Publications de l'Université Paris VII-Denis Diderot.

— (1997 ?). *Utopie et topographies : le mouvement féministe 70-90*. Texte non publié.

— (1999a). *Je partirai d'un mot*. Villenave-d'Ornon, Fus art.

— (1999b). *L'Homme est-il superflu ? Hannah Arendt*. Paris, Odile Jacob.

— (1999c). *Le différend des sexes*. Paris, Pleins Feux.

— (2000). *De l'universalisme au pluriversalisme : pour un universel dialogal*. Version française d'une conférence prononcée au Japon et publiée en japonais, sans mention de date.

— (2005a). *Parcours féministe* (entretiens avec Irène Kaufer). Bruxelles, Labor.

— (2005b). « Poétique et politique du fragmentaire, leçon inaugurale de la Chaire Franqui ». Université de Liège.

Autres références

Agacinski Sylviane (1998). *Politique des sexes*. Paris, Seuil.

Atkinson Ti-Grace (1984). « Le nationalisme féminin ». *Nouvelles questions féministes*, n° 6-7, printemps.

Badinter Élisabeth (1989). « Préface ». In Thomas Antoine Léonard, Diderot Denis, Madame d'Épinay Louise. *Qu'est-ce qu'une femme ?* Paris, Pol.

Pateman Carole (1988). *The Sexual Contract*. Standford, Stanford University Press [éd. française (2010). *Le contrat sexuel*. Paris, La Découverte/Institut Émilie du Châtelet].

Rancière Jacques (1995). *La mésentente : politique et philosophie*. Paris, Galilée.

— (1998). *Aux bords du politique*. Paris, La Fabrique.

Rouch Hélène (2005). « La dualité dans la reproduction sexuée ». In Tahon Marie-Blanche (ed). *Des frontalières*. Montréal, Remue-ménage.

Spivak Gayatri Chakravorty (2009). *Les subalternes peuvent-elles parler ?* Paris, Éd. Amsterdam [éd. originale (1988). "Can the Subaltern Speak?" In Nelson Cary, Grossberg Larry (eds). *Marxism and the Interpretation of Culture*. Urbana, University of Illinois Press].

À la mémoire de Liane Mozère (1939-2013). Vivre et penser

Toute l'équipe des *Cahiers du Genre* a appris avec une infinie tristesse la disparition, le 17 octobre 2013, à l'âge de 74 ans, de Liane Mozère qui fit partie du comité de lecture de la revue de 2001 à 2006.

À l'image du rhizome, image qui lui était chère, en lien avec les travaux de Félix Guatarri et Gilles Deleuze avec qui elle collabora très régulièrement et participa à plusieurs reprises de mêmes engagements, les productions intellectuelles de Liane Mozère sont ainsi une succession de ramifications ; la multiplicité des angles d'attaque de ses travaux s'accompagne de contributions originales et précurseures.

En 1971, Liane abandonne un poste au CNRS pour s'investir dans le CERFI (Centre d'études, de recherches et de formation institutionnelles), une coopérative de chercheur·e·s en sciences humaines, sous la présidence de Félix Guattari. Dès 1965, elle est en relation avec ce dernier, psychanalyste, et avec les équipes de la clinique psychiatrique de La Borde, 'lieu de vie' où se jouent des thérapies expérimentales et novatrices — un lieu d'une « *invention de pragmatiques assistancielles et institutionnelles de toutes sortes* » [1]. Pour Liane, « *les travaux* [du CERFI] *ont été, quelle que soit la position des un·e·s et des autres, marqués par le cadre conceptuel qu'offrait le travail de Foucault.* […] *À un premier niveau l'approche foucaldienne entrait en résonance de manière particulièrement éclairante avec le travail de concep-*

[1] Félix Guattari (1989). *Les trois écologies*. Paris, Galilée. Cité par Liane Mozère (2009, p. 7).

tualisation de Félix Guattari sur l'analyse du capitalisme qu'il développait depuis de longues années. Et à un second niveau les rapports au politique élaborés par Guattari et Foucault s'attachent tous deux à l'élaboration de formes renouvelées d'engagement appelées à s'opposer aux nouvelles formes d'exercice du pouvoir » (Mozère 2004a).

Elle renouera les fils d'un parcours académique en 1995, en devenant maîtresse de conférences à l'université de Rouen, puis professeure à l'université de Metz, en 2001. Parcours de sociologue, riche en production, mais largement singulier : fonder une sociologie à partir des théories de Deleuze et Guattari reste rare dans l'académie française, mais cette démarche lui permet l'introduction de concepts clés comme celui de *« devenir-enfant »* (Mozère 2007).

Parmi ses multiples domaines de recherche — petite enfance, urbain, Chine, psychanalyse et philosophie — nous évoquerons ici premièrement ses travaux pionniers sur la petite enfance, avec le numéro de *Recherches*, « Des crèches aux multiplicités d'enfants. Babillages… » (Mozère, Aubert 1977), et la publication de sa thèse soutenue en 1989, *Le printemps des crèches. Histoire et analyse d'un mouvement* (Mozère 1992). Pour beaucoup d'entre nous, son approche a constitué l'un des jalons des recherches menées sur ce thème dans une optique novatrice. S'appuyant sur une conception du changement social centrée sur la notion de 'groupe-sujet', elle y donnait à voir la révolution du fonctionnement des crèches en France, après 1968. Par la suite, elle a élargi le propos au travers de nombreuses recherches et publications sur les nourrices et les employées domestiques philippines, notamment. Cela l'a conduite à s'intéresser, entre autres, au travail clandestin et plus largement à l'économie informelle, dont le travail domestique relève plus souvent qu'à son tour. L'ouvrage *Travail au noir, informalité : liberté ou sujétion ?* offre là-dessus une relecture vivifiante des ouvrages qui font autorité sur la question. Elle y souligne que les activités informelles, « *fondées le plus souvent sur une 'économie orale'* [sont] *par définition sans garantie, sans filet* » (Mozère 1999, p. 130), marquées par là même au « *sceau de l'assujettissement* » — un contexte dans lequel les femmes sont les plus fragiles et les plus exposées.

Deuxièmement, il faut souligner l'importance de la contribution de Liane Mozère aux approches politiques du *care*. Elle a fait connaître Joan Tronto en France, œuvré pour la traduction de son livre *Un monde vulnérable. Pour une politique du* care, dont elle a également signé l'avant-propos (Mozère 2009). Au cours de ses dernières années de recherche, elle s'est plus particulièrement intéressée aux parents seuls avec enfants qui ne bénéficient pas de l'aide sociale (des femmes dans l'immense majorité des cas). Dans l'optique développée par Joan Tronto et par Michel Foucault dans le 'souci de soi' (Mozère 2004b), elle mettait en évidence le caractère essentiel du *care* au même titre que la justice : non pas tant comme dimension caritative ou ancillaire, mais comme « *fondement de toute société qui ne réserverait plus ces tâches aux seules femmes ou aux* outsiders, *faiblement rémunérés et socialement disqualifiés, mais qui reconnaîtrait la valeur centrale de cette attention et ce souci à tout être et à tout l'univers* » (Mozère *et al.* 2009, p. 7).

Militante à l'UNEF (Union nationale des étudiants de France) et à l'UEC (Union des étudiants communistes), dont elle fut exclue en 1965, comme membre de l'Opposition de gauche, Liane Mozère avait participé activement aux manifestations de Mai 68. Elle fut également partie prenante des premiers groupes féministes à Paris en 1970, où la coexistence entre engagement militant et production théorique emporte son enthousiasme.

Elle ne se départira plus de ses engagements. C'est ainsi que la rencontre avec Joan Tronto en 2000 constitue dans ses propres termes « *une véritable révélation au sens où ce qu'elle appelait le* care, *comme éthique politique, me rappelait de manière irrésistible la manière dont les soignants de la clinique de La Borde* [...] *se souciaient des pensionnaires qu'elle accueillait.* » (2009, p. 5). Plus encore, Liane Mozère établit le pont entre la démarche analytique de Tronto, où l'individu est moins une entité préconstituée que « *le protagoniste d'une biographie* », et le concept de Deleuze et Guattari, un être *en devenir* (1980) [2], un être « *processuel* », au fondement de sa propre démarche.

À partir de là, elle n'a eu de cesse de diffuser la pensée de Tronto et, si la publication en français ne viendra que plus tardi-

[2] Deleuze Gilles, Guattari Félix (1980). *Mille plateaux*. Paris, Minuit.

vement, en 2009, Liane Mozère a fait œuvre de pionnière dans la fondation d'une perspective féministe du *care* comme projet politique.

Dominique Fougeyrollas-Schwebel et Jacqueline Heinen

Références

Mozère Liane (1992). *Le printemps des crèches. Histoire et analyse d'un mouvement.* Paris, L'Harmattan.

— (1999). *Travail au noir, informalité : liberté ou sujétion ?* Paris, L'Harmattan.

— (2004a). « Foucault et le CERFI : instantanés et actualité ». *Le Portique. Revue de philosophie et sciences humaines*, n° 13-14. http://leportique.revues.org/642

— (2004b). « Le 'souci de soi' chez Foucault et le souci dans une éthique politique du *care* ». *Le Portique. Revue de philosophie et sciences humaines*, n° 13-14. http://leportique.revues.org/601

— (2007). « Devenir-enfant ». *Le Portique. Revue de philosophie et sciences humaines*, n° 20. http://leportique.revues.org/1375

— (2009). « Avant-propos ». In Tronto Joan. *Un monde vulnérable. Pour une politique du* care. Paris, La Découverte.

Mozère Liane, Aubert Geneviève (1977). « Des crèches aux multiplicités d'enfants. Babillages... ». *Recherches*, n° 27.

Mozère Liane *et al.* (2009). « Isolement ou empowerment ? Le cas des parents solo avec enfants ne bénéficiant pas des minima sociaux ». Rapport de recherche pour la MiRe, février.

Notes de lecture

Mechthild Fend, Melissa Hyde, Anne Lafont (eds) – *Plumes & pinceaux. Discours de femmes sur l'art en Europe (1750-1850)*
(2012). Dijon, Les presses du réel « Œuvres en société », 333 p.

Anne Lafont, avec la collaboration de Charlotte Foucher et Amandine Gorse – *Plumes & pinceaux. Discours de femmes sur l'art en Europe (1750-1850) – Anthologie*
(2012). Dijon, Les presses du réel « Œuvres en société », 549 p.

Plumes et pinceaux [1] est un impressionnant ouvrage en deux volumes sur les femmes – théoriciennes, critiques, historiennes, restauratrices de tableaux, artistes – qui ont écrit sur les beaux-arts entre 1750 et 1850. Le premier volume est constitué d'une importante introduction historiographique, et d'une série d'articles sur ces historiennes et critiques d'art, sur leurs parcours, leurs œuvres et les différents contextes dans lesquels elles ont écrit. Le second volume est une anthologie des textes de ces auteures, dont quelques-uns étaient encore, à ce jour, inédits.

L'initiative de cette entreprise collective revient à Anne Lafont, dans la foulée de sa participation au *Dictionnaire critique des historiens de l'art actifs en France de la Révolution à la Première Guerre mondiale,* dirigé par Philippe Sénéchal et Claire Barbillon, disponible sur le site de l'INHA [2]. Ce monumental dictionnaire en ligne, à l'instar de *Plumes et pinceaux*, doit être replacé dans le contexte du remarquable dynamisme du champ de l'historiographie de l'histoire de l'art, en France, complété, depuis quelques années, par un intérêt renouvelé pour l'histoire de la critique d'art, de ses origines (au XVIIIe siècle) à nos jours [3].

[1] Le titre est inspiré du très bel *Épître aux femmes* de Constance de Salm (1797) : « Mais déjà mille voix ont blâmé notre audace / On s'étonne, on murmure, on s'agite, on menace / On veut nous arracher la plume et les pinceaux. »

[2] www.inha.fr/spip.php?rubrique347. INHA : Institut national d'histoire de l'art.

[3] Voir le très intéressant site du Centre des archives de la critique d'art de Rennes, pour ce qui concerne l'art contemporain : www.archivesdelacritiquedart.org/

L'impressionnant *Dictionnaire* de Sénéchal et Barbillon compte ainsi quatre cents notices et reconstitue les parcours et les œuvres de toutes les personnes – quelle que soit leur nationalité – ayant écrit sur les beaux-arts en France de la fin du XVIIIe au début du XXe siècle. Plutôt que « toutes les *personnes* », il aurait d'ailleurs été plus juste de parler de « tous les *hommes* », puisque, ainsi que le remarque Anne Lafont dans l'introduction du premier volume de *Plumes et pinceaux* (p. 12-13), sur les quatre cents notices du *Dictionnaire*, seules deux sont consacrées à des femmes – ou plutôt une et demi, puisque l'une de ces deux élues partage sa notice avec son époux. Comment expliquer l'absence d'Élisabeth Vigée-Lebrun, de Germaine de Staël ou de Marie d'Agoult (qui écrivait alors sous le nom de Daniel Stern) pour ne citer que les plus célèbres, dans un ouvrage collectif d'une telle ampleur ?

Un colloque (*Historiennes et critiques d'art à l'époque de Juliette Récamier*) organisé à Lyon en 2009 contribue alors opportunément à ouvrir la discussion sur cette question. Les communications à ce colloque ont ainsi fourni une partie des textes du premier volume de *Plumes et pinceaux*. Il s'agit là non seulement de montrer la richesse et l'importance historique de certains des textes écartés, mais aussi de « *reprendre à ses fondements* […] *la généalogie de l'histoire de l'art* » (p. 15) pour « *dénaturaliser et politiser une discrimination prétendue 'normale'* » et interroger « *l'édification des limites, l'élaboration de normes et de décrets d'interdictions* » (p. 17). Se développe ainsi, dans l'introduction du premier volume, une réflexion fort intéressante sur la construction d'une discipline scientifique, son canon et son substrat idéologique. Même si on regrette un peu que ne soit jamais mobilisée la notion de savoir *situé* afin de pousser plus loin encore la réflexion, il faut saluer l'avènement de telles discussions en histoire (francophone) de l'art pour ce qui concerne les époques 'pré-modernes', car ces réflexions théoriques n'y avaient guère d'écho jusqu'à présent (contrairement à l'histoire de l'art moderne et contemporain, plus directement et depuis plus longtemps influencée par les écrits théoriques anglophones).

La lecture des deux volumes de *Plumes et pinceaux* montre ainsi clairement que ces femmes qui écrivaient sur l'art de leur temps ou des époques passées, « *ne vivaient pas en marge des événements intellectuels qui allaient donner naissance à l'histoire de l'art* » : il faut donc, au nom de la vérité historique, « *rétablir le rôle qu'elles jouèrent dans cette dynamique* » (p. 16). La période considérée (1750-1850) est particulièrement riche à cet égard : c'est le moment où émerge et se professionnalise la critique d'art, où se développent la presse et les revues spécialisées, où se multiplient les expositions, où augmente de manière exponentielle la population des artistes, où s'amplifie le goût du public pour l'histoire et les arts, où sont inventés les musées et la notion de patrimoine… Mentionnons ainsi – s'il ne faut évoquer qu'un seul chapitre – l'intérêt sociologique et historique du texte fascinant que Noémie Étienne consacre à la 'veuve Godefroid', restauratrice des tableaux des collections royales au milieu du XVIIIe siècle, dont les lettres et les rapports témoignent parfaitement de l'évolution du rapport à l'œuvre d'art à cette époque.

Dans la logique de la réflexion sur les fondements scientifiques de la discipline, entamée dans l'introduction du premier volume, les critères mobilisés pour la sélection des textes de l'anthologie sont clairement explicités : les extraits choisis – extrêmement divers, puisqu'ils sont issus de correspondances, de pièces de théâtre, de mémoires, d'articles de presse, etc. – l'ont été pour leur intérêt historique, pour leurs qualités formelles, mais aussi pour leur « *caractère méconnu ou inédit* » et leur impact sur la création du temps (p. 19). Anne Lafont précise qu'elle a, à dessein, choisi des textes dont le propos n'était pas forcément féministe ou qui ne portaient pas spécialement sur la production des femmes (p. 24). Ces textes, ancrés dans leur contexte de production, présentent donc des opinions et des tons variés, et leur variété même est absolument représentative de celle des textes de leurs confrères à la même époque. Il y a, de fait, moins de différences – dans le style d'écriture ou les partis pris esthétiques – entre Étienne-Jean Delécluze (l'un des critiques les plus prolixes et les plus 'installés' du début du XIXe siècle) et la très classique Marie d'Agoult, qu'entre cette dernière et l'étonnante Johanna Von Haza (pour ne prendre que cet exemple) que l'on découvre ici. Voilà, ainsi, le paradoxe de cette entreprise : il fallait une anthologie de textes de femmes pour réaliser aussi clairement qu'« *il n'est pour ainsi dire pas de littérature féminine sur l'art* » (p. 34). En d'autres termes, ce détour par la non-mixité était nécessaire pour montrer combien le monde des arts entre 1750 et 1850 était plus mixte qu'on ne le pensait.

Sur un plan plus pratique, signalons qu'une riche bibliographie globale, associée aux deux volumes, est disponible en ligne [4] et que l'anthologie elle-même est également accessible intégralement en ligne [5]. En outre, de réels efforts ont été faits pour rendre le livre à la fois utile aux spécialistes de l'époque et accessible

[4] http://inha.revues.org/3745
[5] http://inha.revues.org/2907

aux néophytes, avec un index des noms qui permet de naviguer aisément dans les deux volumes, et des illustrations en couleur grâce auxquelles sont mis en regard les tableaux commentés par les critiques et les textes qui les évoquent, ce qui rend la lecture de certains chapitres particulièrement attrayante. Pour ne donner qu'un exemple, le texte brillant que Sarah Betzer (p. 99-120) consacre à Marie d'Agoult porte essentiellement sur un article que la critique avait consacré en 1842 à la défense d'un tableau d'Ingres – reproduit dans le livre ; il présente ainsi non seulement la réception qui fut faite à cet article au moment de sa publication, mais aussi l'analyse par Betzer de celui-ci à travers la recontextualisation sociale et politique de l'activité de critique de Marie d'Agoult. Cette recontextualisation, en outre, ouvre sur un commentaire original du très beau portrait de la critique, réalisé par Henri Lehmann (un élève d'Ingres) en 1843 et également reproduit dans le livre. Grâce à ces allers-retours permanents entre images et textes, les deux volumes de *Plumes et pinceaux* constituent ainsi de très beaux objets, fort agréables à manier – dont le prix reste, malheureusement, assez élevé. Espérons que cela ne nuira pas trop à sa diffusion et soulignons, pour finir, l'importance du travail accompli ici par les coordinatrices de ce double ouvrage et par Les presses du réel, dont la politique éditoriale courageuse et novatrice doit être saluée [6].

Séverine Sofio
Sociologue, Cresppa-CSU

Irène Jonas – *Moi Tarzan, toi Jane. Critique de la réhabilitation « scientifique » de la différence hommes/femmes*
(2011). Paris, Syllepse « Nouvelles questions féministes », 133 p.

Vous souvenez-vous de cette petite phrase emblématique – « Moi Tarzan, toi Jane » – tirée d'une des plus célèbres adaptations cinématographiques du roman d'Edgar Rice Burroughs largement inspiré par les théories de Charles Darwin ? S'il est un mythe qui semble ici réitéré, au-delà de l'Afrique originelle, berceau de la civilisation et giron de (la) Mère Nature, c'est celui d'une Jane-Femme plutôt cultivée et relativement indépendante, pourtant totalement fascinée et sexuellement attirée, par un Tarzan-Homme dominateur au caractère primitif et bestial [7], au point de relativement bien accepter d'être sa docile, et non moins

[6] En 2011, Les presses du réel ont sorti une autre anthologie importante de textes d'historiennes de l'art féministes anglophones qui n'avaient jamais été traduits en français : *La rébellion du Deuxième Sexe. L'histoire de l'art au crible des théories féministes anglo-américaines (1970-2000)*, coordonné par Fabienne Dumont.

[7] À Paris, le Musée du Quai de Branly a d'ailleurs organisé, du 16 juin au 27 septembre 2009, une exposition consacrée à cette « icône de l'imagerie populaire » afin de réhabiliter « le personnage en tant que héros contemporain de défense de la nature ».

condescendante, captive. Si beaucoup connaissent l'histoire, peu savent, *in fine*, que Jane ne deviendra pas *l'épouse primitive* du seigneur de la jungle. Son choix se portera sur un autre, moins 'naturel', viril, animal, moins mâle finalement. Même dans les romances de *l'imagerie dite populaire*, 'l'éternel féminin' semble résister à 'l'idéal masculin'.

Pourtant, à en croire une envahissante littérature, nous avions bien là les ingrédients idéaux du couple parfait. Il et elle ne se ressemblent pas, il et elle ont donc toutes les chances d'être complémentaires. D'autres us, un langage différent, une vision du monde opposée… un peu comme si, au fond, il et elle venaient de deux planètes différentes. Mars et Vénus peut-être ? Car c'est là que réside le secret de l'entente moderne : accepter et cultiver la spécificité 'naturelle' de l'autre jusqu'à l'envisager comme la clé de voute du couple référent évidemment hétérosexuel. Il n'est qu'à voir le très grand succès de ces guides conjugaux qui se déclinent en cinquante langues et se vendent à plusieurs millions d'exemplaires, ou encore de ces miniséries télévisées qui projettent quotidiennement l'image plaisante des aventures burlesques et caricaturales *d'un gars et d'une fille…* L'altérité entre homme et femme se laisse ainsi percevoir comme résultante de différences biologiques naturelles et équilibrées, et, donc, non socialement construites et hiérarchisées. Comme si, en paraphrasant Irène Jonas, tout ne pourrait être qu'une histoire de testostérone et d'ocytocine, qui invite les uns au « *fight or flight* » (le combat ou la fuite) et les unes au « *tend and be friend* » (prendre soin et devenir amie).

Pourquoi ne pas faire simple quand c'est bien plus compliqué ? Pourquoi ne pas se laisser séduire, au fond, par ce chant des sirènes qui invite à l'interprétation binaire et réductrice des rapports entre les hommes et les femmes ? Pourquoi finalement consacrer du temps et de la réflexion à la lecture des analyses originales et intelligentes que nous livrent ici Irène Jonas ? Et, pourquoi surtout, doit-on tenir compte de sa mise en garde face à ce qu'elle nomme si justement l'« *offensive de la psychologie évolutionniste* » ? D'abord, parce que, par souci d'objectivité, elle s'est infligée le déchiffrage rigoureux et méthodique de cette ripopée d'idées reçues et de stéréotypes. Face à sa rigueur scientifique, nous pouvons déjà la remercier de nous épargner de le faire à sa mesure. Le nombre des sources littéraires, plus ou moins vulgarisées qu'elle présente et discute est impressionnant. Avec ses analyses critiques et réflexives, l'idée pacificatrice selon laquelle la nature façonne idéalement les différences entre les hommes et les femmes en prend insidieusement un coup ! Il faut dire qu'à l'encontre des essentialistes opportunistes qu'elle contredit habilement et sans aucune concession, il est clair qu'Irène Jonas n'a jamais compté adapter son livre en comédie musicale à Broadway.

Si elle insiste tant pour dire que la distinction des sexes n'est pas inhérente à l'état de nature, si elle revient de manière critique sur les argumentaires évolutionnistes qui se focalisent essentiellement sur le sexe biologique pour expliquer les différences de comportements sociaux, c'est que dans l'imagerie ambiante, cette idéologie naturalisante est sur le point de battre en brèche, du moins médiatiquement, la plupart des théories scientifiques portant sur la construction sociale des différences entre les hommes et les femmes. Plus alarmant encore, loin de s'en tenir à la seule sphère reproductive (le couple et la famille), il est frappant de constater qu'elle se diffuse également largement au sein de la sphère productive (la société de travail).

Ce n'est pas par hasard que les processus de socialisation et de formation sont généralement écartés au bénéfice attractif d'un destin biologique insurmontable... Mais, nous dit Irène Jonas, il est étrange d'avoir encore à démontrer que l'environnement social n'est pas une donnée secondaire et que nos représentations, nos pratiques les plus intimes sont avant tout socialisées. Mais à qui profite la sacralisation rémanente du naturel ? En tout état de cause, absolument pas aux femmes. Situées au centre de ce qu'Irène Jonas appelle « *une logique de pacification* » [8], les femmes sont assignées à revenir à une féminité ancestrale, mais 'modernisée' (au sens où l'assignation serait acceptée et même revendiquée par elles), en redécouvrant leur place naturelle auprès des hommes présentés comme les premières victimes de leurs nouvelles et frustrantes libertés. Maître d'œuvre du couple, la nouvelle Ève doit faire acte de pénitence en s'évertuant à améliorer ses 'compétences innées' à des fins stratégiques de réconciliation et de paix. En ce sens, elle est présumée être entièrement convertie aux nouveaux impératifs normatifs de l'amour avec un grand A. Quitte à ce qu'elle occulte le fait que les rapports entre les hommes et les femmes sont inégalitaires et hiérarchisés, ce qui la situe toujours en état d'infériorité par rapport à Adam.

Et c'est là le comble de la démonstration, ce modèle de rela-

[8] La *logique de pacification* s'entend comme une 'complémentarité désirable' entre homme et femme. Il s'agit d'une injonction faite essentiellement aux femmes de reconstruire le 'couple idéal' évidemment hétérosexuel : unité dans laquelle 'l'homme' remplit naturellement une fonction instrumentale alors que 'la femme' assume la fonction émotionnelle. Leurs relations, situées sur le registre de différences fondamentales entre eux, sont pour autant envisagées comme symétriques, complémentaires et surtout transférables de la sphère reproductive à la sphère productive.

tions naturelles entre les sexes n'implique pas l'égalité. Bien au contraire. Tout n'est qu'une question d'équilibre entre des différences irréductibles. Il en est ainsi, c'est un état de fait naturel. Il suffit dorénavant de s'autoriser à le reconnaitre pour procéder à leur agencement harmonieux et satisfaisant *a priori* pour tous. Car enfin, à quoi bon rendre compte d'inégalités qui ne peuvent exister dans ce parfait modèle de complémentarité ?

L'ouvrage d'Irène Jonas s'organise en trois parties. Dans la première partie « La psychologie évolutionniste au secours de l'essentialisme », elle analyse et présente, de manière extrêmement argumentée, les modalités stratégiques de diffusion des thèses essentialistes portées par la psychologie évolutionniste (issue du courant de recherche le plus contesté de la pensée de Charles Darwin, à savoir le darwinisme social). Essor qui va lui permettre d'acquérir progressivement une sorte de 'reconnaissance' scientifique, sociale et politique, aujourd'hui très peu remise en cause, peut-être parce que déjà trop diffuse. Cette propagande sexiste ambiante ne va évidemment pas s'intéresser à n'importe quelles différences 'innées' mais bien à celles qui justifient les inégalités entre les sexes, quel que soit l'espace de socialisation, ici : le familial (deuxième partie « De la princesse aguerrie à la femme accomplie ») et le conjugal (troisième partie : « De l'épouse amante à la mère éducatrice »). Il est vrai que la permanence des résistances trouve une origine profondément ancrée dans notre imaginaire mythique et religieux. Pas facile de lutter contre ce déterminisme réconfortant, difficile d'œuvrer au dépassement de sa persistance. Il le faut pourtant. Irène Jonas nous pousse à le faire. Son livre est en effet un livre engagé.

Djaouida Séhili
Sociologue,
maître de conférences associée
Université Paris 13

Françoise Picq – *Libération des femmes, quarante ans de mouvement*

(2011). Paris, Dialogues, 529 p.

Le livre de Françoise Picq, *Libération des femmes. Les années mouvement*, publié en 1993, est une référence incontournable sur le Mouvement de libération des femmes (MLF) à Paris. Dans un langage clair et sur le mode du récit, l'auteure offre une reconstruction vivante des mobilisations féministes des années 1970 et 1980 dont elle restitue l'ambiance, le climat aussi bien que les problématiques de l'époque. Réédité en 2011 sous le titre *Libération des femmes, quarante ans de mouvement*, il comporte une 'suite' dont l'objectif est de rendre compte des mobilisations féministes à partir des années 1990 et « *de les restituer dans la continuité et dans la rupture avec le mouvement des années 1970* » (p. 9).

Françoise Picq indique clairement l'endroit 'd'où elle parle' ; elle précise qu'elle est chercheuse et militante, une position qui présente selon elle de grands avantages car elle permet de cumuler connaissances directes et distance critique (p. 487). Par ailleurs, son itinéraire, dit-elle, l'a conduite à privilégier certaines questions comme « *la contestation féministe du gauchisme, l'unité du mouvement et l'opposition des tendances, le débat 'radicalisme et féminisme', les rapports aux institutions* » (p. 489). Elle souligne, toutefois, qu'il ne s'agit pas d'un témoignage car « *je ne suis pas au centre du récit* » (p. 489).

Le livre est divisé en trois parties : « Le temps de la découverte », « Le temps des contradictions » et « Le temps de la réflexion et ensuite » ; il comporte une brève préface à la nouvelle édition, un avant-propos et une conclusion. Dans les deux premières parties, l'auteure retrace, en les faisant revivre, les mobilisations féministes des « *années mouvement* ». Elle a eu recours à des sources variées comme les journaux, les revues, les brochures mais aussi des sources orales car, dit-elle, les écrits ne peuvent suffire quand l'essentiel réside sous forme orale (p. 491), mettant ainsi au jour une grande richesse de détails concernant « *les révoltes, les espoirs et les désirs de cette génération* » (p. 8).

Dans un premier temps, l'auteure relate les événements fondateurs du MLF : les premières réunions, la publication des premiers textes, l'apparition des premières polémiques et des manifestations publiques, l'ambiance *bruyante* des assemblées qui avaient lieu à l'École des Beaux-Arts, etc. Le MLF est présenté comme faisant partie du courant de contestation exprimé par Mai 68 : « *même désir de changer la vie, tout de suite* », « *dénonciation spectaculaire, humour corrosif, insolence, dérision, mise en scène dramatisée* » (p. 114). Mais, rappelle l'auteure, le mouvement perturbe profondément les schèmes révolutionnaires (p. 115). Elle situe le mouvement naissant au point de convergence des deux principaux systèmes d'analyse : le marxisme et les théorisations de Simone de Beauvoir (p. 38). Mais il se donne aussi comme pilier la primauté du vécu : « *Il n'y a pas d'autre savoir sur l'oppression des femmes que l'expérience personnelle, le vécu* » (p. 357).

Le MLF ne constitue ni un groupe ni une organisation mais un mouvement « *aux contours indéfinis et à la définition extensible* » (p. 125). L'auteure cherche à décrire comment ce qui fait le MLF s'est modifié avec le temps. D'abord mouvement qui veut englober « *toutes les femmes* », qu'elles y participent ou non, il devient progressivement un groupe spécifique : le Mouvement de libération des femmes (p. 495). Le livre est centré sur celui-ci qui est « *à la fois le catalyseur et l'expression d'un mouvement plus diffus* » (p. 496). Mais on ne voit pas toujours clairement ce que l'auteure entend par 'mouvement des femmes', 'MLF' ou 'Mouvement'.

L'avortement, « *un symbole tangible, physique de l'oppression des femmes* » (p. 84) en est un thème central dans les premières années et la lutte pour sa légalisation un pôle d'union. L'auteure rappelle les temps forts de ce combat, comme la publication du Manifeste des 343 femmes (avril 1971) qui déclarent avoir avorté, les grandes manifestations, le procès de Bobigny [9] et, finalement, l'approbation, en janvier 1975, de la loi d'interruption volontaire de grossesse. D'autres événements jalonnent la chronologie des premières années du mouvement comme la publication du journal *Le Torchon brûle* (1971-1973) ou les *Journées de dénonciation des crimes contre les femmes* (mai 1972).

Dans la deuxième partie du livre, elle s'attache à analyser les contradictions d'un mouvement qui, jusqu'alors, en dépit des différences, avait réussi à se vivre dans l'unité. L'année 1974 semble marquer une ligne de rupture. Toutefois, comme le souligne l'auteure, ce n'est pas la fin du mouvement, seulement le passage à une autre étape. Au cours de cette nouvelle phase, il existe au moins trois « *conceptions du MLF* » : « *féminisme révolutionnaire* », « *psychanalyse et politique* », « *lutte de classes* ». L'auteure se refuse pourtant à donner une vision statique d'un mouvement divisé en trois groupes monolithiques qui ne varieraient pas dans le temps. Se limiter à mettre en évidence les tendances sans tenir compte des groupes, des projets, des formes de lutte et de réflexion serait « *enfermer le Mouvement dans des schémas auxquels justement il a échappé. C'est diviser ce qu'il a mêlé* » (p. 239).

Le déploiement de la presse féministe illustre ce moment où le mouvement se reconfigure. « *Sur la décomposition de l'unité éclosent* », affirme-t-elle, « *telles cent fleurs, les tendances et leurs divers journaux* » (p. 246). Bien que fragmenté, le mouvement réussit à faire en sorte que les diverses tendances convergent dans la lutte contre le viol. Françoise Picq retrace aussi l'histoire des éditions Des femmes et de la scission progressive du mouvement en deux camps : Psychanalyse et politique, d'un côté, et les féministes appartenant à des tendances extrêmement diverses, de l'autre.

---

[9] Procès de cinq femmes poursuivies, en 1972, pour avoir avorté, qui furent défendues par l'avocate Gisèle Halimi.

Cette deuxième partie se clôt sur le débat que suscite l'enregistrement du nom « Mouvement de libération des femmes » en tant qu'association loi 1901 par le groupe Psychanalyse et politique, avec Antoinette Fouque comme présidente, et met en évidence les conséquences de cet événement sur l'ensemble du mouvement.

Les deux premières parties (p. 13-412) n'ont été que légèrement modifiées par rapport à la première édition. La grande différence entre les deux éditions, c'est l'inclusion d'une troisième partie, « Le temps de la réflexion et ensuite... », qui porte sur les mobilisations féministes à partir des années 1990. Elle débute par un bilan des transformations suscitées par le mouvement des femmes au niveau de la famille, du travail, de la sexualité. L'« *institutionnalisation de la cause des femmes* » est particulièrement soulignée. Pour Françoise Picq, le féminisme aurait perdu son caractère « *subversif* » en s'intégrant au « *modèle social dominant* » (p. 436). Les deux derniers chapitres sont consacrés à l'analyse des divers mouvements féministes des années 1990, au développement des études féministes ainsi qu'à l'éveil du militantisme féministe chez des femmes jeunes. Enfin, elle évoque quelques controverses qui, au cours des vingt dernières années, ont suscité des débats parmi les féministes : parité, prostitution, laïcité et voile islamique, universalisme et différence des sexes.

Il faut reconnaître que la tentative d'inclure les mouvements qui se développent à partir des années 1990 – qui ne prend pas la forme d'une postface, d'un épilogue ou de quelque chose de semblable – n'est pas aussi réussie que les deux premières parties. L'analyse perd, dans cette troisième partie, de sa force vitale. La richesse des détails concernant les mouvements des années 1970 contraste avec la brièveté des analyses du féminisme des vingt dernières années. Ceci donne l'impression qu'après les grandes manifestations des années 1970, le mouvement aurait perdu de sa diversité et de sa radicalité et se résumerait à l'existence de quelques groupes, à l'organisation de colloques et au déploiement de polémiques.

On pourrait dresser une liste de mobilisations et de débats qui auraient pu être inclus ou plus approfondis : par exemple, les activités des groupes de quartier et de groupes féministes formés par des femmes immigrées, ainsi que les débats sur le lesbianisme, pour ne citer que ces exemples. Mais ces lacunes, en fait, montrent seulement qu'un tel ouvrage avec la dimension qui est la sienne et les objectifs que l'auteure s'est assignés ne peut être, bien entendu, exhaustif. Il révèle, par ailleurs, à quel point le terrain du féminisme est vaste et riche en découvertes potentielles ; en ce sens, ce livre invite à la réalisation d'autres travaux qui pourront aborder ce type de questions.

En ce qui concerne la structure du livre, on aurait aimé une introduction plus complète qui expliciterait certains points qui ne sont abordés par l'auteure qu'à la fin, dans la partie importante « Questions de méthode ».

Il s'agit là, sans aucun doute, d'un livre fondamental pour comprendre les mobilisations féministes en France. En nous offrant une chronique pleine de vie du mouvement français, Françoise Picq nous invite à revisiter son histoire et à penser les orientations que suit le féminisme aujourd'hui.

Maira Abreu
Doctorante en sociologie
Cresppa-LabTop

Geneviève Dermenjian, Jacques Guilhaumou, Karine Lambert (eds) – *La place des femmes dans la cité*

(2012). Aix-en-Provence, Presses universitaires de Provence « Penser le genre », 184 p.

L'ouvrage dirigé par Geneviève Dermenjian, Jacques Guilhaumou et Karine Lambert, membres du groupe « Genre Femmes et Méditerranée » de l'UMR TELEMME, décline en trois parties et onze contributions une réflexion sur le rapport des femmes avec la cité, de l'Antiquité grecque à la période contemporaine, sur les deux rives de la Méditerranée. Il s'agit à la fois de rendre compte de la frontière qui a tenu les femmes à l'écart de la cité, lieu de l'exercice de la citoyenneté par excellence, mais aussi de décrire les modalités des contournements et des subversions des normes de genre que les femmes ont su déployer pour agir dans cet espace. En adoptant une démarche traditionnelle en histoire des femmes, à savoir lever le silence qui pèse sur les actrices de l'histoire, les auteur·e·s dressent un tableau des espaces politiques mouvants et sans cesse renégociés entre les sexes au fil des siècles.

La première partie s'intéresse à la « Circulation de la puissance d'agir féminine entre espace domestique et place publique ». Loin de montrer deux sphères étanches et indépendantes, les quatre contributions décrivent les relations complexes qu'entretiennent les sphères privée et publique à travers le rôle des femmes dans la transmission des règles du pouvoir et de la citoyenneté. L'article de Philippe Jockey s'intéresse à la figure des mères en Grèce antique. Après quelques précisions notionnelles bienvenues – distinguant notamment matriarcat et puissance maternelle, le premier désignant une société où les mères sont « *à l'origine du pouvoir* », la seconde évoquant le pouvoir des mères sur leurs enfants et la reconnaissance sociale qu'elles tirent de leur statut – l'auteur se résout à parler d' « *impuissance maternelle* » dans la lignée de l'impuissance générale des femmes tant les formes de la puissance maternelle sont limitées. Néanmoins, le statut de mère apparaît comme la seule voie du pouvoir féminin. L'auteur énumère les exemples : à Athènes au Ve siècle par exemple, les mères contribuent au même titre que les pères à transmettre la citoyenneté. Dans certaines cités (par exemple à Gortyne), les mères ont la possibilité de gérer leurs biens propres. Surtout, elles peuvent tirer une puissance du fait d'engendrer de « *beaux et illustres enfants* ».

La contribution de Laure Verdon s'attache, quant à elle, à décrire « Le rôle des mères dans la construction du sujet social au Moyen-Age » et présente le mariage comme un pivot de l'échange social. À partir de textes hagiographiques ou didactiques de l'époque, l'historienne décrit les tâches éducatives et l'œuvre de transmission lignagère qui incombent à une mère : encourager son fils à obéir à son père selon le modèle médiéval de la relation entre l'aristocratie et le souverain et transmettre la *memoriae* familiale.

Partant du bilan contemporain mitigé de la parité en politique en France, la contribution de Jacques Guilhaumou et de Martine Lapied, « La Révolution française, une occasion manquée ? », revient sur les racines historiques de l'exclusion des femmes des affaires politiques. Les auteur·e·s plaident pour une analyse à nouveaux frais de la politisation des femmes en révolution par le dépassement des « *discours de fermeture* » de l'exclusion, produite plus qu'énoncée, pour une rhétorique de l'ouverture politique. En se faisant l'écho de travaux remarqués sur la période [10], ils postulent la non-étanchéité du privé et du public pour saisir les modalités de politisation des intérêts des femmes ou encore l'appartenance des femmes à la communauté des citoyens à travers le vote familial. La dernière contribution de la section est consacrée à l'analyse fouillée du « Journal de Marie-Edmée », jeune bourgeoise qui dans son activité de diariste donne à lire, en creux, les contours de la relation mère/fille au XIXe siècle (marqué par une différenciation accentuée des rôles sexués). Le cas de Marie-Edmée, dont le journal est modifié et achevé après sa mort par sa mère qui accomplit, selon Nicole Cadène, son chef-d'œuvre est particulièrement révélateur de « *l'individualité des jeunes filles sacrifiées sur l'autel d'une féminité idéale* » (p. 69) faite d'éducation au mariage, à la maternité et à la docilité, transmise par les mères.

La seconde partie de l'ouvrage est consacrée aux travailleuses

[10] Godineau Dominique (1988). *Les Citoyennes tricoteuses. Les femmes du peuple à Paris pendant la Révolution française*. Aix-en-Provence, Alinéa ; Verjus Anne (2002). *Le cens de la famille. Les femmes et le vote, 1789-1848*. Paris, Belin.

urbaines des deux côtés de la Méditerranée. Anne Montenach sort de l'ombre « Les femmes dans le petit commerce alimentaire lyonnais au XVIIe siècle ». Il s'agit d'abord de contourner l'éternel problème de l'histoire des femmes, à savoir les silences des sources officielles ou normatives. L'historienne le dépasse par le recours aux archives judiciaires et policières comme point d'entrée vers des expériences individuelles de travailleuses. Si les femmes ne jouissent que de peu de reconnaissance dans les communautés de métiers (sauf les veuves qui accèdent parfois au statut de relai entre leur mari et un successeur), l'auteure les montre particulièrement présentes dans les circuits parallèles et informels. Entre activité domestique et économie urbaine, les femmes font preuve d'une polyvalence et d'une fluidité spécifique.

L'article de Nathalie Ostroot prolonge ces premières conclusions en menant une étude démographique au XIXe siècle à Aix-en-Provence à partir des registres de trois recensements effectués en 1809, 1866 et 1896. Les données numériques recueillies concourent autant à montrer l'évolution du travail féminin dans la cité provençale que les préjugés des recenseurs. En effet, en 1809 et 1866, 50 % des recensées avec un statut socioprofessionnel sont « sans maris » ; trente ans plus tard elles ne sont plus que 25 %. Davantage qu'une mutation profonde du statut matrimonial des travailleuses, l'auteure y repère une meilleure prise en compte des métiers des femmes mariées à la fin du siècle.

La contribution de Dalenda Larguèche questionne à son tour la dichotomie privé/public à travers le cas du travail artisanal domestique dont les produits sont destinés à la vente dans la Tunisie précoloniale. Là encore les liens entre les silences des sources, la non-reconnaissance contemporaine du travail des femmes et l'occultation de ce dernier par un discours culturel genré fixé sur le pouvoir des hommes sont mis au jour.

Toujours sur la rive sud de la Méditerranée, en Algérie, Claudine Guiard démontre l'importance du rôle économique (essentiellement 'supplétif') des citadines européennes dans l'implantation coloniale et dresse un panorama diachronique des emplois occupés par les Européennes du début du XIXe siècle à 1939 : d'abord domestiques et ouvrières puis de plus en plus employées dans le secteur tertiaire, elles sont boutiquières, institutrices, infirmières... Après une comparaison des taux d'activité des Européennes d'Algérie et des métropolitaines, l'auteure conclut à « *un ordre colonial pas plus favorable aux femmes que l'ordre métropolitain* ».

Les trois derniers articles de l'ouvrage se recentrent sur la cité Phocéenne au XXe siècle et évoquent les « *empreintes féminines sur la ville* ». Annie Depardon et Paul Allard retracent la mémoire, trop oubliée, de Marie-Rose Gautier-Gondran à travers ses liens avec l'association Art et Charité, très active dans l'action éducative populaire entre 1914 et la fin des années 1920. Moderne dans sa conception d'une culture commune qui permettrait d'accéder à la citoyenneté urbaine locale, « *matrice de la vie sociale* », Marie-Rose Gautier-Gondran multiplie les initiatives socio-culturelles qui marquent durablement la ville ; pourtant son œuvre reste trop méconnue.

Ève Roy propose ensuite un article original et suggestif à propos des femmes qui conçoivent et construisent la cité à l'instar d'une architecte irako-britannique reconnue, Zaha Hadid. L'auteure décrit les critiques, les discriminations que subit l'architecte au fil de son parcours professionnel dans un bastion masculin. Surtout, elle pose une question peu explorée : l'architecture a-t-elle un genre ?

Enfin l'ouvrage se referme sur une « Promenade citoyenne », constituée d'une galerie de portraits thématiques décrits par l'historienne Hélène Échinard. Dans une optique pédagogique, l'exposition propose de rendre visibles les femmes et leurs rôles dans la plus vieille cité de France.

Dense et divers thématiquement, cet ouvrage remplit l'un des objectifs fondamentaux que se sont fixés les historien·ne·s des femmes et du genre : rendre visibles les femmes dans la cité au-delà du discours masculin les enfermant dans le privé. Les femmes, depuis l'Antiquité, ont occupé les espaces stratégiques de la cité et ont su imprimer leurs traces sur le territoire. Aux historien·ne·s de s'en emparer !

Magali Guaresi
Allocataire de recherche
de l'Assemblée nationale
Doctorante en histoire contemporaine
(UMR7320 Bases, corpus, langage),
Université Nice Sophia Antipolis

Pascale Molinier – *Le travail du* care

(2013). Paris, La Dispute « Le genre du monde », 224 p.

Patricia Paperman – Care *et sentiments*

(2013). Paris, Puf « Care Studies », 70 p.

Carol Gilligan, Arlie Russell Hochschild et Joan Tronto – *Contre l'indifférence des privilégiés. À quoi sert le* care

(2013). Paris, Payot, 139 p. [trad. Marlène Jouan, Séverine Sofio et Marie Garrau ; préface de Pascale Molinier et Patricia Paperman].

Ces trois ouvrages parus en 2013 constituent un travail d'approfondissement théorique et empirique autour du *care*, non seulement comme objet d'analyse mais aussi comme perspective épistémologique. Dans *Le travail du* care, Pascale Molinier renouvelle ses recherches sur le *care* en s'appuyant sur une enquête de terrain menée dans une maison de retraite en région parisienne. Pour sa part, Patricia Paperman présente dans Care *et sentiments* un essai sur les implications épistémologiques de l'adoption d'une perspective du *care* en sciences sociales et sur les dimensions morale et sociale des sentiments. Enfin, dans *Contre l'indifférence des privilégiés. À quoi sert le* care, Pascale Molinier et Patricia Paperman présentent une compilation dans laquelle trois théoriciennes de référence des études du *care* aux États-Unis : Carol Gilligan, psychologue et spécialiste de l'éthique, Joan Tronto, politologue et Arlie Russell Hochschild, sociologue, se rapprochent du débat français sur la perspective du *care*.

Qu'est-ce que le *care* en tant qu'éthique féministe ?

Le point de départ de ces ouvrages consiste à considérer le *care* comme un processus qui implique simultanément un ensemble d'activités essentielles pour le développement de la vie, une perspective éthique et une dimension politique. Il s'agit donc d'une 'conception holistique' du *care* (Paperman, p. 46) qui est proposée. Du point de vue de l'éthique, ces textes constituent un ensemble cohérent pour démentir la vision sentimentaliste du *care*, qui l'associe aux 'bons sentiments' et au désintéressement. Plus largement, ils offrent des arguments pour répondre aux critiques considérant que l'éthique du *care*, en tant que féminine, renvoie à une vision essentialiste des femmes et de leur développement moral. Au contraire, la publication presque simultanée de ces trois ouvrages constitue une revitalisation du courant de pensée qui revendique le *care* comme une éthique féministe fondée sur une notion relationnelle de la responsabilité morale.

À ce propos, Gilligan établit une frontière sémantique entre ce que l'on appelle 'l'éthique féminine du *care*' qui, faisant appel à la 'vertu féminine', amène les femmes à agir pour les autres de manière désintéressée en sacrifiant leurs propres désirs ou besoins, et une 'éthique féministe du *care*', qui privilégie certes une attitude empathique envers les autres mais néanmoins fondée sur une notion relationnelle de la responsabilité. Elle considère que le désintéressement est moralement problématique en ce qu'il implique d'abdiquer sa voix et de fuir les responsabilités et les relations que l'éthique féministe du *care* met en avant (Gilligan, p. 43). Dans ce sens, l'éthique féminine du désintéressement est non seulement une source d'oppression pour les femmes, mais aussi un obstacle à l'adoption d'une éthique féministe du *care* sur laquelle on peut construire une société globale plus juste et démocratique reposant sur le 'souci des autres'. Ainsi, l'éthique féministe du *care*, éthique humaine, ni masculine ni féminine, dépasse les limites de la psychologie et de l'éthique individuelle pour se situer au cœur du débat social et politique. De cette façon, elle rejoint la dimension politique du *care* développée par Tronto, pour qui l'éthique féministe du *care* est fondée sur une notion relationnelle de la responsabilité selon laquelle l'obligation morale que nous avons à l'égard des autres est le résultat des relations qui nous lient à eux (Tronto, p. 102).

Dans cette logique, étant donné la vulnérabilité humaine qui place chacun·e au cœur d'un réseau complexe de relations d'interdépendance, il existe des obligations morales envers les autres êtres humains (Tronto, p. 111). Cette compréhension de la responsabilité en termes relationnels est, selon Tronto, cruciale pour améliorer les relations politiques et notamment pour développer l'engagement envers une société globale plus juste. Tronto considère qu'une telle notion de la responsabilité est plus exigeante et donne davantage de sens à l'obligation de se soucier de la vie des autres, que les notions universalistes de la responsabilité, plus larges mais moins exigeantes.

Pourtant, la question se pose de savoir pourquoi les êtres humains restent souvent indifférents à l'injustice alors qu'ils sont tout à fait capables d'y résister. Selon Gilligan, la réponse est dans « *la perte des capacités relationnelles et le blocage de la compassion et de la connexion émotionnelle par l'établissement de l'ordre patriarcal* » (Gilligan, p. 49). Ainsi, la culture patriarcale qui établit le dogme de l'autonomie et de l'indépendance à la sphère masculine et celui de la bonté désintéressée à la sphère féminine, empêche de réaliser que le monde est un réseau de relations d'interdépendance dont découlent des responsabilités morales.

Quelles sont les répercussions de l'adoption de la perspective épistémologique du *care* ?

Ces ouvrages tentent aussi de montrer les implications épistémologiques de la pensée du *care* pour la recherche en sciences sociales. Paperman et Molinier considèrent que la prise en compte de la dimension politique du *care* amène à adopter une position épistémologique qui, en s'inspirant des 'théories du point de vue', va à l'encontre des tendances positivistes en sciences sociales.

La perspective du *care* est fondée sur des relations sociales concrètes, individuelles et collectives, complexes et parfois conflictuelles, mais toujours particulières. En se focalisant sur les liens, cette approche intègre forcément une dimension subjective et morale, inhérente aux relations sociales (Molinier et Paperman, in Gilligan *et al.*, p. 27). La prise en compte de cette dimension subjective implique de reconnaitre que les points de vue 'ordinaires' peuvent aussi être des points de vue moraux (Paperman, p. 51). Cette récupération des voix 'ordinaires' comme légitimes amène à ne pas considérer les personnes et leurs expériences uniquement en tant qu'‘objets’ de recherche mais aussi en tant que ‘sujets’ capables de produire une connaissance de ce qu'implique le *care*, en termes pratiques et moraux. Par conséquent, il est nécessaire de repenser l'implication du chercheur, de la chercheuse dans son terrain pour articuler autrement le rapport entre le sujet ‘savant’ et ses ‘objets’ (Molinier et Paperman, in Gilligan *et al.*, p. 29).

À ce propos, l'enquête de terrain menée par Molinier dans la maison de retraite médicalisée « Villa Plénitude » est traversée par l'intention d'intégrer dans son analyse l'éthique et le travail du *care*, puisqu'il s'agit « *d'une éthique concrète dont les normes font corps avec les pratiques concrètes, n'en sont pas dissociables* » (Molinier, p. 12). En explorant les pratiques du *care* à la « Villa Plénitude », l'auteure s'intéresse à « *ce à quoi ressemble la vie morale et non à ce qu'elle devrait être* » (Molinier, p. 92). Étant donné les relations de pouvoir dans le travail du *care* et en sachant que l'éthique est inséparable des pratiques concrètes, Molinier accepte la demande qui lui est faite de la part des pourvoyeuses du *care* de « *venir voir* » pour comprendre leur positionnement moral. Elle constate qu'elles sont systématiquement méprisées par la direction du centre ainsi que par ceux qui imposent la spécialisation professionnelle comme un dogme. L'auteure souligne que « *ce que nous apprend l'analyse des situations de travail réelles est l'arrogance de notre point de vue moral et la constante disqualification de celui des autres, surtout s'ils nous sont subalternes* » (Molinier, p. 14).

L'exemple de la « Villa Plénitude » montre, comme Gilligan l'avait fait dans *Une voix différente : pour une éthique du* care (2008), que du fait de leur position hiérarchique dénuée d'autorité, ces sujets ‘subalternes’ n'arrivent pas à se faire entendre, et encore moins à se faire comprendre (Paperman, p. 18). Dans le cas des salariées du *care* étudiées par Molinier, quand elles utilisent le langage des sentiments en parlant « *d'amour au malade* », elles expriment un sens moral issu de leur propre expérience mais qui est proscrit par leur direction et par les épistémologies du travail. Ce vocabulaire affectif, qui exprime le point de vue ordinaire développé à partir d'expériences sociales et morales concrètes, est revendiqué ici non seulement en tant qu'approche morale légitime mais aussi comme outil de connaissance et de compréhension morale (Paperman, p. 18). De cette manière, Molinier récupère le point de vue des pourvoyeuses du *care*, auparavant privées d'une ‘voix’ morale légitime, et contribue à réduire l'écart entre savoir ‘ordinaire’ et 'savant'. Ainsi, en incorporant l'approche des épistémologies féministes 'du point de vue', la perspective du *care* soutient une conception plurielle ou démocratique de la connaissance qui peut amener à un changement de paradigme et à développer une sociologie 'pour les gens'.

Quels enjeux la perspective du *care* permet-elle de dévoiler ?

Ces ouvrages relèvent également que le fait de considérer le *care* comme un processus qui implique à la fois travail, éthique et politique, éclaire non seulement la recherche sur les activités de proximité, mais aussi l'organisation du travail du *care* à différentes échelles et les tendances au repli ou, au contraire, à la résistance autour du *care* comme forme de relation sociale.

La perspective du *care* met en évidence les limites du modèle de la spécialisation professionnelle dont dépendrait la reconnaissance sociale des personnes qui font le travail du *care*. Comme Molinier l'a souligné, le *care* est en même temps une activité inestimable et non spécialisée et un savoir qui échappe aux grilles d'évaluation, qui défie tous les cadres de pensée fondés sur l'idée d'une 'spécialisation' (Molinier, p. 71) car il s'agit surtout de donner une réponse concrète et immédiate à des besoins réels. Or, quand on analyse les situations de travail des soignantes, on s'aperçoit que les dogmes de la spécialisation professionnelle, de la 'bonne distance', de l'évaluation des compétences et de la reconnaissance, sont des consignes qui vont à l'encontre de ce qui est important pour les actrices et acteurs impliqué·e·s. Le vécu conflictuel des employées du *care* 'subalternes' montre l'écart entre, d'une part, les 'spécialistes' des professions, de la formation, des politiques publiques, appelant à la fragmentation, la spécialisation et la performance technique, et, d'autre part, la perspective du *care*, mettant l'accent sur le fait de penser à faire ce qui est nécessaire et à un moment précis (Paperman et Molinier, in Gilligan *et al.*, p. 30).

Ces rapports de pouvoir entre différentes façons de comprendre et d'organiser le *care* sont pertinemment exposés par Hochschild à travers sa recherche sur les activités commerciales autour de la vie privée. Partant du constat que la marchandisation de la vie intime se développe sans cesse et devient accessible à un plus grand nombre de personnes, Hochschild révèle que « *nous appliquons de plus en plus à la vie hors du marché le paradigme de la relation commerciale* » (Hochschild, p. 74). L'auteure montre comment le « *débordement de la pensée mercantile sur la vie intime* » nous pousse à négliger nos responsabilités relationnelles et à dévaloriser le *care* (Hochschild, p. 71). Pourtant, dans un monde où la vie intime est de plus en plus découpée en fragments qui peuvent facilement être achetés et vendus, on peut aussi trouver des formes de résistance, comme celle de l'homme d'affaires qui persévère à organiser la fête d'anniversaire de sa fille de cinq ans au lieu de faire appel à une animatrice professionnelle (Hochschild, p. 75-80). Ces formes de résistance sont aussi, selon Hochschild, un travail de *care*.

La compréhension du *care* comme processus, et non seulement comme relation interindividuelle ou travail de proximité, invite à mieux articuler les « *différentes échelles du* care », depuis les relations interpersonnelles jusqu'aux relations transnationales. L'organisation du *care* implique un grand nombre de décisions et d'acteurs et actrices, souvent dans des espaces géographiques et politiques différents, ce qui constitue un défi pour les recherches sur ce sujet. Cependant, les difficultés méthodologiques sont dépassées si l'on établit comme cadre principal d'analyse la distribution des responsabilités de *care* à différentes échelles (Paperman et Molinier, in Gilligan *et al.*, p. 13-14). De cette manière, la perspective politique du *care* permet « *d'analyser la façon dont les responsabilités de* care *sont distribuées et les modalités selon lesquelles sont prises les décisions qui allouent ces responsabilités* » (Paperman, p. 56). Ainsi, l'approche relationnelle de la responsabilité met au jour les conflits entre individu·e·s et institutions selon les différentes positions politiques et sociales car, dans la mesure où les relations sociales sont complexes et parfois conflictuelles, les attitudes face à la responsabilité sont liées aux positions de pouvoir, les agents n'étant pas tous égaux face à la responsabilité (Tronto, p. 112). Par conséquent, tel que l'a théorisé Tronto, l'accent sur la distribution des responsabilités est l'approche la plus pertinente pour éclairer « *l'indifférence des privilégiés* » (Molinier, p. 65), face à un travail (le *care*) qui « *n'appartient aux femmes (ou d'autres groupes subalternes) que dans la mesure où les hommes (ou d'autres groupes privilégiés) s'en sont débarrassés* » (Molinier, p. 35).

En définitive, ces trois ouvrages représentent un socle solide pour renforcer l'approche théorique et épistémologique du *care* dans la littérature francophone et offrent aux lecteurs et lectrices un regard différent pour comprendre autrement les relations sociales portant sur le travail, l'éthique et la politique, quel qu'en soit le terrain de recherche.

Paloma Moré
Doctorante en sociologie,
Universidad Complutense de Madrid

Anne Flottes – *Travailler, quel boulot ! Les conflits du travail, enjeux politiques du quotidien*
(2013). Paris, Syllepse, 148 p.

Dans cet ouvrage, Anne Flottes revient sur ses interrogations autour de 'l'énigme du travail'. C'est avec réflexivité que l'auteure critique le succès médiatique de la thématique de 'la souffrance au travail' tout en avançant ce qui en serait, selon elle, des effets collatéraux sur le plan politique. Puisque l'émergence fédératrice des initiatives pour la 'prévention des risques psychosociaux' se ferait de plus en plus au détriment d'une réflexion sur l'ensemble des atteintes à la santé vécues par les personnes au travail. Sa démarche est construite à un double niveau : un niveau subjectif, celui de son expérience vécue du travail, et un niveau théorico-méthodologique, où la critique se concentre sur l'approche en termes de 'risques psychosociaux' et sur la manière dont, en tant que consultante, elle aborde la question sous une autre approche – *le point de vue du travail* [11].

Au niveau subjectif, il s'agit du récit de son itinéraire professionnel et des choix qu'Anne Flottes a dû faire pour contourner des situations de conflits, de mal être, qui ont influencé par la suite sa propre pratique comme consultante. Dès sa sortie de Sciences Po où elle suit des études pour devenir 'médecin-ingénieur du social' à la fin des années 1960, elle a eu ses premières expériences professionnelles dans l'administration préfectorale, puis comme jeune cadre dans une entreprise publique de transport, mais aussi comme militante syndicale. Elle connaît alors ses premières expériences de conflit au travail, de 'placardisation', jusqu'à ce qu'en 1981, après un stage à l'AFPA (Association pour la formation professionnelle des adultes), elle travaille, durant quatre ans, comme ouvrière en électronique, dans une usine où elle rencontre majoritairement des femmes (p. 16). Suite à cette expérience émergent d'autres interrogations et d'autres ouvertures professionnelles. Grâce à des chercheures, telle Danièle Kergoat, elle accédera aux cercles académiques et fera ses premiers pas dans la recherche. Elle poursuivra ce nouveau cheminement professionnel tout en tentant de répondre aux questions qui lui sont apparues dans le travail ouvrier. Ces questions guideront par la suite ses interventions comme consultante : « *Comment font-elles pour tenir, c'est-à-dire pour parvenir à réaliser cette activité, tous les jours et sans tomber malades ou folles ? Je me suis posée concrètement cette question, en expérimentant le*

---

[11] « C'est-à-dire comment les travailleurs mobilisent leurs expériences accumulées pour *sentir* les situations, pour les transformer, pour coopérer ; comment ils tentent de préserver leur capacité de tenir dans ce travail ; comment ils se débrouillent des rapports sociaux, et des inévitables écarts entre ce qu'ils considèrent pertinent ou pas de faire et ce qu'ils font effectivement ; et finalement comment ce travail-là les travaille eux-mêmes. » (p. 9). Cf. Molinier Pascale (2010). « Souffrance, défenses, reconnaissance. Le point de vue du travail ». *Nouvelle revue de psychosociologie*, vol. 2, n° 10.

travail parcellisé sous contrainte de temps [...] » (p. 16).

L'autre dimension du livre est celle de la critique que l'auteure tisse à l'égard de l'approche en termes de prévention des risques psychosociaux, qu'elle ne définit pas car elle ne considère pas qu'il s'agisse d'un concept. C'est à l'usage fait de cette notion et aux raisons qui, selon elle, expliqueraient le succès médiatique de la thématique de la souffrance au travail qu'elle se consacre.

Les débats sur la souffrance au travail, le stress, le manque de reconnaissance, le harcèlement et le suicide se traduisent par l'attente, y compris de la part des travailleurs et travailleuses, de recommandations expertes au sein des entreprises pour la prévention des risques psychosociaux. Ainsi, cette approche servirait à rassurer. Elle correspondrait à un idéal visant à assainir le travail ayant conquis même les syndicats [12]. Or, s'attendre à ce qu'on fasse de la prévention correspondrait à une technicisation des débats sur le travail et, par conséquent, à sa dépolitisation à mesure qu'on met à distance tous les acteurs et actrices non expert·e·s (dont les travailleurs et travailleuses) de la construction de ces connaissances. Ceux-ci et celles-là sont dès lors rabattu·e·s au rôle de victimes des risques psychosociaux à la merci du diagnostic et des recommandations des expert·e·s, tandis que l'employeur reste le seul légitime garant du bien-être au travail de ses employé·e·s.

La technicisation et la dépolitisation correspondraient à un processus long de plus de quarante ans, à l'issue des mobilisations de 1968, engrainé dans les discours et pratiques politiques pour la promotion du dialogue social en entreprise. Processus auquel participent différentes instances paritaires qui ont depuis été créées afin d'assurer le rôle de régulation et de médiation du dialogue social. Par conséquent, les luttes sociales se seraient neutralisées au profit de la médiation, y compris dans le champ de la santé au travail.

On peut constater des contradictions dans la pratique de certain·e·s intervenant·e·s sur les préventions des risques psychosociaux, par exemple quand ils/elles s'attachent à personnifier et responsabiliser l'organisation du travail pour les pathologies 'modernes'. Alors que ce schéma explicatif relève d'un contresens qui consisterait à envisager que « [...] *une organisation prescrite pour l'exploitation des 'ressources humaines' pourrait* [...] être 'bienfaisante' ! » (p. 35).

L'auteure accorde beaucoup d'attention aux rôles joués par les acteurs et actrices expert·e·s intervenant sur les risques psychosociaux. Ils contribueraient à une

[12] Cf. Marichalar Pascal, Martin Emmanuel (2011). « Les syndicats et la souffrance », *Sociologie du travail*, vol. 53, n° 1 « Maux du travail : dégradation, recomposition ou illusion ? »

représentation des chercheur·e·s, expert·e·s, consultant·e·s comme étant ceux et celles qui, après observations, entretiens qualitatifs, questionnaires, sont en mesure de fournir un diagnostic précis et de proposer des solutions adéquates aux problèmes rencontrés dans le travail. Au même titre qu'elle s'interroge sur les programmes de prévention comme étant susceptibles de contribuer à une représentation du travailleur, de la travailleuse comme victime passive et sans ressources face aux dérapages d'une organisation du travail à redresser.

L'auteure décrit enfin certaines de ses interventions en tant que consultante sur les conditions de travail afin d'illustrer la manière dont elle mobilise, au-delà du statut et de l'organisation du travail, *le point de vue du travail*. Dès lors, même derrière l'étiquette gênante de 'RPS', elle s'attache à faire émerger le débat sur les dynamiques mobilisées par le management pour la mise au travail des salarié·e·s mais aussi par les salarié·e·s (de différents statuts – y compris cadres et managers) pour réaliser le travail prescrit, faire face à ce qui échappe à l'encadrement, soit ce qui constitue toute la richesse du travail réel. Enfin, comprendre ce qui fait tenir au travail. Il est possible alors d'entrevoir ladite souffrance comme ce qui s'échappe par les fissures entrouvertes dans les « *stratégies collectives de défense, jusqu'alors invisibles parce qu'efficaces* » (p. 106).

Par conséquent, la conclusion de l'ouvrage va à contrecourant du discours majoritaire sur la prévention des risques psychosociaux. Pour Anne Flottes, il n'existe pas de guérison instantanée, pas plus que de protocole de soin miracle. On fait fausse route en cherchant à faire le diagnostic de la maladie et en croyant qu'on peut assainir le travail en stérilisant tous les conflits. Cette démarche est, de surcroît, faussement neutre. Une autre voie plus émancipatrice serait d'envisager comment l'ensemble des acteurs et actrices pourrait contribuer à redéfinir de nouvelles perspectives politiques « *ancrées dans le réel et animées par l'utopie* » (p. 137).

Michelle Paiva
Doctorante en sociologie,
Université Paris 8
Cresppa-GTM

Aurélie Damamme – *Genre, action collective et développement. Discours et pratiques au Maroc*

(2013). Paris, L'Harmattan « Logiques sociales. Sociologie du genre », 238 p.

L'action collective des femmes dans les pays du Sud [13] n'a pro-

[13] 'Nord', 'Sud' sont des notions politiques et non géographiques qui recouvrent une variété de situations locales. Ce terme remplace aujourd'hui celui de 'Tiers Monde' qui était utilisé dans les années 1960-1980 pour désigner l'ensemble des pays du globe qui n'appartiennent ni au bloc occidental (Amérique du Nord, Europe de l'Ouest…) ni au bloc communiste (URSS, Chine…).

bablement jamais été autant mise en avant par les protagonistes intervenant dans le monde du développement [14]. Elle n'est pourtant pas nouvelle, et au Maroc, elle prend des formes singulières que l'ouvrage d'Aurélie Damamme, intitulé *Genre, action collective et développement*, s'attache à décrire avec finesse. À partir d'enquêtes menées auprès de cinquante organisations marocaines situées en milieu urbain et rural et composées de femmes ou de femmes et d'hommes, cette recherche contribue à enrichir le champ des savoirs sur 'femmes, genre et développement' peu documenté par les chercheur·e·s français·e·s. En effet, contrairement aux pays hispanophones et surtout anglophones, en France, que ce soit dans le monde politique, militant ou académique, les travaux et les réflexions interrogeant les liens entre genre et développement restent relativement rares. Cette recherche permet aussi, et c'est là une de ses grandes forces, de rompre avec une double vision fortement ancrée dans les imaginaires contemporains : la première consiste à présenter les femmes comme étant des bénéficiaires de l'aide [15], enfermées dans le 'monde clos' de la sphère domestique et de la 'tradition' ; la seconde, que l'on peut qualifier de néo-orientaliste, perçoit (et fantasme) les femmes musulmanes ou arabes comme étant des sujets passifs et soumis.

Cet ouvrage se divise en quatre parties qui permettent à l'auteure d'avancer de manière progressive dans son argumentation. La première partie est consacrée aux conditions sociopolitiques de production des normes de genre (considérant que l'âge, la classe, la situation régionale et géographique façonnent différemment les rôles des hommes et des femmes) dans le Maroc contemporain et à leurs effets sur l'engagement des femmes au sein d'actions collectives. L'auteure s'attache à mettre à mal l'idée d'identités homogènes à l'échelle du Maghreb – l'État marocain se distingue notamment de ses voisins par l'importance du pouvoir du *maghzen* [16]. Le contrôle permanent du pouvoir politique sur les associations, la difficile reconnaissance du travail (salarié et bénévole) des femmes et la sexuation des espaces sont des contraintes importantes à la mobilisation des femmes au sein d'actions collectives. La deuxième

---

[14] Le monde du développement renvoie à un univers idéologique et technique au sein duquel agissent différents agents, techniciens, experts et spécialistes pour repondre à des besoins définis par les grandes agences internationales comme pressants.

[15] Il s'agit de l'aide publique au développement : elle s'inscrit aujourd'hui dans une économie globalisée au sein de laquelle interviennent des acteurs nationaux, internationaux, publics, privés, associatifs. Au Maroc depuis le milieu des années 1990, les politiques de développement sont menées avec des associations nationales et des ONG étrangères (p. 59).

[16] Désigne la maison royale et, par extension, tout l'appareil d'État.

partie de l'ouvrage propose une lecture historique et politique de l'évolution de la pensée sur 'femmes, genre et développement' depuis la fin de la Seconde Guerre mondiale (date à laquelle la notion de développement est née) jusqu'au début des années 2000. Aurélie Damamme montre que l'attention portée à la 'question des femmes' comme objectif prioritaire des agendas politiques internationaux a encouragé la mise en œuvre de changements locaux notamment dans le code de la famille (*moudawana)*. La troisième partie est la plus originale de cette recherche tant par la grande qualité des matériaux d'enquêtes sur lesquels elle s'appuie (entretiens répétés, observations, analyse de discours) que par la pertinence du débat qu'elle propose sur la circulation et les formes de réappropriation locales des normes de genre. En effet, l'auteure décrit la manière dont le genre, en tant que norme globale conçue à partir de référentiels provenant d'agences de coopération bilatérales et multilatérales (ACDI, USAID, GTZ, etc. [17]), d'organisations non gouvernementales (ONG) et d'expert·e·s, est localement traduit, utilisé ou instrumentalisé par les ONG qui interviennent au Maroc et par les associations nationales. Les animateurs et animatrices, par la fonction de médiation qu'ils et elles occupent entre les organisations de développement et les populations concernées, jouent un rôle central dans ce processus : le mot 'genre' peut être tu notamment dans les villages où il est considéré comme relevant d'un « *débat d'élites* » (p. 137), il peut aussi être interprété comme prônant la composition mixte d'un groupe (ce qui ne remet pas pour autant en cause les rapports de pouvoir entre les sexes). Les chapitres consacrés à l'implication des femmes dans les associations confirment des constats connus (ce qui n'enlève rien de leur pertinence et de leur importance) : les formes de domination entre hommes et femmes et entre femmes se (re)produisent au sein de l'action collective. Dans les associations mixtes, ce sont les hommes qui occupent les fonctions d'autorité et détiennent le pouvoir de décision. Les femmes n'y parviennent que lorsqu'elles président des associations féminines. Leur profil rejoint celui des créateurs d'associations mixtes : ce sont des quadragénaires, ayant une activité professionnelle de statut cadre. Pour ces femmes, les espaces de l'action collective sont une ressource potentielle pour leur émancipation : la maîtrise de cet espace et son déploiement national, voire international, sont devenus source de pouvoir. La dernière partie propose d'ana-

[17] ACDI : Agence canadienne de développement international ; USAID : United States Agency for International Development ; GTZ : Gesellschaft für technische Zusammenarbeit (coopération technique allemande).

lyser de manière approfondie les effets de la participation des femmes à des activités économiques qui ont connu un essor important ces dernières années : le microcrédit et la commercialisation de l'huile d'argan pour les marchés internationaux. Cet éclairage par le secteur de l'économie et de la finance est particulièrement intéressant puisque ce sont plutôt les associations engagées pour la défense des droits des femmes ou luttant contre les violences qui sont mises en avant au Maroc. L'auteure montre bien que les 'recettes' méthodologiques pour intégrer le genre dans les projets de développement se heurtent aux normes locales : les modes de rémunération dans les coopératives d'huile d'argan sont très éclairants à cet égard, les femmes ayant les niveaux scolaires les plus élevés occupent les postes de techniciennes et de direction, elles sont payées au mois tandis que les femmes, souvent analphabètes, chargées du concassage des fruits sont payées à la quantité d'amandons obtenus. Si la participation au sein des associations ne s'accompagne pas pour toutes les femmes des changements socioéconomiques promus dans les discours du développement, elles apparaissent néanmoins comme des lieux privilégiés de sociabilité qui permettent aux femmes d'acquérir de nouvelles compétences et savoir-faire.

On peut toutefois regretter la publication tardive de la recherche doctorale d'Aurélie Damamme (les données ont été récoltées entre 2000 et 2005 et l'ouvrage est paru en mai 2013) alors qu'une actualisation de ce travail sous le prisme des mobilisations dans les pays du Maghreb depuis l'automne 2010 aurait été fructueuse. Comme le souligne à juste titre Sonia Dayan dans la préface de l'ouvrage, il est toujours essentiel de rappeler l'importance de la société civile et des associations « *là où un pouvoir autoritaire* [...] *est bien plus répressif que protecteur* » (p. 7) et de mettre en valeur le rôle, souvent invisible et invisibilisé, qu'y jouent les femmes.

Magalie Saussey
Post-doctorante au CIRTES,
Université catholique de Louvain
(Belgique)

Vinciane Despret et Isabelle Stengers – *Les faiseuses d'histoires : que font les femmes à la pensée ?*

(2011). Paris, Les Empêcheurs de penser en rond-La Découverte, 206 p.

Il s'agit d'un livre bien intrigant, par la question posée : si les femmes, désormais cultivées, souvent plus que les hommes, devaient suivre la procession des hommes cultivés ; est-ce que, également pour elles, l'important est la nécessité vitale de penser ? Ensuite par sa composition : une première partie où les auteures répondent à la question que leur a suggéré, nous verrons comment, le livre de Virginia Woolf, *Trois guinées* [18], traduit depuis en français. Et ce patronage de l'auteure de *Mrs Dalloway* n'est pas seulement requis mais revendiqué puisque la couverture des *Faiseuses d'histoires* porte son portrait. « Pour Woolf, disent Despret et Stengers, il faudrait rester en dehors de la procession des hommes cultivés et cultiver quatre vertus sans lesquelles il n'y a pas de liberté intellectuelle ; préférer la dérision aux louanges ; refuser de prostituer son cerveau ; gagner juste assez d'argent pour vivre correctement ; maintenir sa liberté à l'égard des loyautés qui enrégimentent. » (p. 29) : qu'en pensons-nous et qu'en pensez-vous ?

Après avoir répondu pour elles-mêmes, elles publient des extraits des avis de leurs neuf consœurs (Françoise Balibar, Bernadette Bensaude-Vincent, Laurence Bouquiaux, Barbara Cassin, Mona Chollet, Émilie Hache, Françoise Sironi, Marcelle Stroobants et Benedikte Zitouni) en les mettant dans une certaine perspective et les commentant. Ainsi, le livre est bien celui des deux initiatrices du projet qui en gardent, à tout moment, la maîtrise.

Le livre est aussi curieux par le choix de l'ouvrage qui l'inspire et le parti que ses auteures en tirent : un texte verbeux et ironique dans lequel Virginia Woolf répond sur plusieurs dimensions à la question, brûlante à la fin des années 1930 : vingt ans après une guerre atroce, que pouvons-nous, nous les filles et sœurs des hommes cultivés, faire pour qu'une seconde ne se déclenche pas ? Devrions-nous donner une guinée (un quart de livre sterling) pour aider à construire des écoles pour filles ? Devrions-nous nous cotiser pour subventionner un 'collège' féminin à Oxford ou à Cambridge afin que nos sœurs, les autres femmes, puissent avoir un accès plus facile aux études supérieures les plus prestigieuses (en subvenant à un collège féminin que l'État britannique refuse de soutenir correctement, préférant investir dans les collèges masculins) ? Devrions-nous donner une guinée pour aider des bureaux de placement qui permettraient aux femmes d'entrer dans des professions aussi prestigieuses et bien payées que celles des hommes ? Devrions-nous donner, enfin, une troisième guinée à une association masculine prônant la paix et signer son manifeste nous engageant à « *protéger la culture et la vie intellectuelle* » ? La réponse de Virginia Woolf est claire : tant que durera la 'fixation infantile' du père de vouloir conserver sa puissance discrétionnaire sur sa famille, tant que ces pères exalteront le départ à la guerre de leurs fils, tant que les femmes devront suivre, car, pas

---

[18] Woolf Virginia (2012 [1938]). *Trois guinées*. Paris, Blackjack éd. (trad. de Léa Gauthier).

assez éduquées, elles manquent de ressources mentales pour combattre le troupeau de ceux qui s'alimentent de la propagande et du conformisme, les femmes ne pourront ni empêcher la guerre ni sauver la civilisation.

Dans leur écrit de concert, les auteures du livre vont confronter cette pensée de près de soixante-dix ans (Virginia Woolf se suicide en 1941) à la situation présente. Cela passe par leurs domaines de connaissance scientifique et leur goût commun pour les contes métaphoriques (le douzième chameau, impossible d'en rendre compte ici). Comme nous l'avons dit, pour y voir plus clair dans la pertinence de la position de Woolf, elles décidèrent de prolonger la question en interrogeant leur cercle de connaissances. Neuf d'entre elles répondent, nos auteures commentent, l'ouvrage s'enrichit mais les autres points de vue, ancrés dans des disciplines et des situations différentes, éclatent en étoile. Ces réponses, que l'on ne saurait résumer dans cette note, mais qui sont importantes, conduisent à inviter le lecteur et la lectrice à s'en délecter car elles sont aussi ironiques et laconiques que clairvoyantes. Et prônent sans faille la résistance aux idées dominantes.

D'où la conclusion des auteures du livre : « *Notre hypothèse de travail à propos de ce que les femmes pourraient faire à la pensée est donc à la fois modeste et ambitieuse* [...] *modeste car notre pensée s'est fabriquée dans un monde d'hommes* [...]. *Mais elle est ambitieuse comme chaque fois qu'il s'agit de transmuter en force ce qui, usuellement, semble constituer une particularité mal vue, un peu gênante* » (p. 199).

Pierre Tripier
Sociologue

Contents

Biotechnologies and Reproductive Work. A Transnational Perspective

Abstracts

Sarah Memmi and Annabel Desgrées du Loû — *Choosing the gender of your child? New assisted procreation techniques in Palestine*

In Palestinian society, having a boy among your descendants is a major social issue, and one which, within a context of decreasing fertility, can lead people to want to choose the gender of their child. Today, effective prenatal sexual selection techniques are available and are not subject to any legal regulation. This article sets itself the task of analysing the attitudes of Palestinian men and women with regard to sexual selection, which is the site of an informal regulation at the crossroads of religious considerations, social pressure and the personal positions of the doctors involved. It also creates new issues within the Israel-Palestinian political space since the regulations and access to these practices are very different in Israel and Palestine.

REPRODUCTIVE TECHNIQUES — PALESTINE — ISRAEL — CHOICE OF A CHILD'S SEX — RELIGION

Doris Bonnet and Véronique Duchesne — *Migrating to procreate: tales of African couples*

Based on two ethnographic case studies carried out in France and Cameroon, this article uses the prism of gender to analyse the transnational mobility of two couples from Sub-Saharan Africa who are dealing with infertility. Both cases reveal a similar process of male disengagement articulated with a fierce desire on the part of the woman to become pregnant. Reproductive work with medically assisted procreation (MAP), while it may reveal emancipatory practices within the context of sociocultural norms (in particular in terms of marital relationships with a refusal of polygamy), nevertheless continues to rely on the women's efforts and does not call into question the dichotomy between male productive work and female reproductive work.

REPRODUCTIVE TECHNIQUES — INFERTILITY — CONJUGALITY — TRANSNATIONAL MOBILITY — SUB-SAHARAN AFRICA — REPRODUCTIVE WORK

Sharmila Rudrappa — *From sweatshops to intimate labor: employment strategies among surrogate mothers in Bangalore, India*

This article tracks surrogate mothers' wage labor trajectories in the southern Indian city of Bangalore. Women working in garment factories sell their eggs and become surrogate mothers, after which they cycle back to garment factories. I show that while women are exploited in the intimate industries, they do not necessarily feel disempowered. Perversely, deepening forms of bodily commodification are experienced as deliverance from social degradation. Many surrogate mothers describe their social degradation because of gender; they have weaker positions in the home, they earn lesser wages than their husbands, and they are sexually harassed on the garment shop floor. Yet, they explain that it is precisely because of their womanly bodies they can earn large sums of money in Bangalore's reproduction industry. Their ability to bring capital facilitates their capacity to negotiate powerful positions in their extended households, and solidify their social positions.

INDIA — GARMENT INDUSTRY — SURROGATE MOTHERS — GESTATIONAL SURROGACY — MEDICALLY ASSISTED PROCREATION

Irène-Lucile Hertzog — *The costs of medically assisted procreation for women in employment*

By subjecting women's bodies to a biomedical control that takes precedence over everything else, medically assisted procreation (MAP) allows us to once more call into question the gendered divisions between the productive and reproductive spheres. Women who combine the MAP process with a professional activity indeed show that their "choice" is riven with contradictory injunctions, and governed by the standards of a gendered socio-historical imaginary. Threatened by the collusion between two universes in which they are not in a strong position, women try to cope by themselves following a "script" which, most of the time, paradoxically feeds their own subjugation.

REPRODUCTIVE TECHNIQUES — MEDICALLY ASSISTED PROCREATION — INFERTILITY — BODY — PROFESSIONAL ACTIVITY

Charis Thompson — *Three times a woman: voting, egg donation, cosmetics, and the punctuated gendering of stem cell innovation in California*

This paper explores a punctuated gendering of biomedical innovation in the California stem cell initiative. I argue that gendered and raced and classed citizenship, biological bodies, and consumption were all called upon to enable and sustain the flow of public and private capital and bodily parts and labour in the stem cell economy that followed the passage of a state initiative to fund pluripotent stem cell research. The paper builds upon my previous work on a biomedical mode of reproduction, and draws on and adds to theories of a gendered division of labour, the commodification of reproduction, and the construction and disciplining of gender in advertising and consumption. I show that these different ways of understanding gender were each active at different points in the innovation pipeline. Although they all relied on intersectional understandings of women's roles and identities, each of them mobilized a distinct understanding of gender in relation to a different demand of innovation. A gender theoretical pluralism is necessary to make sense of the interactions between biomedical innovation and gender. Similarly, biomedical innovation emerges as a site for the production and reinforcement of evolving repertoires of gendered identities.

BIOMEDICAL RESEARCH — STEM CELLS — BIOTECHNOLOGIES — BIOECONOMY — COSMETICS INDUSTRY — BODY — CALIFORNIA

* * *

Eva von Redecker — *Feminist strategy and revolution*

At a time when few things are proving to be stable, critical theory has very few conceptual resources at its disposal to talk about radical social change. According to Wendy Brown, critical theory has not even carried out the necessary grieving process in order for it to accept the loss of the concept of revolution in its classical Marxist sense. This article starts with an analysis of how far an extremely narrow and androcentric vision of the traditional structures of revolution engenders inconsistent scenarios regarding the transition from revolutionary struggle to a projected utopia. It then shows that, in contrast, the watchword of the second women's movement, which consisted of refusing to wait for the revolution and starting, step by step, to carry out the work relating to the utopia, constitutes a more convincing approach to change — which should neither present itself as "only" being reformist, nor limit itself to questions of identity.

FEMINISM — REVOLUTION — STRATEGY — CRITICAL THEORY — UTOPIA — FEMINIST MOVEMENT

Delphine Joannin and Christine Mennesson — *In the School Playground. Sporting Practices and Models of Masculinity*

The study of socialisation and of the constraints relating to the construction of gender within groups of boys offers a new perspective on the plurality of gender models. This survey focuses on the physical socialisation of boys in CM2 (Year 5 of primary school), and charts the diversity and variability of playful male physical practices in the school environment. The modes in which the body is brought into play in the physical practices studied play a central role in the internalisation and classification of differentiated forms of masculinity.

SPORTS — SCHOOL — BODY — MASCULINITIES — SOCIALISATION — NORMS

Diane Lamoureux — *Françoise Collin and the feminism of insurrection*

COLLIN FRANÇOISE — FEMINISMS — POLITICS — PHILOSOPHY — SUBJECTIVATION

Índice

Biotecnologías y trabajo reproductivo. Una perspectiva transnacional

Resúmenes

Sarah Memmi y Annabel Desgrées du Loû — *¿Elegir el sexo de su niño? Nuevas técnicas de procreación asistida en Palestina*

En la sociedad palestina, tener un niño en su descendencia es una cuestión social de primer orden, que en un contexto de reducción de la fertilidad, puede llevar a querer elegir el sexo de su niño. Hoy en día, técnicas performantes de selección prenatal del sexo son disponibles y no están sujetas a ninguna cobertura legal. Este artículo propone analizar las actitudes de los/las palestinos/as con respecto a la selección del sexo, lugar de un control informal en la intersección de lo religioso, de la presión social y de las posiciones personales de los médicos. Esto crea también nuevas cuestiones en el espacio israelí-palestino; la reglamentación y el acceso a estas prácticas son muy diferentes entre Israel y Palestina.

TÉCNICAS DE REPRODUCCIÓN — PALESTINA — ISRAEL — ELECCIÓN DEL SEXO DEL NIÑO — RELIGIÓN

Doris Bonnet y Véronique Duchesne — *Migrar para procrear: historias de parejas africanas*

A partir de dos estudios de caso etnográficos recogidos en Francia y en Camerún, este artículo analiza, desde el prisma del género, la movilidad transnacional de dos parejas de África subsahariana que se enfrentan a la infertilidad. Los dos casos revelan un proceso similar de liberación masculina articulado con una voluntad implacable de la mujer de quedar embarazada. Si el trabajo reproductivo en la procreación médicamente asistida (PMA) puede revelar prácticas de emancipación con respecto a normas socioculturales (en particular en términos de relaciones conyugales con un rechazo de la poligamia), sigue recayendo sobre las mujeres y no cuestiona la dicotomía entre trabajo productivo masculino y trabajo reproductivo femenino.

TÉCNICAS DE REPRODUCCIÓN — INFERTILIDAD — CONYUGALIDAD — MOVILIDAD TRANSNACIONAL — ÁFRICA SUBSAHARIANA — TRABAJO REPRODUCTIVO

Sharmila Rudrappa — *De las fábricas de prendas de vestir a las líneas de montaje de los bebés. Estrategias de empleo entre las madres de alquiler en Bangalore, India*

Este artículo analiza las trayectorias de empleo de mujeres en Bangalore, en el Sur de India. Empleadas en la industria de la confección, algunas llegan a vender sus óvulos y a proponerse como madres de alquiler, antes de regresar hacia su actividad inicial. Nuestro propósito es demostrar, en particular, que si esas mujeres son explotadas por una industria de los cuerpos, no deriva necesariamente de ello un sentimiento de alienación. De manera perversa, esta forma mayor de la explotación física es vista como la forma de escapar a la desclasificación social. Así, numerosas madres de alquiler subrayan su desclasificación debido al género, que explica su posición de inferioridad en la esfera privada, el hecho de que ganan salarios inferiores a los que tienen sus esposos, y el acoso sexual que experimentan en la industria de la confección. En este contexto, su acceso a un ingreso significativo debido a la utilización de su capacidad de reproducción es una forma de venganza, que mejora su capacidad de negociar espacios de autonomía en sus hogares en el sentido más amplio, consolidando así su posición social.

INDIA — INDUSTRIA DE LA CONFECCIÓN — MADRES DE ALQUILER — GESTACIÓN SUBROGADA — PROCREACIÓN MÉDICAMENTE ASISTIDA

Irène-Lucile Hertzog — *Los costos de la procreación médicamente asistida para las mujeres asalariadas*

La procreación médicamente asistida (PMA), al someter el cuerpo de las mujeres a un control biomédico al cual todo lo demás debe quedar suspendido, permite reexaminar las divisiones de género entre la esfera productiva y la esfera reproductiva. Las mujeres que al mismo tiempo continúan el recorrido de la PMA y su actividad profesional muestran en efecto que en su 'elección' se atraviesan mandatos contradictorios, normados por un imaginario sociohistórico de género. Puestas en peligro por la colusión entre dos universos donde no están en posición de fuerza, las mujeres buscan salir del problema utilizando ellas-mismas un *script* que, la mayor parte del tiempo, alimenta paradójicamente su dominación.

TÉCNICAS DE REPRODUCCIÓN — PROCREACIÓN MÉDICAMENTE ASISTIDA — INFERTILIDAD — CUERPOS — ACTIVIDAD PROFESIONAL

Charis Thompson — *Voto, ovocitos y cosméticos. Los tres hitos de identidad del uso del género en la investigación sobre las células madre en California*

Este artículo explora los tres hitos de identidad del uso del género [punctuated gendering] en la investigación biomédica sobre las células madre en California. Yo defiendo la idea de que el desarrollo de este sector necesita tres veces a las mujeres, pero no de todas las mujeres a la vez. En otras palabras, según las etapas que cruzaba el desarrollo de la innovación alrededor de las células madre, las mujeres fueron solicitadas en función de una percepción del género cada vez diferente. Así fue primero necesario acudir a ellas como ciudadanas, a la intersección de las relaciones de sexo, de raza y de clase; a continuación, fueron necesarias como cuerpos biológicos; en fin, fueron solicitadas como consumidoras. El propósito de este triple uso de las mujeres por las identidades de género cada vez específicas, fue primero atraer capital público y privado en este sector, una vez asegurado el apoyo del estado californiano; luego garantizar el suministro de la investigación en partes del cuerpo humano; y finalmente permitir el desarrollo de la economía alrededor de la innovación de las células madre. Este artículo se apoya sobre mis precedentes trabajos sobre la biomedicalización y la mercantilización de la reproducción, pero se inscribe también en la perspectiva de las teorías de la división sexuada del trabajo, y de la construcción social del género por la publicidad y el consumo. A la intersección de esas lógicas, la innovación biomédica aparece entonces como un espacio privilegiado para estudiar el género como repertorio de identidad dinámico, a través de una implementación concreta de la idea de interseccionalidad.

INVESTIGACIÓN BIOMÉDICA — CELULAS MADRE — BIOTECNOLOGÍAS — BIOECONOMÍA — INDUSTRIA COSMÉTICA — CUERPO — CALIFORNIA

* * *

Eva von Redecker — *Estrategias feministas y revolución*

En momentos en que pocas cosas parecen estables, la teoría crítica tiene muy pocos recursos conceptuales para hablar de cambio social radical. De acuerdo con Wendy Brown, ni siquiera ha comenzado el trabajo de duelo necesario para admitir la pérdida del concepto de revolución en el sentido clásico marxista. El artículo comienza analizando como una visión de las más estrechas y androcéntricas de los patrones tradicionales de la revolución genera escenarios inconsistentes sobre la transición entre lucha revolucionaria y utopía proyectada. A continuación, muestra que, por el contrario, la consigna del segundo movimiento de la mujer que consiste en negarse a esperar la revolución y de empezar paso a paso el trabajo relativo a la utopía constituye un enfoque más convincente del cambio – el cual no debe ni presentarse como « solamente » reformista, ni limitarse a cuestiones de identidad.

FEMINISMO — REVOLUCIÓN — ESTRATEGIA — TEORÍA CRITICA — UTOPÍA — MOVIMIENTO FEMINISTA

Delphine Joannin y Christine Mennesson — *En el patio de la escuela. Prácticas deportivas y patrones de masculinidades*

El estudio de la socialización y de las limitaciones relativas a la construcción del género en una misma clase de sexo ofrece una nueva mirada a la pluralidad de los modelos de género. Centrada sobre la socialización del cuerpo de niños mayores de 10 a 11 años, que están en quinto año de la escuela primaria, la encuesta señala la diversidad y la variabilidad de las prácticas físicas lúdicas masculinas en el contexto escolar. Las modalidades de puesta en juego del cuerpo en las prácticas corporales que intervienen juegan un papel central en la interiorización y la priorización de formas diferenciadas de masculinidad.

DEPORTE — ESCUELA — CUERPO — MASCULINIDADES — SOCIALIZACIÓN — NORMAS

Diane Lamoureux — *Françoise Collin y el feminismo de la insurrección*

COLLIN FRANÇOISE — FEMINISMOS — POLÍTICA — FILOSOFÍA — SUBJETIVACIÓN

Auteures

Doris Bonnet est anthropologue, directrice de recherche à l'Institut de recherche pour le développement (IRD), membre de l'UMR 196 (Ceped) et chercheure associée au Centre d'études africaines de l'EHESS. Après avoir travaillé sur la littérature orale des Mossi du Burkina Faso, elle a rédigé une thèse sur les théories de la procréation et consacré l'essentiel de ses recherches à l'anthropologie de la maladie, en particulier chez l'enfant. Parmi ses ouvrages récents :

— (2009). *Repenser l'hérédité*. Paris, Éd. des archives contemporaines.

— (2012). *Modèles d'enfances. Successions, transformations, croisements* (avec Charles-Édouard de Suremain et Catherine Rollet). Paris, Éd. des archives contemporaines.

doris.bonnet@ird.fr

Annabel Desgrées du Loû est démographe, directrice de recherche à l'Institut de recherche pour le développement (IRD), Ceped (UMR 196). Ses travaux portent sur : sida, santé reproductive et rapports de genre ; migrants et santé en France. Parmi ses publications récentes :

— (2011). « Entre savoirs et pouvoirs : contribution des sciences sociales à la pertinence des politiques de santé publique ». In Kerouedan Dominique (ed). *Santé internationale : les enjeux de santé au Sud*. Paris, Presses de Science Po.

— (2014). « Conjugalité en Afrique. Au-delà de la sexualité, les leçons d'une épidémie ». *Études*, n° 4202, février.

annabel.desgrees@ird.fr

Véronique Duchesne est anthropologue et vidéaste, maître de conférences à l'Université Paris Descartes, membre du Ceped (UMR 196) et chercheuse associée au Centre d'études des mondes africains (Cemaf, UMR 8171). Ses travaux en anthropologie de la santé portent sur les institutions thérapeutiques et divinatoires africaines. Parmi ses publications :

— (2009). « Jouer au possédé-devin. Rituel ludique et culture enfantine en pays anyi ». In Collectif. *L'animisme parmi nous*. Paris, Puf.

— (2013). "The *Boson* Oracle's Performance. Frame and Expressivity in Anyi Divination". In Beek Walter E. A. van, Peek Philip M. (eds). *Reviewing Reality. Dynamics of African Divination.* Berlin, LIT Verlag.

veronique.duchesne@ceped.org

Irène-Lucile Hertzog est doctorante en sociologie au Centre d'étude et de recherche sur les risques et les vulnérabilités (Cerrev) à l'Université de Caen. Sa recherche doctorale, menée sous la direction de Didier Le Gall, porte sur l'articulation entre assistance médicale à la procréation (AMP) et vie professionnelle pour les femmes. Elle a publié :

— (2011). « L'intime dans le monde du travail : un espace de résistance ». *Raison Publique* :
www.raison-publique.fr/article480.html, 13 décembre 2011.

— (2012). « L'intime au travail : un 'espace' aux contours labiles. Mise en question de la frontière entre vie intime et vie professionnelle dans nos sociétés contemporaines ». *Revue des sciences sociales*, n° 48 « Frontières ».

hertzog.lucile@gmail.com

Delphine Joannin est doctorante en STAPS au laboratoire Programme interdisciplinaire de recherche en sciences du sport et du mouvement humain – Sports, organisations, identités (PRISSMH-SOI) de l'Université de Toulouse, et réalise une thèse sur la socialisation corporelle des enfants.

djoannin@laposte.net

Diane Lamoureux est professeure de philosophie politique au Département de science politique de l'Université Laval (Québec, Canada). Ses travaux récents portent sur l'impact conjugué du néolibéralisme et du néoconservatisme sur les sociétés occidentales contemporaines. Elle est l'auteure de plusieurs travaux sur le féminisme, l'antiféminisme et les théories féministes dont :

— (2010). *Pensées rebelles. Autour de Rosa Luxemburg, Hannah Arendt et Françoise Collin.* Montréal, Remue-ménage.

— (2013). *Le trésor perdu de la politique. Espace public et engagement citoyen.* Montréal, Écosociété.

diane.lamoureux@pol.ulaval.ca

Ilana Löwy est biologiste et historienne des sciences, directrice de recherche à l'Inserm (Cermes). Elle a étudié l'histoire de la bactériologie et de l'immunologie, du cancer (notamment des cancers des femmes) et de la médecine tropicale. Ses travaux les plus récents portent sur l'histoire des malformations congénitales et du diagnostic prénatal. Elle est notamment l'auteure de :

— (2006). *L'emprise du genre : masculinité, féminité, inégalité*. Paris, La Dispute « Le genre du monde ».

— (2007). *Pour en finir avec la domination masculine. de A à Z* (avec Catherine Marry). Paris, Les empêcheurs de penser en rond.

lowy@vjf.cnrs.fr

Sarah Memmi est doctorante en socio-démographie au Ceped (UMR 196), Université Paris Descartes – Ined-IRD. Ses travaux portent sur : conjugalité, santé reproductive et rapports de genre dans les Territoires palestiniens. Elle a publié :

— (2010). "Strategies of HIV Prevention in Low and Middle-Income Countries" (avec Annabel Desgrées du Loû et Joanna Orne-Gliemann). *The Open Infectious Diseases Journal*, vol. 4.

— (2012). "Sex Selection in the Palestinian Society: A Pilot Study". *The Lancet*, n° 380, October 1.

sarah.memmi@ceped.org

Christine Mennesson est sociologue, professeure à l'Université Paul Sabatier de Toulouse, directrice de l'équipe Programme interdisciplinaire de recherche en sciences du sport et du mouvement humain – Sports, organisations, identités (PRISSMH-SOI). Elle travaille sur la construction du genre dans le domaine des activités physiques et sportives. Parmi ses publications récentes :

— (2012). « L'art (tout) contre le sport ? La socialisation culturelle des enfants des milieux favorisés » (avec Samuel Julhe). *Politix*, n° 99.

— (2012). "Gender Regimes and Habitus: An Avenue for Analyzing Gender Building in Sports Contexts". *Sociology of Sport journal*, vol. 29, n° 1.

christine.mennesson@univ-tlse3.fr

Eva von Redecker est philosophe, assistante de recherche à l'Université de Humboldt (Berlin). Ses recherches portent sur la théorie critique et la philosophie sociale, dans la tradition de l'École de Francfort et du point de vue de la théorie féministe et *queer* ; sur le changement social, l'histoire, le genre, la propriété, la reconnaissance et le pouvoir. Elle est l'auteure d'une introduction à l'œuvre de Judith Butler :

— (2011). *Zur Aktualität von Judith Butler*. Wiesbaden, VS Verlag für Sozialwissenschaften.

Et d'une monographie de la philosophie morale d'Hannah Arendt :

— (2013). *Gravitation zum Guten. Hannah Arendts Moralphilosophie*. Berlin, Lukas Verlag.

eva.von.redecker@staff.hu-berlin.de

Virginie Rozée Gomez est chercheure post-doctorante à l'Institut national d'études démographiques (Ined). Ses recherches portent sur le genre et les questions reproductives. Elle a réalisé des études de terrain sur les droits reproductifs (contraception et avortement) en Amérique latine, sur l'infertilité et la pression sociale à concevoir en France et sur les recours transnationaux aux nouvelles techniques reproductives en Europe. Elle réalise actuellement une recherche sur la gestation pour autrui en Inde dans le cadre du Programme Marie Curie de la Commission européenne. Elle est l'auteure de :

— (2009). « La domination masculine et l'image de la *madresposa*. L'exercice des droits reproductifs et sexuels des femmes boliviennes » [hors-champ]. *Cahiers du genre*, n° 46.

— (2012). « L'infertilité dans les couples hétérosexuels : genre et 'gestion' de l'échec » (avec Magali Mazuy). *Sciences sociales et santé*, vol. 30, n° 4.

virginie.rozee@ined.fr

Sharmila Rudrappa est professeure au Département de sociologie de l'Université du Texas à Austin, membre du Center for Women and Gender Studies et de l'Asian American Studies. Ses domaines d'enseignement et de recherche portent sur la race, la théorie féministe, le travail en Asie du Sud et les travailleurs asiatiques migrants aux États-Unis. Ses publications traitent des politiques néolibérales et de la race aux États-Unis, des travailleurs migrants aux États-Unis, enfin des questions transnationales de maternité de substitution en Inde. Elle prépare un ouvrage intitulé *Outsourced: Surrogate Mothers on India's Reproduction Assembly Line*. Elle est, par ailleurs, l'auteure de :

— (2004). *Ethnic Routes to Becoming American: Indian Immigrants and the Cultures of Citizenship*. New Brunswick, Rutgers University Press.

rudrappa@austin.utexas.edu

Laurence Tain est maîtresse de conférences en sociologie à l'Université Lumière Lyon 2, chercheure au Centre Max Weber (CNRS UMR 5283), chercheure associée à l'Ined. Ses recherches portent sur le genre, la santé et les professions. Elle a notamment publié :

— (2009). « Le devoir d'enfant à l'ère de la médicalisation : stigmates, retournements et brèches en procréation assistée ». *Genre, sexualité et société*, n° 1. Édition électronique : http://gss.revues.org/167

— (2013). *Le corps reproducteur*. Rennes, Presses de l'EHESP.

laurence.tain@univ-lyon2.fr

Charis Thompson est professeure de sociologie à la London School of Economics and Political Science. Elle est également professeure à l'Université de Californie à Berkeley, en *gender & women's studies*. Dans le cadre de ses recherches sur la biomédecine reproductive et régénératrice, sur la population et la conservation de la biodiversité, sur les sciences du cerveau et le rôle de la science dans la société, elle mobilise à la fois les études sur la science et la technologie (*science and technology studies*), et la théorie féministe transnationale.

Elle est l'auteure de :

— (2005). *Making Parents: The Ontological Choreography of Reproductive Technologies*. Cambridge, MA, MIT Press.

— (2013). *Good Science: The Ethical Choreography of Stem Cell Research*. Cambridge, MA, MIT Press.

charis@berkeley.edu

Les *Cahiers du Genre* ont reçu

Achin Catherine, Bereni Laure (eds) (2013). *Dictionnaire genre & science politique*. Paris, Presses de Science Po « Références | Sociétés en mouvement », 702 p.

Angeloff Tania, Lieber Marylène (2012). *Chinoises au XXIe siècle. Ruptures et continuités*. Paris, La Découverte « Recherches », 284 p.

Arambasin Nella (ed) (2013). *Les affranchies : Franc-Comtoises sans frontières*. Besançon, Presses universitaires de Franche-Comté. Colloque transdisciplinaire, Besançon, Faculté des Lettres, 17 & 18 juin 2011, 248 p.

Berger Anne Emmanuelle (2014). *The Queer Turn in Feminism. Identities, Sexualities, and the Theater of Gender*. Harrogate, Fordham University Press, 228 p. [translated by Catherine Porter].

Bodiou Lydie, Cacouault-Bitaud Marlaine, Gaussot Ludovic (eds) (2013). *Le genre entre transmission et transgression. Au-delà des frontières*. Rennes, Presses universitaires de Rennes « Essais », 234 p.

Boehringer Sandra, Sebillotte Cuchet Violaine (eds) (2013). *Mètis. Anthropologie des mondes grecs anciens*, hors série « Des femmes en action. L'individu et la fonction en Grèce antique », 225 p.

Cahiers d'études africaines, n° 209-210/2013 « Masculin pluriel », 503 p.

Candela Paloma, Piñón Josefina (2013). *Vida, trabajo y relaciones de género en la metrópolis global*. Madrid, La Catarata, 158 p.

Cervulle Maxime (2013). *Dans le blanc des yeux. Diversité, racisme et médias*. Paris, éd. Amsterdam, 188 p.

Charron Hélène (2013). *Les formes de l'illégitimité intellectuelle. Les femmes dans les sciences sociales françaises, 1890-1940*. Paris, CNRS éditions « Culture & société », 456 p.

Chauvin Sébastien, Lerch Arnaud (2013). *Sociologie de l'homosexualité*. Paris, La Découverte « Repères », 125 p.

Chetcuti Natacha (2013). *Se dire lesbienne. Vie de couple, sexualité, représentation de soi*. Paris, Payot & Rivages « Petite bibliothèque Payot. Sociologie », 334 p.

Cyrino Rafaela (2012). *Mulheres executivas: a divisão do trabalho domestico à luz estereotipos de gênero*. Belo Horizonte, editora Fino Traço, 188 p.

Davidoff Leonore, Hall Catherine (2014). *Family fortunes. Hommes et femmes de la bourgeoisie anglaise, 1780-1850*. Paris, La Dispute « Le genre du monde », 440 p.

Demazière Didier, Araujo Guimarães Nadya, Hirata Helena, Sugita Kurumi (2013). *Être chômeur à Paris, São Paulo, Tokyo. Une méthode de comparaison internationale*. Paris, Presses de Sciences Po. « Académique. Gouvernances », 352 p.

Désveaux Emmanuel (2013). *Avant le genre. Triptyque d'anthropologie hardcore*. Paris, Éd. de l'EHESS « Cas de figure », 292 p.

Dupont Sébastien, Paris Hugues (2013). *L'adolescente et le cinéma. De Lolita à Twilight*. Toulouse, Érès « La vie de l'enfant », 357 p.

Durand-Vallot Angeline (2012) (textes traduits et présentés par). *Margaret Sanger et la croisade pour le contrôle des naissances*. Lyon, ENS Éditions « Les fondamentaux du féminisme anglo-saxon », 198 p.

Fausto-Sterling Anne (2013). *Les cinq sexes. Pourquoi mâle et femelle ne sont pas suffisants*. Paris, Payot « Petite bibliothèque Payot », 92 p. [trad. d'Anne-Emmanuelle Boterf].

Floyd Kevin (2013). *La réification du désir. Vers un marxisme* queer. Paris, Éd. Amsterdam, 308 p. [trad. de l'américain de Myriam Dennehy, Marion Duval, Clémence Garrot et Charlotte Nordmann).

Fortino Sabine, Tejerina Benjamin, Cavia Beatriz, Calderón José (2012). *Crise sociale et précarité. Travail, modes de vie et résistances en France et en Espagne*. Nîmes, Champ social « Questions de société », 309 p.

Gateau Matthieu, Navarre Maud, Schepens Florent (eds) (2013). *Quoi de neuf depuis la parité ? Du genre dans la construction des rôles politiques*. Dijon, Éditions universitaires de Dijon « Sociétés », 190 p.

Gautier Arlette (2012). *Genre et biopolitiques. L'enjeu de la liberté*. Paris, L'Harmattan.

Gautier Arlette, Labrecque Marie-France (2013). *« Avec une touche d'équité et de genre... » : les politiques publiques dans les champs de la santé et du développement au Yucatán*. Québec, Presses universitaires de Laval, 360 p.

Gothuey Julie, Oudin François, Sinigaglia-Amadio Sabrina *et al.* (eds) (2012). *Enquêter sur le genre. terrains et pratiques*. Nancy, Pun – Éditions universitaires de Lorraine, 193 p.

Le cartable de CLIO, n° 13/2013 « Le genre en histoire. La construction du féminin et du masculin ». Dossier, p. 13-91.

Lurenbaum Jean-Christophe (2011). *Naître est-il dans l'intérêt de l'enfant ? Idéologie de reproduction* versus *non-souffrance*. Édité par l'auteur. Diffusé via jcl.algosphere.org, 225 p.

Marty Christiane (ed) *et al.* (2013). *Le féminisme pour changer la société*. Paris, Syllepse/Attac/Fondation Copernic, 106 p.

Maruani Margaret (ed) (2013). *Travail et genre dans le monde. L'état des savoirs*. Paris, La Découverte, 464 p.

Mathieu Lilian (2013). *La fin du tapin. Sociologie de la croisade pour l'abolition de la prostitution.* Paris, François Bourin « Penser le monde », 272 p.

Mathieu Nicole-Claude (2013). *L'anatomie politique. Catégorisations et idéologies du sexe.* Donnemarie-Dontilly, iXe [1re éd. 1991], 270 p.

Neyrand Gérard, Mekboul Sahra (2014). *Corps sexué de l'enfant et normes sociales. La normativité corporelle en société néolibérale.* Toulouse, Érès « Enfance et parentalité », 240 p.

Nouvelles questions féministes, vol. 32, n° 1/2013 « Violences contre les femmes » (Alice Debauche, Christelle Hamel, eds), 168 p.

Octobre Sylvie, Sirota Régine (eds) (2013). *L'enfant et ses cultures. Approches internationales*. Paris, Ministère de la Culture et de la Communication-DEPS/La Documentation française « Questions de culture », 241 p.

Pigeard-Micault Natalie (2013). *Les femmes du laboratoire de Marie Curie*. Paris, Glyphe, 298 p.

Pipon Colette (2013). *Et on tuera tous les affreux. Le féminisme au risque de la misandrie (1970-1980)*. Rennes, Presses universitaires de Rennes « Mnémosyne », 240 p.

Raison présente, n° 186/2013 « Les conflits dans les mouvements sociaux », 144 p.

Rennes Juliette (2013). *Femmes en métiers d'hommes. Cartes postales 1890-1930*. Saint-Pourçain-sur-Sioule, Bleu autour « d'un regard l'autre », 224 p.

Rochefort Florence, Viennot Éliane (eds) (2013). *L'engagement des hommes pour l'égalité des sexes (XIVe-XXIe siècle)*. Saint-Étienne, Publications de l'Université de Saint-Étienne « L'école du genre », 274 p.

Rochefort Florence, Sanna Maria Eleonora (2013). *Normes religieuses et genre. Mutations, résistances et reconfiguration XIXe-XXIe siècle.* Paris, Armand Colin « Recherches », 316 p.

Rogers Rebecca (2013). *A Frenchwoman's Imperial Story. Madame Luce in Nineteenth-Century Algeria*. Stanford, Stanford University Press, 267 p.

Ruixat. Revue transdisciplinaire en sciences sociales, n° 1/2012 « Perpignan vu d'ici et d'ailleurs », 139 p.

Saliba Sfeir Christiane (2013). *Parentalité, addiction et travail social*. Paris, L'Harmattan « Logiques sociales », 218 p.

Scrinzi Francesca (2013). *Genre, migrations et emplois domestiques en France et en Italie. Construction de la non-qualification et de l'altérité ethnique*. Paris, Pétra « IntersectionS », 212 p.

Siim Birte, Mokre Monika (eds) (2013). *Negociating Gender and Diversity in an Emergent European Public Sphere*. Basingstoke, Palgrave Macmillan "Gender and Politics", 234 p.

Silvera Rachel (2014). *Un quart en moins. Des femmes se battent pour en finir avec les inégalités de salaires*. Paris, La Découverte, 238 p.

Stoler Ann Laura (2013). *La chair de l'empire. Savoirs intimes et pouvoirs raciaux en régime colonial*. Paris, La Découverte/Institut Émilie du Châtelet « Genre et sexualité / Bibliothèque de l'IEC », 299 p.

Testart Alain (2014). *L'amazone et la cuisinière. Anthropologie de la division sexuelle du travail*. Paris, Gallimard « NRF. Bibliothèque des sciences humaines », 190 p.

Thébaud Françoise (2013). *Les femmes au temps de la guerre de 14*. Paris, Payot & Rivages « Petite bibliothèque Payot. Histoire », 478 p.

Tumultes, n° 41/2013 « Dire les homosexualités d'une rive à l'autre de la Méditerranée » (Sonia Dayan-Herzbrun, Tassadit Yacine, eds), 240 p.

à paraître

FORMATION EMPLOI

NUMÉRO 125 ■ JANVIER-MARS 2014

■

Le rôle de la concurrence dans l'essor des écoles supérieures de commerce
M. Blanchard

Les facteurs de risques psycho-sociaux chez les personnels de l'enseignement et de la recherche
F. Brunet, L. Durat

Le rôle de l'accompagnement dans la réussite des parcours de validation des acquis de l'expérience
N. Havet

De la construction à la légitimation d'une nouvelle fonction du social : Les coordinateurs de réussite éducative à Toulouse
F. Gautier

Au sortir du chômage : précaires malgré un contrat à durée indéterminée ?
L. Lizé, N. Prokavas

Note de lecture

Présentation de l'ouvrage de J.-P. Cadet et C. Guitton, préfacé par J. Rosé,
Les professions intermédiaires : des métiers d'interface au coeur de l'entreprise
J. Darmon

■

Nous rappelons que les articles n'engagent que leurs auteurs.

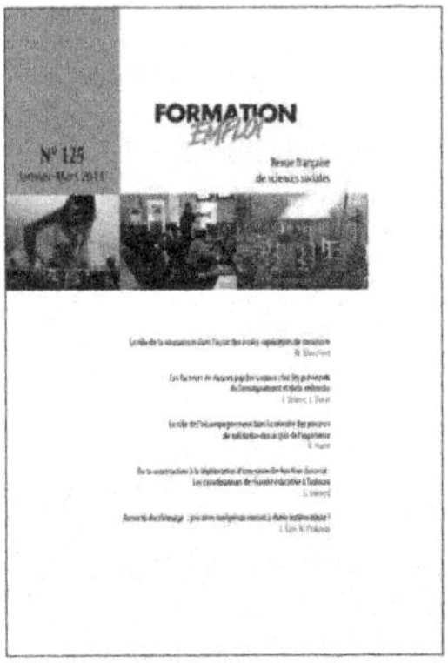

Les numéros de *Formation Emploi* depuis 2009 sont en format électronique en accès payant et sont accessibles sur le portail Cairn :
http://www.cairn.info/revue-formation-emploi.htm

Pour les années 2006-2009, les numéros sont en libre accès sur le portail Revues.org : **http://formationemploi.revues.org/**

Les numéros avant 2006 sont en libre accès sur le site du Céreq :
http://www.cereq.fr/index.php/Pages_doc/Actualites-de-la-Doc/Formation-emploi-archives

Pour s'abonner ou acheter un numéro papier de *Formation Emploi* à la Documentation française :
http://www.ladocumentationfrancaise.fr

ou 01 40 15 70 10
ou s'adresser à la librairie
29-31, quai Voltaire - 75344 Paris Cedex 07

■

Tarifs :
Le numéro : 20,20 € • Le numéro spécial : 24,00 €
L'abonnement un an (4 numéros) : France 61,00 € (TTC)
Europe 64,50 € (TTC) • Dom/Tom 65,60 € (HT)
Autres pays 69,50 € (HT) • Supplément avion : 9,55 €

■

Contact presse
M.-C. Antonucci
10, place de la Joliette
BP 21321
13567 Marseille cedex 2
tél. 04 91 13 28 94
e-mail : antonucci@cereq.fr

■

Service de presse sur demande

Cahiers du Genre

Recommandations aux auteur·e·s

Les propositions d'articles sont envoyées au secrétariat de rédaction de la revue par mél : daniele.senotier@gtm.cnrs.fr

Un article soumis aux *Cahiers du Genre* ne doit pas avoir déjà fait l'objet d'une publication (papier ou électronique) et ne doit pas être proposé simultanément à une autre revue. Une fois l'article proposé aux *Cahiers du Genre*, l'auteur·e ne doit pas le retoucher avant d'avoir reçu l'avis du Comité de lecture.

La page de titre doit comporter les nom, prénom, institution d'origine, adresse postale, téléphone, mél de l'auteur·e.

Bibliographie, notes et annexes incluses, l'article ne doit pas dépasser **35 000 signes** (sont comptabilisés comme signes : les caractères, la ponctuation, les blancs et les notes de bas de page, tableaux et graphiques).

L'article doit être accompagné d'un **résumé** de 600 à 700 signes et d'une **biographie** de l'auteur·e de quatre à cinq lignes. Elle situe l'auteur·e sur le plan institutionnel, décrit brièvement ses intérêts scientifiques et indique au maximum deux références bibliographiques.

Présentation

1. *Le texte* ne doit pas comporter de feuilles de style, ni d'enrichissements tels que gras ou soulignés. Les titres et intertitres sont hiérarchisés.
2. *Les tableaux, graphiques* sont numérotés, portent une courte légende et les sources sont précisées. Les graphiques doivent être enregistrés en image word. Chaque tableau, graphique doit s'inscrire dans un rectangle d'un maximum de 10 cm x 18 cm.
3. *Italiques* : les titres d'œuvres et de journaux cités dans le texte, mots en langue étrangère, mises en relief, etc.
4. *Les citations* sont en italique et signalées par des guillemets. Les sources sont indiquées.
5. *Les sigles* sont développés lors de leur première apparition.
6. *Les notes* (avec appel de note automatique en exposant et sans parenthèse) sont placées en bas de la page et numérotées en continu.
7. *Les références bibliographiques* complètes sont classées par ordre alphabétique d'auteur·e·s et regroupées à la fin du texte. Elles font l'objet d'un appel dans le texte (Durand 1996) ou (Durand 1996 ; Dupont 2004).

Les références sont présentées de la façon suivante :
Pour un ouvrage : Dupont Andrée (2004). *Titre*. Ville, Éditeur.
Pour un article : Dupont Andrée (1996). « Titre de l'article ». *Nom de la revue*, numéro.

Copyright

Secrétariat de rédaction : CNRS – 59 rue Pouchet – 75017 Paris
Tél. (33) 1 40 25 11 65 – fax (33) 1 40 25 12 03 – daniele.senotier@gtm.cnrs.fr
http://cahiers_du_genre.pouchet.cnrs.fr/

Cahiers du Genre — Abonnements

Les abonnements sont annuels (deux numéros par an)
et partent du premier numéro de l'année.
Les numéros hors-série ne sont pas inclus dans l'abonnement

- **n° 34/2003.** La distinction entre sexe et genre. Une histoire entre biologie et culture
- **n° 35/2003.** La violence, les mots, le corps
- **n° 36/2004.** Les résistances des hommes au changement
- **n° 37/2004.** Loin des mégalopoles. Couples et travail indépendant
- **n° 38/2005.** Politiques de la représentation et de l'identité. Recherches en gender, cultural, queer studies
- **n° 39/2005.** Féminisme(s). Penser la pluralité
- **n° 40/2006.** Travail et mondialisation : confrontations Nord / Sud
- **n° hors série 2006.** Féminisme(s). Recompositions et mutations
- **n° 41/2006.** Les intermittents du foyer. Couples et mobilité professionnelle
- **n° 42/2007.** Inversion du genre. Corps au travail et travail des corps
- **n° 43/2007.** Genre, féminisme et valeur de l'art
- **n° 44/2008.** *Gender mainstreaming* : de l'égalité des sexes à la diversité ?
- **n° 45/2008.** Les fleurs du mâle. Masculinités sans hommes ?
- **n° 46/2009.** État / Travail / Famille : « conciliation » ou conflit ?
- **n° 47/2009.** La mixité au service de la performance économique
- **n° 48/2010.** Minoritaires et légitimes
- **n° 49/2010.** Les objets de l'enfance
- **n° hors-série 2011.** Genre, politiques sociales et citoyenneté
- **n° 50/2011.** Genre, modernité et 'colonialité' du pouvoir
- **n° 51/2011.** Migrantes et mobilisées
- **n° hors-série 2012.** Religion et politique : les femmes prises au piège
- **n° 52/2012.** Les antiféminismes
- **n° 53/2012.** Subjectivités et rapports sociaux
- **n° 54/2013.** Rétrospectives
- **n° 55/2013.** Associations féministes : reproduction ou subversion du genre ?
- **n° 56/2014.** Biotechnologies et travail reproductif. Une perspective transnationale
- **n° 57/2014.** Genre et droit (à paraître, titre provisoire)

Bon de commande à retourner à : **L'HARMATTAN**
5-7, rue de l'École-Polytechnique 75005 Paris
Tél. 01 40 46 79 20 – fax 01 43 25 82 03
Mél : harmattan.diffusion@wanadoo.fr
Site Internet : www.editions-harmattan.fr

Abonnement aux ***Cahiers du Genre***
France : 45 euros — Étranger : 50 euros

- Règlement par chèque à l'ordre de L'Harmattan.
- Pour l'étranger : chèque domicilié sur banque française à l'ordre de L'Harmattan en euros, ou virement sur CCP 2336662544N, ou carte bancaire (visa)

n°…………………….. date d'expiration ……………………………………
NOM : ……………………………………………………………………
ADRESSE : ………………………………………………………………

vente au numéro : s'adresser à L'Harmattan

vente à l'article : **www.cairn.info/revue-cahiers-du-genre.htm**

site Internet de la revue : **http://cahiers_du_genre.pouchet.cnrs.fr/**

Cahiers du Genre – 54 / 2013

❑ Jules Falquet et Helena Hirata
À la mémoire de Bruno Lautier (1948-2013)

▸ ***Dossier*** **Rétrospectives**

Coordonné par Isabelle Clair et Jacqueline Heinen

❑ Isabelle Clair et Jacqueline Heinen
Le genre et les études féministes françaises : une histoire ancienne (Introduction)

❑ Oristelle Bonis, Cynthia Kraus et Gail Pheterson
Translations du genre. Entretiens croisés (propos recueillis par Isabelle Clair et Jacqueline Heinen)

❑ Sarah Bracke et María Puig de la Bellacasa
Le féminisme du positionnement. Héritages et perspectives contemporaines

❑ Groupe 'État et rapports sociaux de sexe'
Quelle citoyenneté pour les femmes ? État des lieux et perspectives (1987-2012)

❑ Isabelle Clair
Pourquoi penser la sexualité pour penser le genre en sociologie ? Retour sur quarante ans de réticences

❑ Nicky Le Feuvre, Pierre Bataille et Laura Morend
La visibilité du genre dans des revues de sociologie du travail. Comparaisons France et Grande-Bretagne (1987-2012)

❑ Jasbir K. Puar
Homonationalisme et biopolitique

▸ ***Hors-champ***

❑ Virginie Vinel
Biographies individuelles et actions collectives : le militantisme féminin dans une vallée sidérurgique lorraine

❑ Manuela Lavinas Picq
Porter le genre dans la culture : femmes et interlégalité en Équateur

▸ ***Notes de lecture***

▸ ***Abstracts***

▸ ***Resúmenes***

▸ ***Auteur·e·s***

270 pages

Cahiers du Genre – 55 / 2013

▸ ***Dossier*** **Associations féministes : reproduction ou subversion du genre ?**

Coordonné par Annie Dussuet, Érika Flahault et Dominique Loiseau

270 pages

Les Cahiers du Genre *veulent mettre l'accent sur les débats théoriques relatifs aux rapports sociaux de sexe dans une perspective résolument pluridisciplinaire et internationale. Ils contribuent, par la diffusion de travaux de recherche de premier plan, à la production de nouveaux outils, concepts et analyses dans le champ des sciences sociales et humaines. Ils se distinguent d'autres publications par le large spectre des questions abordées à partir du genre. Ainsi, les numéros thématiques de la revue traitent non seulement du monde professionnel et de la sphère publique et politique, mais aussi des multiples facettes de la sphère privée renvoyant à des dimensions affectives, psychiques ou psychanalytiques. Deux fois par an, les* Cahiers du Genre *publient des dossiers thématiques sur des sujets tels que le travail, le corps, l'égalité, la famille, les sexualités, le politique, les mouvements sociaux, les sciences et les techniques, les temps sociaux, les politiques publiques, les violences, le féminisme, l'art, etc., en s'appuyant sur des recherches relevant autant de la sociologie que de l'histoire, l'anthropologie, la psychologie du travail et la science politique. La revue permet ainsi de saisir les similitudes et les différences des formes que prennent les rapports de genre, d'une société à l'autre et d'une époque à l'autre.*

La dimension internationale de la revue s'exprime dans la composition des numéros qui fait une large place à des articles émanant de chercheuses et chercheurs étrangers, reconnus par la communauté scientifique internationale. Une partie des textes resteraient hors de portée du lectorat français si la revue n'en mettait pas la traduction à sa disposition.

L'HARMATTAN ITALIA
Via Degli Artisti 15; 10124 Torino

L'HARMATTAN HONGRIE
Könyvesbolt ; Kossuth L. u. 14-16
1053 Budapest

L'HARMATTAN KINSHASA
185, avenue Nyangwe
Commune de Lingwala
Kinshasa, R.D. Congo
(00243) 998697603 ou (00243) 999229662

L'HARMATTAN CONGO
67, av. E. P. Lumumba
Bât. – Congo Pharmacie (Bib. Nat.)
BP2874 Brazzaville
harmattan.congo@yahoo.fr

L'HARMATTAN GUINÉE
Almamya Rue KA 028, en face du restaurant Le Cèdre
OKB agency BP 3470 Conakry
(00224) 60 20 85 08
harmattanguinee@yahoo.fr

L'HARMATTAN CAMEROUN
BP 11486
Face à la SNI, immeuble Don Bosco
Yaoundé
(00237) 99 76 61 66
harmattancam@yahoo.fr

L'HARMATTAN CÔTE D'IVOIRE
Résidence Karl / cité des arts
Abidjan-Cocody 03 BP 1588 Abidjan 03
(00225) 05 77 87 31
etien_nda@yahoo.fr

L'HARMATTAN MAURITANIE
Espace El Kettab du livre francophone
N° 472 avenue du Palais des Congrès
BP 316 Nouakchott
(00222) 63 25 980

L'HARMATTAN SÉNÉGAL
« Villa Rose », rue de Diourbel X G, Point E
BP 45034 Dakar FANN
(00221) 33 825 98 58 / 77 242 25 08
senharmattan@gmail.com

L'HARMATTAN BÉNIN
ISOR-BENIN
01 BP 359 COTONOU-RP
Quartier Gbèdjromèdé,
Rue Agbélenco, Lot 1247 I
Tél : 00 229 21 32 53 79
christian_dablaka123@yahoo.fr

Achevé d'imprimer par Corlet Numérique - 14110 Condé-sur-Noireau
N° d'Imprimeur : 108296 - Dépôt légal : mai 2014 - *Imprimé en France*

Made in United States
Orlando, FL
04 November 2026

90200718R00154